योगासन
और
प्राणायाम

योग पर केंद्रित पुस्तकें

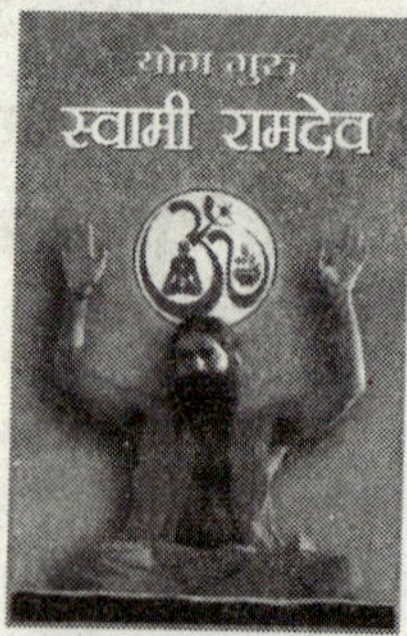

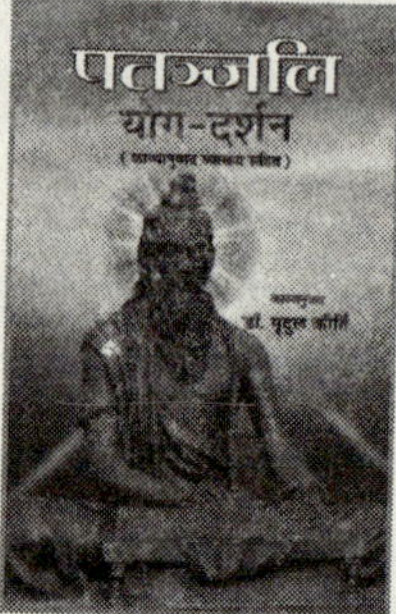

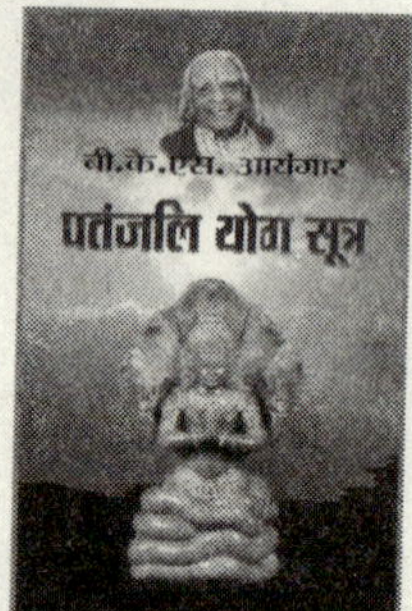

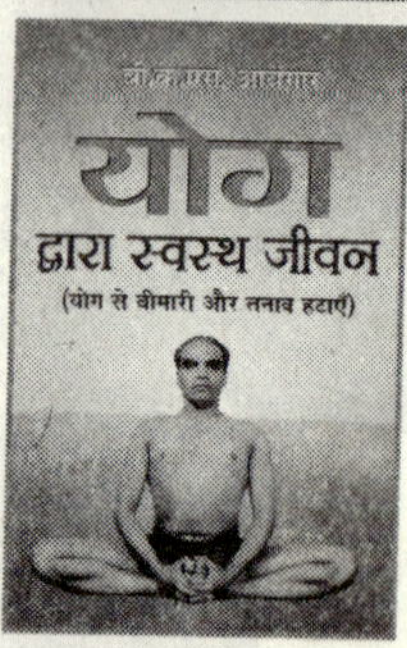

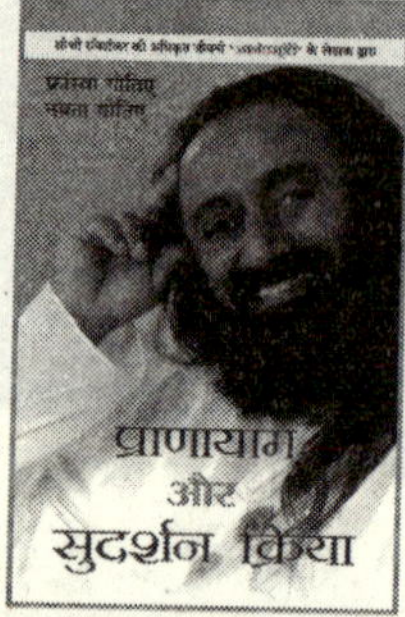

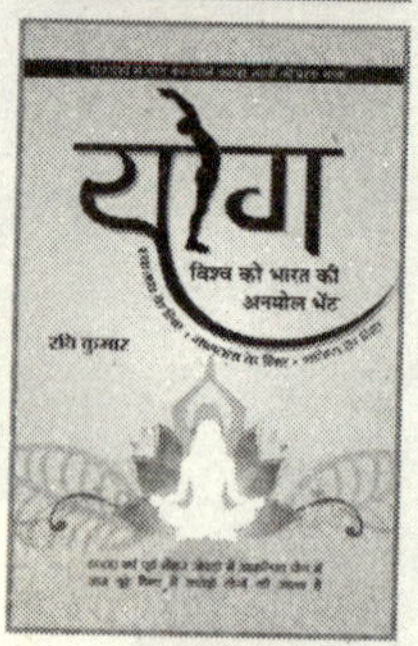

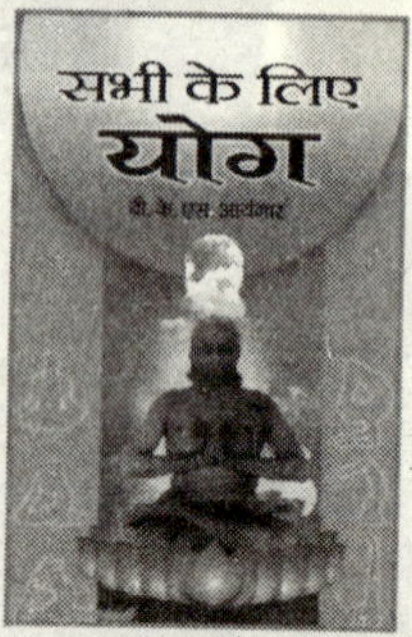

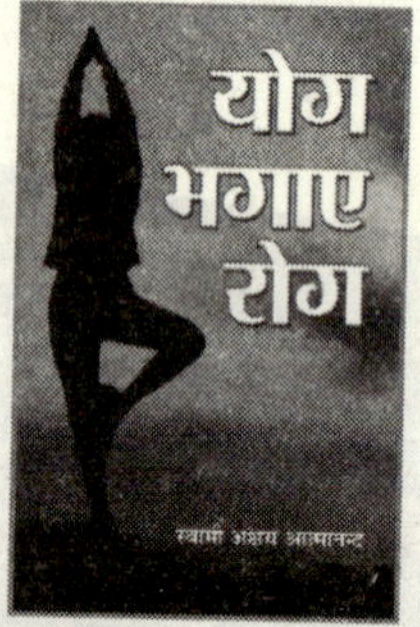

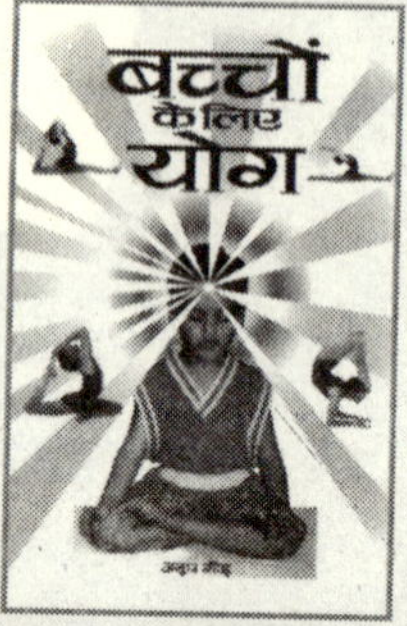

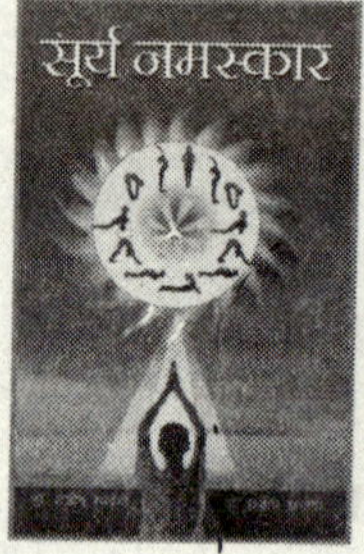

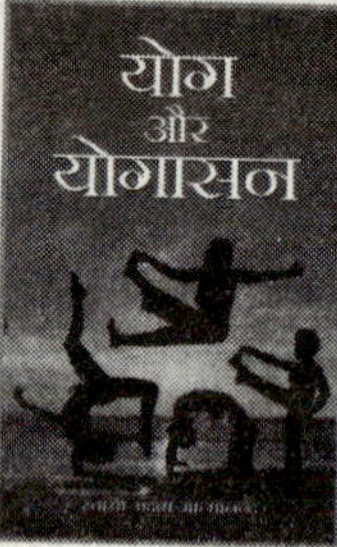

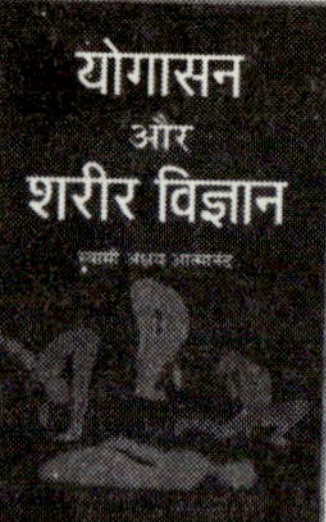

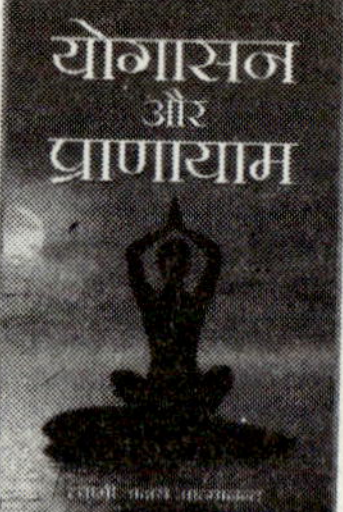

योगासन और प्राणायाम

स्वामी अक्षय आत्मानंद

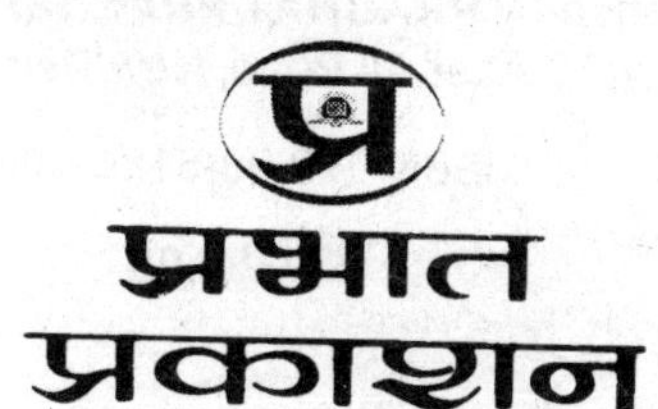

प्रकाशक

प्रभात प्रकाशन प्रा. लि.

4/19 आसफ अली रोड, नई दिल्ली–110002

फोन : 011–23289777 • हेल्पलाइन नं. : 7827007777

इ–मेल : prabhatbooks@gmail.com ❖ वेब ठिकाना : www.prabhatbooks.com

संस्करण

2026

मूल्य

तीन सौ पचास रुपए

मुद्रक

नरुला प्रिंटर्स, दिल्ली

———— ★ ————

YOGASAN AUR PRANAYAM
by Swami Akshya Atmanand

Published by **PRABHAT PRAKASHAN PVT. LTD.**
4/19 Asaf Ali Road, New Delhi-110002

ISBN 978-93-5186-624-4

₹ 350.00

लेखक की बात

'योग' भारत की ही एक प्राचीन खोज है। पतंजलि नामक महर्षि की साधना के निष्कर्ष 'अष्टांग योग' के रूप में हम भारतीयों को पैतृक सम्पत्ति के रूप में विरासत में मिले थे। लेकिन उसकी सुरक्षा के कोई ठोस उपाय किये बिना ही हमने वह अमूल्य और अकूत सम्पत्ति ठुकरा दी।

लक्ष्मी व सरस्वती ही उस सम्पत्ति की नियन्ता थीं। ये देवियां निरन्तर भक्तिपूर्वक सेवा-साधना और निष्ठा-भक्ति से ही किसी के पास टिकती हैं। पाखण्ड से इन्हें घोर घृणा है। अतः पाखण्डी के पास बुद्धि व सम्पत्ति स्थायित्व न पाये तो इसमें दोष किसका?

पूर्वजों के श्रम और साधना के दम पर इतराने वाले हम भारतीय, अपने भारत को दम्भपूर्वक 'जगद्गुरु' तो निरूपित करते हैं, परन्तु उसे सिद्ध करने का प्रयास नहीं करते। हमारी इसी दयनीय मानसिक स्थिति ने हमें दर-दर का भिखारी बना दिया है। हमारे पूर्वजों की सम्पत्ति को मांज-धोकर प्रस्तुत करने वाले विदेशी बौने भी हमारे 'दाता' हैं और हम हैं उनके सामने काहिल, जाहिल, दीन, याचक मात्र !

अपनी ही मातृभाषा के शब्दों के उच्चारण को, उनके वास्तविक अर्थ, स्वरूप और सम्बोधन पर ध्यान दिये बिना ही, विदेशी दाताओं के स्टाइल में बोलने में हम गरिमा और विद्वत्ता मानते हैं। इन्हें इतना विकृत और कुरूप बनाने वाले हम वास्तव में क्षमा के पात्र भी नहीं हैं।

'योग' को 'योगा' सम्बोधन देने वाले भारतीयों को मेरा एक शब्द भी समर्पित नहीं है। यह ग्रन्थ पढ़कर भी उनकी अन्धी आंखें और दिवालिया बुद्धि भले ही कितनी भी दीन-याचना कर ले, इसमें छिपे हुए रहस्यमय कोष को न पा सकेगी।

साधु, योगी, ऋषि, मुनि, मनीषी आदि शब्द निःसन्देह अलग-अलग अर्थों में ही प्रयुक्त होते हैं। फिर भी एक अर्थ में ये 'एकरूप' ही हैं। भारत में जो प्राचीन वैज्ञानिक या अन्वेषक हुए हैं, उनकी खोज-पद्धतियों के आधार पर ही ये सम्बोधन हुए थे।

'साधु' उन साधकों को पुकारा जाता था जो अपने पूर्वजों के ज्ञान को, उस

मूल्यवान् धरोहर को होश और चेतनापूर्वक, अनेक साधनों से अगली पीढ़ियों तक पहुंचाने की निर्विकल्प साधना में ही अपना जीवन होम देते थे। अतः वे पूज्य हैं। केवल उदर-पोषण की मजबूरी पाकर भी निष्ठापूर्वक कार्य करने वाले निर्लोभी साधक 'पूज्य' तो हैं ही। 'योगी' उन्हें कहा गया था जो अपने पूर्वजों की खोज और ज्ञान-सम्पदा में काल और स्थितियों के अनुरूप नये अनुभव व नयी खोज मिलाकर उन्हें समृद्ध बनाते रहते थे।

'मनीषी' वे चिन्तनशील बुद्धिजीवी थे जो सांसारिकता और व्यावहारिकता से भी बेख़बर रहकर, शब्दों के अर्थों और उनमें निहित रहस्यों की खोज कर, पूर्वजों के ज्ञान-भण्डार को अगली पीढ़ी तक नये परिवेश में पहुंचाते थे। इस कार्य में ख़तरे बहुत थे। समाज के दम्भी, धूर्त और पाखण्डी लोगों द्वारा अपनी पोल खुल जाने के भय से, इन महामना लोगों पर सामूहिक आक्रमण की योजनाएं भी गढ़ी जाती रही हैं।

समाज की विकृत मनोदशा के कारण अधिकांशतः इन वैज्ञानिकों को एकान्त और गुप्तवास का दण्ड भी झेलना पड़ता था। सतत सावधानी के बावजूद भी ये वैज्ञानिक पाखण्डियों के कोपभाजन बनते ही रहते थे। इस प्रकार साधु, वैज्ञानिक और दार्शनिक, समाज के अंग न रहकर भी, समाज के लिए जिये और समाज द्वारा ही मारे गये।

इन तपस्वियों की ही श्रेणी में 'मुनि' भी आते हैं। ये कुछ अधिक समझदार थे! इन्होंने पूर्वजों का अर्जित ज्ञान और साधना मार्ग मात्र आत्मकल्याण के लिए ही चुना था। इन्होंने समाज को अपनी उपलब्धियों के बारे में न कुछ बताया, न उनके द्वारा सताये गये। बस, ये तो पूरे जीवन-भर मौन रहे और मुनि कहलाये।

एक तपस्वी श्रेणी 'ऋषि' नाम से भी जानी गयी है। इन्होंने समाज के भक्तों और पाखण्डियों दोनों को ही सोधा कर दिया। पूर्वजों के अन्वेषणों में से कुछ ऐसे चमत्कार इन्होंने ढूंढ़ निकाले, जिनके आगे सभी नतमस्तक रह जाते थे। इन चमत्कारों को ही ऋद्धियां-सिद्धियां कहा जाता था। इनके प्रथम अक्षर से, इन्हें ऋषि कहकर पुकारा जाने लगा था।

इन पांच श्रेणियों के तपस्वियों में शामिल होने के लिए न तो आपको आमन्त्रित किया जा रहा है और न आप इसके योग्य ही हैं। योगी आप हैं नहीं, हो भी नहीं पायेंगे; क्योंकि अभी आपकी 'भोग' की लालसा ही पूरी नहीं हो पायी है। भोग की पूरी शक्ति, सामर्थ्य और स्वास्थ्य आपके पास है नहीं। अतः वह शक्ति, वह सामर्थ्य और वैसा सक्षम स्वास्थ्य देने के लिए ही यह पुस्तक प्रस्तुत है, मैं प्रस्तुत हूं।

—अक्षय आत्मानन्द

अनुक्रमणिका

लेखक की बात	5
योगाभ्यास की शंकाएं और समाधान	9
पातंजल योग	25
योगासन	40
कुछ अन्य यौगिक क्रियाएं	79
प्राणायाम	95
मुद्राएं और बन्ध	147

योगाभ्यास की शंकाएं और समाधान

'योगाभ्यास' शब्द कहने-सुनने और पढ़ने में जितना आसान लगता है, उतना वास्तव में है नहीं। मनुष्य का मन बहुत चंचल है। चंचल मन में कोई दृढ़ता या संकल्पशक्ति टिकती नहीं है। यही वह कारण है कि अति चंचल मन का मानव, किसी भी कार्य में कुशल या सफल नहीं हो पाता। यही असफलता उसे हर 'अंगूर' को खट्टा कहने की चालाकी सिखा देती है। ऐसे चालाक लोगों के लिए 'योगाभ्यास' खट्टे अंगूर ही है।
योगाभ्यास इस विश्व की सरलतम विद्या है। दृढ़ संकल्प शक्ति से यदि इसका प्रतिदिन थोड़ा-थोड़ा-सा अभ्यास भी आप करते रहें, तो इसकी सहज उपलब्धियों से चमत्कृत हो उठेंगे।

योगाभ्यास की आवश्यकता

हठी और अहंकारी व्यक्तियों को कुछ भी समझाना बहुत कठिन है, क्योंकि उन्हें कुछ मानना नहीं है। वे तो केवल वही ठीक और आवश्यक मानते हैं, जो कुछ वे कर रहे होते हैं। किसी सही और सुविधाजनक तरीक़े का भी डटकर विरोध करने में ही वे अपनी भलाई और श्रेष्ठता मानते हैं। इस झूठे अहंकार का परिणाम चाहे जितना भी दुःखद क्यों न हो, वे वही करेंगे, जो उन्होंने ठान लिया है।

ऐसे हठी और अहंकारी व्यक्तियों के लिए यह पुस्तक कदापि नहीं है। ऐसे लोगों से मेरा अत्यन्त विनम्र निवेदन है कि वे यह पुस्तक पढ़कर अपना मूल्यवान् समय नष्ट न करें, नहीं तो मुझे उनका विरोध सहन करना पड़ेगा।

इस आधुनिक युग में फैली हुई तरह-तरह की बीमारियां, उनकी हज़ारों-लाखों दवाइयां, दवाओं के निर्माता, दवाओं की दूकानें, चिकित्सालय में लगे हुए चिकित्सक और अन्य कर्मचारी, उनकी लूट-खसोट, अफ़लातूनी बातें—इन सबको बन्द कराकर, मैं अपने विरोध में कोई आन्दोलन नहीं खड़ा कराना चाहता।

'शीर्षक' को समझाने के लिए थोड़ी-सी आवश्यकताएं आपके समक्ष प्रस्तुत

कर रहा हूं। हो सकता है, इनमें से कोई आवश्यकता आपकी भी हो। यदि आवश्यकता भी बहुत आवश्यक हो, तभी इस पुस्तक को लिखने का श्रम सार्थक होगा। अब आप ही निर्णय करेंगे कि बाज़ार में उपलब्ध योग साहित्य के बीच यह पुस्तक सार्थक है या निरर्थक !

वैसे तो 'योगाभ्यास' अथवा 'योगासन की शुरुआत' करने का अधिकार प्रत्येक व्यक्ति को है, परन्तु इसे भी व्यवसाय का साधन बना लेने वाले तथाकथित 'गुरुओं' ने इस विद्या पर एक ज़बरदस्त प्रतिबन्ध लगा रखा है। वह प्रतिबन्ध है—'योगासन केवल योग्य गुरु के निर्देशन में ही करें या सीखें।'

योगाभ्यास की आवश्यकता आज ही है, परन्तु 'योग्य गुरु' उपलब्ध नहीं है। 'गुरु' की गुरुता या योग्यता नापने वाला कोई थर्मामीटर आज तक बनाया ही नहीं गया है। फिर योग्य गुरु की तलाश कैसे सम्भव होगी?

नक़ली गुरु आपकी इसी द्विविधा का लाभ उठाकर योगासन का धन्धा खूब ज़ोरों से चला रहे हैं। असली गुरु हिमालय की कन्दराओं में या किन्हीं अज्ञात स्थानों में शान्त बैठे, जीव मात्र के कल्याण का मार्ग खोज रहे हैं। कहीं आप भी तो योगाभ्यास प्रारम्भ करने के लिए किसी योग्य गुरु के निर्देशन की तलाश नहीं कर रहे हैं? तो बन्द कर दीजिये यह तलाश ! आज से ही योगाभ्यास शुरू कर दीजिये। गुरु की चिन्ता छोड़िये और इन निर्देशनों से ही काम चला लीजिये। यदि आपमें शिष्यत्व ही सही पात्रता विकसित हो गयी तो 'गुरु' स्वयं ही आपको खोज लेगा।

क्या आप जानते हैं?

आपको योगासन सीखने की क्या आवश्यकता है? क्या बिना योगासन सीखे आपके जीवन की आवश्यकताएं पूरी नहीं हो रही हैं? फिर, आप भगवान् बुद्ध भी तो नहीं हैं, जो राजपाट, सुख-वैभव, पुत्र-पत्नी सब कुछ छोड़कर केवल यह पता लगाने दर-दर भटकते और मुसीबतें झेलते रहें कि आदमी बीमार क्यों पड़ता है या वृद्ध क्यों होता है या मरता क्यों है?

इतिहास में, कथा-कहानियों में, धार्मिक ग्रन्थों में इन तीन ज्वलन्त प्रश्नों का कोई सीधा समाधान प्राप्त नहीं होता। बौद्ध धर्मावलम्बी भी इसे नहीं जानते। फिर भी सिद्धार्थ को ही बुद्ध 'भगवान्' तो मानते ही हैं।

यदि आप मुझसे ही इन प्रश्नों के उत्तर पूछेंगे तो मुझे बताना ही पड़ेगा, परन्तु ग़नीमत है कि आप अपनी मर्ज़ी से इन प्रश्नों के उत्तर नहीं पूछ रहे हैं ! यह तो मैं ही हूं, जो "खुजा कर 'खाज' बना रहा हूं!"

हो सकता है कि आप भी एक ऐसे सफल 'जिज्ञासु' हों, जो बहुत-सी विद्याओं

की जानकारी इकट्ठी कर 'विद्वान्' या 'महान्' कहलाना चाहते हों।

'योग' की प्रतिष्ठा इन दिनों विदेशों में बहुत बढ़ी है। वैज्ञानिकों ने इस विषय पर अनेकानेक 'शोध' किये हैं और बड़ी चौंकाने वाली सम्भावनाओं की घोषणा की है। कहीं आप भी इनसे प्रभावित होकर ही तो 'योगासन' सीखना नहीं चाहते? इस पर कोई रोक नहीं है, शौक से सीखिये, परन्तु ज़रा ठीक से ही सीख लीजिये।

आप किसी दुष्ट रोग के चंगुल में फंस गये हों या डॉक्टरों के खर्चीले इलाज कराते-कराते थक गये हों और ऐसे में किसी ने आपको योग की अद्‍भुत क्षमताओं से प्रभावित कर दिया हो—कारण कुछ भी हो या फिर आप योग के सच्चे जानकार की खोज कर रहे हों—थोड़े समय के लिए ही सही, आपको 'योग' की आवश्यकता है और यह आवश्यकता है और अधिक सक्षमता से 'भोग' करने के लिए।

'योग' की खोज में योगी है, भोगी है, रोगी है। केवल 'स्वस्थ' व्यक्ति ही इसकी खोज में भाग-दौड़ करने से बचा है। मैं उन्हें भी इस दौड़ में शामिल करना चाहता हूं। इसके लिए मैं एक प्रश्नावली उनके सामने प्रस्तुत कर रहा हूं। इन प्रश्नों की वास्तविकता समझ लेने पर, शायद आप भी इस खोज में सम्मिलित हो सकेंगे।

मूलभूत अनभिज्ञता

क्या आप सही ढंग से खाना जानते हैं? क्या आप जानते हैं कि सांस कैसे ली जाती है? क्या आपको बैठना, उठना या खड़े रहना आता है? क्या आपको मनमाफ़िक सोना आता है?

इन मूलभूत प्रश्नों की सरलता से धोखा मत खाइये। उत्तर देने में जल्दी मत कीजिये। ईमानदारी से सोच-समझकर ही उत्तर दीजिये।

खाना हमारी पहली आवश्यकता है। पैदा होने के बाद से 'खाकर' ही तो हम आज तक जीवित हैं। खाना-पीना तो हमारा जन्मजात गुण है। अब इस उम्र में हमें कोई खाना सिखाये, यह मज़ाक नहीं तो और क्या है?

वास्तव में खाकर ही तो हम आज तक ज़िन्दा हैं। कितना खाते हैं, क्या खाते हैं, कैसे खाते हैं; ये सब प्रश्न तो बेमानी हैं। वास्तव में जितना खाते हैं, जैसे पौष्टिक पदार्थ खाते हैं, जिस प्रकार या जब-तब भी खाते हैं, सब मल बनाकर निकाल देते हैं। इस मल पर पलने वाला सुअर मस्त हो रहा है और हम पस्त हो रहे हैं। तो क्या सुअर खाना जानता है, हम नहीं? सारे पोषक तत्त्व यदि मल के रूप में बाहर निकलते रहेंगे तो उन्हें जज़्ब करना हमें कौन सिखायेगा, कब सिखायेगा?

श्वास लेना हमारा जन्मजात गुण है। वायुमण्डल में लगभग बीस प्रतिशत ऑक्सीजन है। हम हर श्वास में मात्र चार प्रतिशत ऑक्सीजन सोखकर ही सांस लेना जानते हैं। कितना खोखला है हमारा व्यक्तित्व? क्या इसको ही सांस लेना

कहते हैं?

बिजली का शॉक लगने पर, पानी में डूबने पर, हार्ट अटैक होने पर अथवा बेहोशी आने पर पीड़ित व्यक्ति को कत्रिम श्वासोच्छ्वास दी जाती है। कोई स्वस्थ मनुष्य, बेहोश आदमी के मुंह से मुंह सटाकर उसके फेफड़ों में सांस भरता है। यदि स्वस्थ व्यक्ति के मुंह से निकली सांस में पर्याप्त ऑक्सीजन न हो तो भला बेहोश व्यक्ति को होश कैसे आयेगा?

वातावरण के वायुमण्डल में बीस प्रतिशत ऑक्सीजन है। इसके पूर्ण उपयोग पर न तो कोई प्रतिबन्ध है और न सरकारी टैक्स। फिर भी हम अल्पांश में सांस लेने को ही 'सांस लेना' कहते हैं।

यदि हमें किसी सभा या बैठक में अथवा मन्दिर में एक-आध घण्टे भी निष्क्रिय और शान्त बैठना पड़ जाये तो अवलोकन कीजिये कि हम कितनी बार बैठक की स्थितियों में परिवर्तन करते हैं। यदि परिवर्तन नहीं करते तो हमारे पैर अथवा शरीर का कोई-न-कोई अंग सुन्न पड़ जाता है। वहां रक्त का बहाव ही रुक जाता है।

हमारा यही हाल किसी की प्रतीक्षा में कुछ देर एक ही स्थान पर खड़े रहने पर होता है। कभी हमें किसी चीज़ के सहारे टिकना पड़ता है, तो कभी शरीर का बोझ कुछ देर इस पैर पर, कुछ देर उस पैर पर बांटना पड़ता है।

वाह रे हम ! और वाह री हमारी सहनशीलता कि हम न तो सीधे बैठ सकते हैं, न खड़े ही रह सकते हैं !

यही हाल रात को सोते समय भी होता है। कभी-कभी तो हमें सारे प्रयासों के बावजूद भी घण्टों नींद नहीं आती। यदि आती भी है तो हम रात-भर करवटें ही बदलते रहते हैं। करवट बदलने के पहले और बाद में नींद बेकार हो जाती है। क्या गहरी नींद में सोना भी हमारे भाग्य में नहीं है?

योग क्या सिखाता है?

इस शीर्षक में पूछे गये प्रश्न का उत्तर देना बड़ा ही कठिन लगता है। कितने भी काम मैं गिना दूं, फिर भी बहुत से छूट जायेंगे। अतः प्रश्न का उत्तर भी प्रश्न से ही दे रहा हूं—'योग क्या नहीं सिखाता, सब कुछ योग ही तो सिखा सकता है।'

खाना-पीना, सोना-जागना, उठना-बैठना, मरना-जीना, सांस लेना सीखना हो तो 'योग' की शरण में आओ ! योग आपको, आपके जीवन को धन्य कर देगा।

याद कीजिये, बचपन में जब आप पहली-दूसरी कक्षा में पढ़ते थे तो आपके शिक्षक कहा करते थे—"दो में दो का 'योग' करने पर क्या होगा?" और आप

प्रसन्नता से हाथ उठाकर चिल्लाते हुए कहते थे—"चार!" अब तो आप समझ गये न कि 'योग' का अर्थ जोड़ना होता है, छोड़ना नहीं।

फिर भी बिन पूछा अर्थ समझाने वाले ये तथाकथित विद्वान् आपका पीछा नहीं छोड़ेंगे। ये आपको समझाने और समझने के लिए बाध्य करेंगे—योग तो बुढ़ापे में किया जाता है। योग करने वाले को घर-गृहस्थी, बीवी-बच्चे, दूकानदारी-नौकरी सब कुछ छोड़ना पड़ता है; नहीं तो गृहस्थी बरबाद हो जायेगी।

ज़रा ईमानदारी से निर्णय लीजिये कि वे योग का अर्थ बताते हैं या 'वियोग' का? योग का अर्थ जुड़ना है, बिछुड़ना नहीं।

प्राचीनतम ऋषियों-महर्षियों के बारे में सूक्ष्म अध्ययन कीजिये। आप पायेंगे कि वे तपोवनों में गांव बसाकर रहते थे। उनके भी पत्नियां होती थीं, पुत्र भी हुआ करते थे। सती अहल्या गौतम ऋषि की पत्नी थीं। महर्षि च्यवन ने बुढ़ापे में एक राजकुमारी से विवाह किया था। व्यास मुनि, शुकदेवजी, ब्रह्मर्षि वसिष्ठ सबकी पत्नियां थीं। धर्मशास्त्रों ने इन्हें कैसे योगी और महायोगी मान लिया?

छोड़िये व्यर्थ की बहसबाज़ी को। हम योग की बातें करें। आत्मा का परमात्मा से जुड़ना ही योग है। पति का पत्नी से जुड़ना विवाह योग है। अपने परिवार और गृहस्थी में तन्मय होकर उसे श्रेष्ठतम बना देना गृहस्थ योग है। अपने निर्धारित कर्तव्यों का ईमानदारी से पूर्णतः पालन करना 'कर्मयोग' है।

वर्तमान युग में प्रचलित योगासन और प्राणायाम को 'पातंजल योग' कहा जाता है। इसमें अपनी श्वास, स्वास्थ्य, तन-मन और आत्मा के प्रति अपने समस्त कर्तव्यों का ईमानदारी से पालन किया जाये, तभी यह योग फलदायी होता है। यदि कोई हानि होती है तो वह आपकी भूल, घमण्ड और अनदेखा करने की 'सज़ा' है। स्मरण रखिये, सज़ा आपको दिया गया दण्ड नहीं है। वह तो आपको 'सजग' करने, सावधान रखने के लिए है। ग़लती सुधार लीजिये और श्रेष्ठ बन जाइये।

योग ही क्यों करें?

आप योग सीखने के लिए व्याकुल हो रहे हैं न? इतनी लम्बी-चौड़ी बातें पढ़कर 'बोर' हो रहे हैं न? ज़रा धैर्य रखिये ! क्या आपको किसी ने बताया नहीं है कि—जल्दी का काम शैतान का ! इतनी जल्दबाज़ी करेंगे तो मंज़िल छूट जायेगी। जल्दबाज़ी में, बिना पूरी जानकारी प्राप्त किये, आप जो कुछ सीखेंगे, जानेंगे, करेंगे, वह सब आधा-अधूरा ही होगा। फिर आपको यदि वांछित लाभ नहीं मिल पाया तो आप अपने गुरु को पाखण्डी कहेंगे। अधिकारी गुरु नहीं मानेंगे।

सावधान ! इस पुस्तक को पढ़ने वालो, सावधान हो जाओ। यदि आपको

मनमानी ही करनी है तो यह पुस्तक मत पढ़िये। किसी और जिज्ञासु को दे दीजिये और ख़रीद लीजिये बाज़ार से कोई 'डायरेक्ट योग' की पुस्तक। मेरे पाठकों को—"आगे पाठ, पीछे सपाट" की मनाही है।

'योगासन और प्राणायाम' तब तक आपके लिए बिलकुल निरर्थक या बहुत ही कम मूल्य का सिद्ध होगा जब तक आप इसकी 'आत्मा' को न जान लें। यदि आप इसके पहले के शीर्षक को ठीक से पढ़ चुके होंगे; समझ चुके होंगे, मनन कर चुके होंगे, तो निःसन्देह समझ गये होंगे कि ठीक ढंग से सांस लेने, खाने-पीने, उठने-बैठने, सोने और इस दुनिया का पूरा-पूरा आनन्द लेने की क्षमता का विकास करने के लिए ही आप 'योग' सीख रहे हैं।

शारीरिक स्वास्थ्य-लाभ के लिए विश्व में अनेक चिकित्सा पद्धतियां और हज़ारों-लाखों दवाइयां हैं। अखाड़े, हैल्थ-क्लब, तैरना, दौड़ना, खेलना, घूमना आदि पारम्परिक विधियां हैं। फिर् भी 'योग' में ऐसी क्या विशेषता है कि विशेषज्ञ इसे ही सर्वश्रेष्ठ मानते हैं?

योग सन्तुलन का ही दूसरा नाम है। अन्य सभी व्यायाम पद्धतियां थकने और पसीने-पसीने हो जाने की सीमा तक श्रम की मांग करती हैं; परन्तु योगासन श्रम और विश्राम का सन्तुलन है। अन्य व्यायामों में शरीर की मांसपेशियों में उभार तथा कड़ेपन की सीमा परखी जाती है, जबकि योगासन शरीर के समस्त बाह्य और आन्तरिक अंगों में लोच तथा सक्षम सक्रियता उत्पन्न करता है। यह रोगी और मुर्दा अंगों को भी प्राणवान् बना देता है।

रोग की दूसरी विशेषताओं, अवसाद, खिन्नता आदि से मुक्त कराकर हंसता-मुस्कुराता 'मन' प्रदान करने वाला केवल योग ही है।

योग की सबसे बड़ी देन यही है कि यह आध्यात्मिक उन्नति के द्वार खोलता है। शरीर और मन के स्वास्थ्य के साथ ही, स्वस्थ आत्मा का प्रादुर्भाव करने वाला केवल 'योग' ही है।

योग कब करें?

यह प्रश्न मुझसे अनेक बार, अनेक लोगों द्वारा पूछा गया है। कुछ लोग इस प्रश्न के माध्यम से योग शुरू करने की उम्र जानना चाहते थे, कुछ लोग सबसे अच्छा समय और मौसम जानना चाहते थे, कुछ लोग भरे पेट और ख़ाली पेट में से अच्छी स्थिति का चुनाव मुझसे कराना चाहते थे। हो सकता है कि इस प्रश्न में एक अलग ही अर्थ छिपा हो।

योग प्रारम्भ करने के लिए न तो आयु पर कोई प्रतिबन्ध है और न किसी आयु में शुरू करने का कोई अकाट्य नियम ही है। कुछ पुरातनपन्थी लोग एक

परम्परागत नियम की बात करते हुए अवश्य कहते पाये जाते हैं कि 'योग' केवल बुढ़ापे के लिए ही है।

कहते हैं कि 'मध्य काल' में मनुष्य की आयु सौ वर्ष की होती थी। अतः पच्चीस-पच्चीस वर्ष के चार खण्ड बांटकर ब्रह्मचर्य (विद्याध्ययन), गृहस्थ (दाम्पत्य जीवन), वानप्रस्थ (बेटों को निर्देशन और उनसे तटस्थता) और अन्तिम खण्ड संन्यास के लिए सुरक्षित किया जाता था। आज के युग में सौ साल तक जीवन सम्भव नहीं रह गया है। मौत किसी भी आयु में दबोच लेती है। पचास-साठ साल का व्यक्ति भी इतना अशक्त, अक्षम और बूढ़ा हो जाता है कि उसके बेटे ही उसे धकियाने और दुत्कारने लग जाते हैं। वह क्या ख़ाक योग करेगा?

अतः जब, जिस आयु में आप योग से परिचित हो जायें, आपका पूरा आकर्षण योग के प्रति हो जाये, योग सीखना प्रारम्भ कर दीजिये। फिर आप पुरुष हों या महिला, बच्चे हों या बूढ़े, धनी हों या ग़रीब, नौकर हों या व्यापारी, योग सीखने के आप पूर्ण अधिकारी और सही पात्र होंगे। तो आज से ही शुरू कर दें।

पेट भरा हो या ख़ाली, दोनों स्थितियों में योगासन किये जा सकते हैं। भरे पेट में केवल वे योगासन कदापि न करें, जिनका दबाव पेट पर बनता हो, बाक़ी हज़ारों योगासन हैं, जो भरे पेट में भी किये ही जाते हैं। ख़ाली पेट में सभी आसन बिना बाधा के किये जा सकते हैं, केवल शरीर की लोच में धक्का-मुक्की नहीं होनी चाहिए।

समय और मौसम के बारे में अलग-अलग योग विशेषज्ञ अलग-अलग मत रखते हैं। मेरा मत तो यह है कि योगासन सीखना प्रारम्भ करने के लिए सभी मौसम अच्छे हैं और सभी समय श्रेष्ठ हैं। 'मन चंगा, तो कठौती में गंगा' वाली कहावत तो आपने भी सुनी होगी। जब योगासन सीखना ही है तो ज्योतिषी से मुहूर्त पूछने की क्या आवश्यकता है? यह तो न सीखने की बहानेबाज़ी ही होगी।

वैसे तो योग सीखने के लिए भी मुहूर्त निर्धारित किया गया है, परन्तु इतना विलम्ब, वह भी एक श्रेष्ठ और शुभ कार्य के लिए, कौन बर्दाश्त कर सकता है!

साल-भर में छः मौसम होते हैं, दो-दो माह के। एक मौसम समाप्त हो रहा हो, तभी दूसरा प्रारम्भ होने लगता है। दो मौसमों का यह सन्धि काल योग सीखने के लिए सर्वोत्तम माना गया है।

प्रत्येक दिन चौबीस घण्टों का होता है। आधे में दिन और आधे में रात होती है। जब रात समाप्त हो रही हो और दिन उगने लगा हो, न तो रात का अंधेरा हो और न सूर्य ही निकल पाया हो, यह दिन-रात की सन्धि ही 'सन्ध्या' कहलाती है। वैसे आप तो 'शाम' को ही सन्ध्या कहते हैं। इसीलिए सुबह या शाम में से

कोई भी सन्ध्या चुन लें। बस, आपके लिए सुविधाजनक हो।

शारीरिक स्थिति के लिए सबसे उत्तम चुनाव वही कहा जा सकता है जबकि शान्त रात्रि में आपका शरीर पूरी तरह विश्राम कर चुका हो और नये दिन के कर्तव्यों की पूर्ति के लिए सहर्ष श्रम करने को तैयार हो।

दूसरी स्थिति पेट की है। खाना पूरी तरह हज़म होकर, शौच-क्रिया से आप निवृत्त हो चुके हों और फिर से नयी भूख आपमें जागने लगी हो।

इतनी सन्धियां एक साथ मिली हों। अब आपके श्वासोच्छ्वास की सन्धि ही शेष है। आपको पता है कि आपकी नाक में दो नथुने हैं। प्रत्येक नथुना बारी-बारी से, ढाई-ढाई घण्टे श्वासोच्छ्वास करता है। जब एक की बारी समाप्त हो रही हो और दूसरे की बारी शुरू होने वाली हो तब दोनों नथुनों से सरलता से सांस आती-जाती है। इसे ही योग की भाषा में 'सुषुम्ना स्वर' कहा जाता है। ध्यानयोग के लिए यही सर्वोत्तम स्थिति है।

आपने वह कहानी तो अवश्य पढ़ी होगी जिसमें प्रह्लाद का पिता हिरण्यकशिपु शंकरजी से अनेक वरदान पाकर, अपने आपको 'अमर' मान बैठा था। भगवान् विष्णु ने सारे वरदान एक ही झटके में निपटाकर, हिरण्यकशिपु को मार ही डाला था।

हिरण्यकशिपु ने वरदान मांगे थे—न तो मुझे देवता मार सकें, न दानव। मानव में तो इतना बल ही नहीं होता। न किसी अस्त्र से मरूं, न शस्त्र से। न दिन में मरूं, न रात में। न ज़मीन पर मरूं, न आसमान में। न घर में मरूं, न बाहर।

जानते हैं, भगवान् विष्णु को आधा मानव और आधे पशु का, 'नृसिंह' रूप धारण करना पड़ा था। अपने नुकीले पंजों से उसका पेट फाड़कर, उसे मार डाला था। समय चुना था 'शाम' का। ज़मीन और आसमान की समस्या का निवारण अपनी गोद में लिटाकर किया था। घर के भीतर या बाहर का झंझट बाहरी दरवाज़े के बीच में बैठकर निपटाया था।

अब आप भी योगासन सीखने का कोई मुहूर्त भगवान् विष्णु की तरह ढूंढ़ निकालिये और शुरू हो जाइये।

योगाभ्यास प्रारम्भ न कर पाने के और भी अनेक कारण हो सकते हैं। कुछ लोग बहाना बनाते हैं—अधिकारी गुरु का निर्देशन मिले बिना योगाभ्यास कैसे प्रारम्भ करें? मुझे रात को ड्यूटी करनी पड़ती है, दिन में सोना पड़ता है। मेरे खाने-पीने का कोई समय निश्चित नहीं है, पेट कभी पूरी तरह साफ़ ही नहीं होता। मैं क्लब में देर रात तक जागता, ताश खेलता और शराब पीता हूं, मैं भला योगासन कैसे और कब कर सकता हूं?

महिलाओं की अपनी परेशानी, व्यस्तताएं और अनिवार्यताएं होती हैं। महिला

होने और सद्गृहस्थ कहलाने के कारण उनकी मर्यादाएं, लाज-शरम का निश्चित दायरा होना है। उन्हें सुबह से शाम तक मरने की भी फ़ुरसत नहीं मिलती। फिर वे योगाभ्यास भला कब कर सकेंगी?

मेरे पाठक-पाठिकाओ ! आप यह पुस्तक और इसका एक-एक शब्द ध्यानपूर्वक पढ़ रहे हैं। लोग कहते हैं—"छोड़ो घर-गृहस्थी का झंझट और हो जाओ संन्यासी-वैरागी ! कोई मानसिक परेशानी न होगी !"

मैं भी एक योगी-संन्यासी हूं। आप जैसे भक्तों-शिष्यों की उदारता के कारण ही न मुझे खाने-पीने की कोई परेशानी है और न ही रहने-ठिकाने की कोई आवश्यकता ! 'आवश्यकता' शब्द का अर्थ ही मेरे लिये खो गया है; परन्तु क्या आप जानते हैं कि मेरे सामने क्या-क्या परेशानियां हैं?

अब आप सुन ही लीजिये। आप सबकी तरह-तरह की परेशानियां, बाधाएं, पैरों की ये अज्ञात बेड़ियां, इनसे मुक्ति पाने के लिए आपके प्रश्न ...और प्रश्न, फिर कोई नयी शंका, नयी परेशानी ही मेरी भयंकर परेशानी है। आप मेरी रात की नींद हराम करते रहते हैं। आपकी परेशानियां सुलझाते-सुलझाते मैं स्वयं उलझकर रह जाता हूं। वास्तव में मुझे कोई परेशानी नहीं होती। मैं अपने पिछले जीवन में इन सभी परेशानियों, वर्जनाओं, बाधाओं से संघर्ष करता हुआ ही तो आज की स्थिति तक पहुंचा हूं। मैं इन सबके बीच रहकर भी इन सबसे सहज ही ऊपर उठना जान गया हूं। इसीलिए तो आपको भी ऊपर उठाने के लिए आपके बीच में अपने प्रवचनों से, पुस्तकों से, लेखों से निरन्तर मौजूद रहता हूं।

एक बात और कह दूं, ताकि आपकी सारी शंकाओं व प्रश्नों का समाधान एक बार में ही हो जाये। अब मेरी कोई सांसारिक आकांक्षा या आवश्यकता ही शेष नहीं बची है। अतः मैं 'व्यावसायिक गुरु' नहीं हूं। आप कितने भी दाम मेरे लिए लगा दें, मैं 'बिकाऊ' नहीं हूं। अतः मैं बहुत 'सस्ता' हो गया हूं। 'आसान' हो गया हूं। ग़रीब-अमीर, योगी-भोगी-रोगी, सर्वोच्च पदाधिकारी और दीन-हीन, स्वस्थ या विकलांग, सज्जन या दुर्जन जो भी चाहें, उनके लिए अपनी करुणा लुटाने को तैयार हूं। बस, ज़रा-सा 'मनमौजी' हूं। मौज आयी तो कहीं भी, किसी के भी बुलावे पर जा पहुंचूंगा। यदि मौज न आयी तो मस्ती में कहीं भी पड़ा रहूंगा।

लीजिये, पहले 'लेडीज़ फर्स्ट' के नियमानुसार इनकी परेशानियां दूर करने का प्रयास करता हूं। माताओ, बहनो और प्रिय पुत्रियो ! इस पुरुष प्रधान समाज में आप ही तो सबसे अधिक दुखी, सबसे अधिक व्यस्त, हर बात-काम के लिए ज़िम्मेदार होते हुए भी नम्बर दो की नागरिक हो। दिखावे के लिए आपका सम्मान किया जाता है, जबकि आपको कोई सम्मान दिया ही नहीं जाता। स्वाधीनता भी आपको केवल घर के पिंजड़े में ही प्राप्त है, जबकि उसके बाहर आप 'पर'

भी नहीं फैला सकतीं। मातृत्व का बोझ, पत्नीत्व का दायित्व, मासिक धर्म की अनिवार्यता, कुंवारेपन की बेड़ियां और दिन-रात काम। कोई कम बाधाएं हैं आपको ! वास्तव में आप ही तो घर-गृहस्थी की 'शेषनाग' हैं।

नाराज़ मत होइये ! शेषनाग ही वह देवता है, जो सारी पृथ्वी का बोझ अपने फन पर उठाये रहता है। जब बेचारा बोझ ढोते-ढोते थक जाता है तो बड़ी मजबूरी में करवट बदलता है। शेषनाग का करवट बदलना भी पृथ्वीवासियों को बड़ा महंगा पड़ता है। पृथ्वी पर 'भूकम्प' आ जाता है, सब कुछ अस्त-व्यस्त हो जाता है।

आपकी परेशानी मैं समझता हूं। केवल आप ही अपनी परेशानी नहीं समझतीं। देखिये, रोग तभी होते हैं जब शरीर को या अंग विशेष को वांछित विश्राम नहीं दिया जाता । रोगी को विश्राम करना चाहिये, यही सच्चा 'योग' है, सन्धि काल है। नहीं तो रोग लाइलाज हो जायेगा। रोग की स्थिति में, थकान की स्थिति में, मन की दुखी अवस्था में 'योगाभ्यास' वर्जित है। कदापि न करें। इनसे छुट्टी पाना ही सच्चा 'योग' है।

बोझ सिर के ऊपर लदा हो या शरीर पर। फिर वह मातृत्व का बोझ ही क्यों न हो, बोझ उठाना अन्ततोगत्वा एक श्रम है। योग करना भी श्रम है। श्रम पर श्रम का बोझ न बढ़ायें, बल्कि विश्राम से इसका सही उपचार करें।

मासिक धर्म की अनिवार्यता महिलाओं में एक निश्चित आयु तक बनी रहती है। अनिवार्यता व बारम्बारता भी तो बोझ बन जाती है। शारीरिक श्रम से इसका बोझ और न बढ़ायें, अन्यथा आपको और आपकी भावी सन्तान को इसकी बहुत गहरी क़ीमत चुकानी पड़ेगी। इन दिनों विश्राम की भारतीय मान्यताओं का पालन करें। आत्मचिन्तन करें।

घर-गृहस्थी की झंझटें और अति व्यस्तता केवल उन्हीं महिलाओं को होती हैं जो अति मूर्ख और दम्भी मजदूर की मानसिकता वाली होती हैं। जैसे मिल-बांटकर खाने का एक निराला ही आनन्द होता है, वैसे ही मिल-बांटकर काम करने का आनन्द भी लीजिये, आपको समय ही समय मिल जायेगा। मानसिक परिताप से भी मुक्ति मिलेगी।

देखिये, उठने-बैठने, काम करने की जो सहजतम पद्धति है, वह 'योग' ही सिखा सकता है। योगाभ्यास को केवल इस दृष्टिकोण से सीखने का प्रशिक्षण पूरा कर लीजिये। फिर आप घर-गृहस्थी के काम भी इसी विधि से कीजिये। सच मानें तो आप दिन-भर योगासन और प्राणायाम भी करती जायेंगी और घर के काम भी। बीच-बीच में आपको सहजता से ही विश्राम भी मिलता रहेगा। अब ऐसी महिला और घर-गृहस्थी का रोना रोती रोगी महिला की जीवन प्रणालियों का

अन्तर तो आपकी समझ में आ गया न? तो कब शुरू कर रहीं है योगाभ्यास ?

नौकरी अथवा छोटा-मोटा उद्योग करने वाली महिला को भी अपनी गृहस्थी की बहुत-सी ज़िम्मेदारियां उठानी ही पड़ती हैं। इस पर यदि कहीं ज़रा-सी भूल-चूक हो जाये तो घर के लोग घर को सिर पर ही उठा लेंगे। उधर मालिक या सहयोगी भी ताने देने में कोई कसर नहीं छोड़ेंगे। ऐसी नारी भला योगाभ्यास के लिए समय कैसे निकाले? उसे अपनी रही-सही शान्ति भी नष्ट करनी है क्या?

ऐसी महिलाओं के लिए योग विद्या, मरुस्थल में हरीतिमा के समान सुखदायी हो सकती है। इससे उसके मानसिक चिन्तन और कार्यकुशलता में कई गुना वृद्धि हो सकती है। गृहस्थ योग और कर्मयोग, इसी योग की शाखाएं हैं।

अब रही बात पुरुषों की, उनकी बहानेबाज़ियों की, उनकी वास्तविक कठिनाइयों की ! इनके बारे में मैं यही कहूंगा—'जहां चाह है, वहां राह भी है।' यदि वे ठान लें कि उन्हें योगाभ्यास करना ही है, तो उसके भी रास्ते हैं।

'नाइट ड्यूटी' और देर रात तक मनोरंजन की अनिवार्यता वालों को दिन में सोकर शरीर को विश्राम देना चाहिये। वैसे दिन के वातावरण में व्याप्त शोर-गुल तथा प्रदूषणों की अधिकता के कारण रात जैसा आराम तो सम्भव नहीं है, फिर भी थकान काफ़ी हद तक दूर हो ही जाती है। अतः जब जागें, तभी सवेरा मान लें। शौच आदि क्रिया से निवृत्त होकर, स्नान कर, ताज़ा दम हो लें। फिर ख़ाली पेट योगाभ्यास करें।

शराब या नशे के आदी भी योगाभ्यास कर सकते हैं। कुछ दिनों बाद फूटे बरतन में पानी भरकर, व्यर्थ श्रम करने की बात वे स्वयं ही समझ जायेंगे और ये सारी आदतें छोड़ने का मनोबल उनमें स्वतः ही आ जायेगा। वैसे योग को शराबियों से कोई परहेज़ नहीं है। 'वियोग' की समझ ही आदमी को नशे की, बेहोशी की लत लगाती है; जबकि 'योग' की समझ आदमी को होश की वास्तविकता से परिचित कराती है।

अब तो आप समझ गये होंगे कि योगाभ्यास कभी भी किया जा सकता है।

योगाभ्यास शुरू करने से पहले

मैं अपने पाठक-पाठिकाओं को एक बात साफ़ बता देना चाहता हूं कि यहां पर योगासनों का अभ्यास ही योगाभ्यास समझा जाये। प्राणायाम के स्थान पर मात्र लम्बी और छोटी श्वास क्रियाएं ही करायी जायेंगी।

आपके शरीर में पर्याप्त लचीलापन, परन्तु सुदृढ़ता तथा अच्छा सन्तुलन विकसित हो जाये, इसके लिए हलके-फुलके योगासन ही बताये जायेंगे। हालांकि ये योगासन भी अत्यन्त महत्त्वपूर्ण, श्रेष्ठ, परन्तु निरापद हैं। यदि आप विधि ठीक

से न समझ पायें और आप से कुछ भूलें भी हो गयीं, तो भी आपको कोई हानि नहीं होगी। हां, लाभ अवश्य कुछ कम मिलेगा।

आप बड़े आलसी हैं। अपने शरीर को दिन-भर घोड़े की तरह दौड़ाते हैं। फिर भी घोड़े की तरह अपने शरीर की मालिश न ख़ुद करते हैं, न दूसरों से कराते हैं। जब योगाभ्यास करने लगेंगे तब आपकी मालिश ख़ुद-ब-ख़ुद हो जायेगी।

चौंकिये नहीं। मालिश के लिए शरीर की विभिन्न मांसपेशियों को एक बार ज़ोर से मुट्ठियों से दबाया जाता है, फिर तत्काल ही उन्हें शिथिल छोड़ दिया जाता है। योगासनों से भी इन मांसपेशियों में बार-बार तनाव पैदा कर, उन्हें शिथिल छोड़ दिया जाता है। इससे इनके तन्तु लचीले, सुदृढ़ तथा कड़े-से-कड़े श्रम के लिए सक्षम हो जाते हैं। इस मामले में योगासन सभी व्यायामों से श्रेष्ठ हैं।

यदि आप योगासनों का अभ्यास करने से पहले इन निर्देशों का पालने करेंगे तो आप किसी भी हानि से अपने आपको सुरक्षित रख सकेंगे—

1. योगासनों के पहले पेट और आंतें पूरी तरह ख़ाली रखने से पेट के किसी भी अंग-प्रत्यंग को किसी प्रकार का कष्ट नहीं हो पाता। कमर की लोच भी ख़ाली पेट में ही सर्वाधिक होती है। पाचन-क्रिया के लिए आवश्यक उपचार प्राप्त होता है।

जिनकी दिनचर्या अनियमित होती है, भोजन और नींद का कोई निश्चित समय नहीं होता, दिन-भर मानसिक तनाव रहता है, ऐसे लोगों को अकसर क़ब्ज़ियत बनी रहती है। शौच जाने, काफ़ी ताक़त लगाने के बाद भी पेट साफ़ नहीं हो पाता है।

ऐसे रोगी यदि शाम को भोजन कर लें तथा इस भोजन के चार या पांच घण्टे में पच जाने के बाद रात्रि दस बजे तक सो जायें तो उनकी नींद सुबह पांच बजे तक अवश्य खुल जायेगी। यदि उठते ही दांत-जीभ की अंगुलियों से ही सफ़ाई कर कुल्ला कर लें, फिर लगभग एक लीटर पानी पीकर ब्रश करते हुए खुली हवा में टहलें, तो शीघ्र ही शौच का दबाव महसूस करेंगे। बस, पर्याप्त दबाव बनते ही शौच-क्रिया से निवृत हो लें।

यदि इतने पर भी पेट शीघ्र ख़ाली न होता हो तो गरम-कुनकुने पानी में एक प्रतिशत नमक मिलाकर (एक लीटर गरम पानी में लगभग दस ग्राम पिसा नमक घोलकर) पी लीजिये। फिर ब्रश करते हुए तब तक टहलिये जब तक कि शौच का ज़ोरदार दबाव न बन जाये। कुछ दिनों तक यही क्रिया दोहराने पर क़ब्ज़ियत दूर हो जायेगी।

क़ब्ज़ियत से छुटकारा पाने के लिए, जुलाब लेने की आदत या दवाएं खाना स्वास्थ्य के लिए सबसे भयानक बात है। हां, एनीमा का उपयोग करने में कम

हानि है।

2. यदि आपका शरीर अत्यन्त थका हुआ हो, नींद पूरी न हुई हो, उचित विश्राम न मिला हो, तो शरीर की मांसपेशियों में तनाव बना रह जाता है। ऐसी स्थिति में अथवा ताज़गी प्राप्त कर लेने के लिए स्नान करना बहुत अच्छा होता है।

यदि वातावरण में ठण्डक अधिक है तो गुनगुने जल से या यदि गरमी है तो ठण्डे जल से स्नान करना चाहिये। योगासन करते समय बालों में ज़रा भी गीलापन शेष नहीं रहना चाहिये। वरना सर्द-गरम होने का भय रहता है।

योगाभ्यास के पूर्व शरीर की समस्त मांसपेशियां पर्याप्त लचीली तथा शिथिल कर लेने से आसनों की क्रिया अत्यन्त आसान हो जाती है। इन्हें ऐसा बनाने के लिए स्नान एक सर्वोत्तम और सरलतम विधि है।

3. यदि आप उषाकाल में योगाभ्यास नहीं कर पाये हैं, इसलिए दिन का अन्य कोई समय आपने चुना है, तो स्मरण रखें कि आपने लगभग छः घण्टे पूर्व भोजन समाप्त कर लिया हो। यदि भोजन हलका और सुपाच्य है तो चार या पांच घण्टे में ही आमाशय अपनी पाचन-क्रिया समाप्त कर उसे आंतों में धकेल देता है। दूध या तरल भोजन दो-तीन घण्टे में ही पच जाता है।

योगाभ्यास के समय आमाशय का ख़ाली होना सुविधाजनक होता है। कम-से-कम पेट के आसन करने के लिए तो पेट का ख़ाली होना बहुत ही आवश्यक है।

4. यदि आप प्रातःकाल ख़ाली पेट, शौच से निवृत्त होकर ही योगासन करने वाले हैं तब तो शीतल-ताज़ा पानी का एक गिलास अवश्य ही पी लें। पानी पीने का सबसे बड़ा लाभ यह होगा कि वह मूत्राशय की सफ़ाई भी कर देगा।

योगासनों से शरीर में जो ऊर्जा तैयार होती है, वही मानवीय विद्युत् में परिवर्तित होकर, पिये गये पानी को हाइड्रोजन और ऑक्सीजन में विच्छेदित कर देती है। ये गैसें शरीर के सन्धिस्थलों में जमे हुए विजातीय द्रव्यों तथा मल को बाहर निकालने में सहायक होती हैं। इससे अंग-संचालन भी सहज और निरापद हो जाता है।

5. यदि आप थके हुए हों, रोगी हों या लम्बे समय तक धूप में रहे हों, तो ऐसी शारीरिक स्थिति में योगासन करने से लाभ के स्थान पर हानि ही अधिक होती है। इन हालात में शरीर को श्रम तथा व्यायाम के स्थान पर विश्राम देना ही सच्चा योग है।

6. अभी-अभी मैंने बताया है कि योगासनों से शरीर में मानवीय विद्युत् तैयार होती है। यदि आसनों के समय अथवा तत्काल बाद में आपके शरीर का कोई

भी अंग, ज़मीन या दीवार के सम्पर्क में सीधा आयेगा, तो यह विद्युत् नष्ट हो जायेगी। इस सुरक्षा के लिए आसन लकड़ी के तख़्त पर दरी बिछाकर या कम्बल बिछाकर किये जायें, तो उचित रहेगा।

योगाभ्यास के समय मोटी दरी या कम्बल बिछा होने का दूसरा लाभ यह भी है कि इससे शरीर की मांसपेशियों को असुविधा या हानि होने का भय भी नहीं रहता।

7. योगासन प्रारम्भ करने का सर्वोत्तम मौसम वर्षा ऋतु की समाप्ति तथा शीत ऋतु के आगमन के पूर्व शरद्काल ही माना गया है। इन दिनों शारीरिक शिथिलताओं की समाप्ति और नयी क्षमताओं के आगमन का पूर्वाभास भी होने लगता है, परन्तु यही मौसम अनिवार्य नहीं है। जब भी आप में योगासन और योग सीखने की दृढ़ इच्छाशक्ति जन्म ले लेती है, तब ही लाभ प्रारम्भ हो जाते हैं और हमें इच्छाशक्ति की ही आवश्यकता है। इसके बिना जीवन का कोई अर्थ नहीं है।

8. योगासन और प्राणायाम सीखने या करने का उद्देश्य केवल यही है कि हमारा शरीर स्वस्थ, सक्रिय और सक्षम बना रहे। प्रकृति या परिस्थितियां इसे मामूली-से झटके से ही अस्वस्थ या नाकारा न बना सकें। नये-से-नये श्रम या कठिन कार्य को भी हम सहज श्रम से ही कर सकें।

एक बात और स्मरण रखें—हमारा जन्म, केवल 'हम' बनने के लिए हुआ है। हम न तो किसी की 'कार्बनकापी' अथवा 'फ़ोटोकापी' हैं और न हम 'नक़लची' ही हैं। यदि हमारी श्रेष्ठतम सम्भावनाएं ही विकसित न हो पायीं तो हमारे प्रयासों का मूल्य ही क्या रह जायेगा? अपनी मूल्यवत्ता को यदि हम ही स्थापित न कर पाये तो कौन और क्यों हमें महत्त्व देगा?

योगासन करते समय ध्यान रखें कि आपके अंगों के झुकने, मुड़ने की सहज सीमा कितनी है। इस सीमा को निरन्तर बढ़ाते जाना है। यह क्रमशः ही सम्भव होगा। अतः शरीर तथा अंगों को इतना अधिक न तोड़े-मरोड़ें कि वह क्षतिग्रस्त हो जायें।

9. यदि योगासन करते समय श्वासोच्छ्वास पर भी नियन्त्रण बनाये रखेंगे तो प्राणायाम की क्लिष्ट-से-क्लिष्ट क्रियाएं भी आसान हो जायेंगी।

सांस सदैव नाक से ही लें। सांस सीने में नहीं, पेट में भी भरपूर भरना चाहिये। वांछित समय तक सांस को पेट के भीतर अथवा पेट के बाहर भी रोके रहने का अभ्यास करना चाहिये। जिन योगासनों का भार पेट पर पड़ता हो और जिस समय पड़ता हो, सांस उसी समय बाहर छोड़ी जाये। जिस समय और जैसे-जैसे पेट स्वतन्त्र होता हो, वैसे-वैसे श्वास अन्दर भरी जाये।

10. श्वासोच्छ्वास पर नियन्त्रण स्थापित कर लेना ही 'प्राणायाम' है। आप अपनी श्वासोच्छ्वास को नियन्त्रित करके ही वायुमण्डल में उपलब्ध पूरी बीस प्रतिशत ऑक्सीजन फेफड़ों द्वारा सोखकर 'प्राणायाम' कर सकते हैं। योगासनों का, श्वासोच्छ्वास को सन्तुलित कर किया गया यह अभ्यास ही 'योग' है।

इस पुस्तक में दिये गये आसनों के साथ श्वास-क्रम का दिशा-निर्देश दिया जा रहा है, ताकि पाठक-पाठिकाएं अधिकाधिक लाभ उठा सकें।

11. योगासन और प्राणायाम के साथ यदि आप 'योग साधना' भी करने के इच्छुक हैं तथा अपनी इच्छाशक्ति और श्रेष्ठता भी विकसित करना चाहते हैं, जीवन में अपने द्वारा किये जा सकने वाले समस्त कार्यों में सफलता पाना चाहते हैं, तो ध्यान की एकाग्रता और मन के नियन्त्रण पर भी ध्यान रखें। मन के तनावों और दुर्विचारों से अपने आपको मुक्त रखने का प्रयास करें।

12. आपको पुनः याद दिला दूं—"योगाभ्यासी का अर्थ वैरागी या तपस्वी नहीं है," अर्थात् आपको साधुओं जैसा 'दिखावा' नहीं करना है। केवल अपनी शारीरिक क्षमताओं और सम्भावनाओं का विकास करना है। अतः मौसम के अनुकूल वस्त्र अवश्य पहने रहिये। योगासन करने में कोई रुकावट या व्यवधान न पड़े, इसलिए वस्त्र न अधिक जकड़ने वाले हों, न इतने ढीले-ढाले ही कि आप नंगे ही दिखने लगें।

13. यदि ठण्ड के दिनों में आप योगाभ्यास कर रहे हैं तो छाती गरम-ऊनी वस्त्र से ढके रखें। योगासनों के तत्काल बाद ज़मीन पर नंगे पांव न उतरें, चप्पलें इतने पास में पहले ही रखें कि आसानी से आपका पैर चप्पलों में ही पड़े। इससे आपके शरीर में निर्मित उष्णता और विद्युतीय ऊर्जा नष्ट न होगी।

योगासनों के तत्काल बाद खुली या तेज़ हवा में नंगे बदन न निकलें तथा एक घण्टे बाद ही स्नान करें। यह सावधानी प्रत्येक मौसम के लिए आवश्यक है।

14. योगाभ्यास के लिए शान्त वातावरण, प्रकाशपूर्ण, स्वच्छ तथा हवादार कमरे का ही चुनाव करें। एकदम खुली हवा अथवा खुली धूप में योगासन न करें। जिस कमरे में दूषित वायु बाहर निकलने तथा ताज़ा हवा भीतर आने की सुविधा हो, वही कमरा योगाभ्यास के लिए सर्वोत्तम है।

15. योगाभ्यास काल में आप कैसा भोजन करें, कैसा न करें—इस प्रश्न का कोई औचित्य नहीं है। वास्तव में वही भोजन और पेय सदैव उचित माने जाते हैं जो आपके स्वास्थ्य, मौसम और रुचि के अनुकूल हैं। यदि आप रोगी हैं तो सुपाच्य भोजन ही करें।

16. यदि आपके शरीर में त्वचा रोग है, आपका रक्त अशुद्ध है, आपको गैस बनती है, डकारें आती रहती हैं, एसिडिटी या स्थायी क़ब्ज़ रहता है तो शीर्षासन,

चक्रासन, सर्वांग आसन श्रेणी के योगासन न करें। इनके कारण आपका रोग बढ़ भी सकता है।

17. यदि कुछ व्यक्ति मिलकर योगाभ्यास करते हों तो दूसरों की समानता करने के लिए, उनकी देखा-देखी न करें। न तो आपको सर्कस का नट बनना है और न योग-व्यवसायी ही। अपने शरीर की सहज सीमा तक ही शरीर को मोड़ें या झुकायें।

18. योगासन की समाप्ति के तत्काल बाद पेशाब करना कदापि न भूलें, क्योंकि आपके शरीर के विजातीय और विषाक्त द्रव्य गुर्दों द्वारा छनकर आपके मूत्राशय में भेज दिये जाते हैं। इन्हें शरीर से तत्काल बाहर निकाल देना ही स्वास्थ्यकर है।

19. योगाभ्यास आपसी प्रतिस्पर्द्धा का विषय नहीं है। सबसे पहले योगासन, उसके पश्चात् प्राणायाम और सबसे अन्त में ध्यान का क्रम चलाना अधिक हितकर होता है।

20. यदि आप ने इस पुस्तक में दी गयी बातों को ठीक से समझ लिया है, इन्हें अपनी स्मृति में आवश्यकतानुसार बनाये रखा है, तो आपको गुरु के निर्देशन में ही योगाभ्यास करने की प्रतिबद्धता न होगी। आप स्वतन्त्र रूप से भी अभ्यास कर सकते हैं।

*

पातंजल योग

योग-साधना से शरीर में होने वाली समस्त व्याधियों व रोगों को निर्मूल किया जा सकता है। मानसिक रोगों का भी योग से बड़ा कोई उपचार नहीं है। सबसे बड़ी बात तो यह है कि योग समस्त सांसारिक बन्धनों से मुक्त कराकर, 'आत्मसाक्षात्कार' करा देने में भी समर्थ है। 'न तस्य रोगो न जरा न मृत्युः'—योग साधक को रोग, बुढ़ापा एवं मृत्यु का उपसर्ग नहीं होता। कुछ लोग इसे 'अष्टांग योग' भी कहते हैं, क्योंकि इसके आठ अंग हैं।

हमारे देश में सदैव एक से बढ़कर एक ऋषि-महर्षि, अन्वेषकों और प्रभुओं ने जन्म लिया है। इनकी अद्‌भुत ज्ञान-गरिमा के कारण ही इस देश को 'भारत' कहा जाता है। भारत शब्द दो शब्दों के मेल से बना है। भा=ज्ञान, रत=लगे रहना। भारत का अर्थ 'ज्ञान की खोज में लगे रहने वाले लोगों का देश' होता है।

इसी भारत देश में हज़ारों वर्ष पहले महर्षि पतंजलि का जन्म हुआ था। दक्षिण के जैन सम्राट् खारवेल के शासनकाल में भी महर्षि पतंजलि का उल्लेख मिलता है, जो एक कुशल राजनीतिज्ञ, दर्शनशास्त्री, श्रेष्ठ शरीर वैज्ञानिक और अद्‌भुत आध्यात्मिक सन्त थे; परन्तु कुछ इतिहासकारों का मत है कि महर्षि पतंजलि की शिष्य-परम्परा के क्रम में वे किसी बहुत बाद की पीढ़ी के थे।

"आम खाना है तो पेड़ों की गिनती क्यों?" हम भी इतिहास के अंधेरे में झांके बिना ही अपने इस 'आदिगुरु' के चरणों में श्रद्धापूर्वक प्रणाम करते हैं।

योगं शरणं गच्छामि

निःसन्देह महर्षि पतंजलि प्रसिद्ध ऋषि हैं। इनकी खोज आज सारे विश्व के वैज्ञानिकों को भी चमत्कृत कर रही है। भगवान् महावीर के जैन धर्म और भगवान् बुद्ध के बौद्ध धर्म में भी जैन योग तथा बौद्ध योग का विकास हुआ था; परन्तु महर्षि पतंजलि के अष्टांग योग के बाद में जितने भी सम्प्रदाय, मत-मतान्तर और विचारधाराएं विकसित हुईं, उन सबमें अष्टांग योग के किसी-न-किसी अंग का समावेश अवश्य हुआ है।

कहा तो यहां तक जाता है कि बौद्ध धर्म-प्रचारक जब अपने धर्म का प्रचार-प्रसार करने के लिए चीन, जापान, श्याम, अनाम आदि देशों को जा रहे थे तब हिमालय पर्वत लांघते समय आकस्मिक आक्रमणों की शंका से अपने आपको सुरक्षित रखने के लिए उन्होंने जूडो, कराटे और यूयुत्सु आदि शैलियों का विकास किया था। यह बिना अस्त्र-शस्त्र की युद्ध-विद्या आज सारे विश्व को अपनी ओर आकर्षित करने में समर्थ है।

बौद्ध धर्म-प्रचारकों ने आकस्मिक रोगों से शरीर को शीघ्र स्वस्थ कर लेने की कला का भी विकास किया था, जो एक्युपंचर, एक्युप्रेशर और शियोत्सु आदि नामों से चिकित्सकों को नयी राह दिखाने में आज भी समर्थ है।

अष्टांग योग की तर्ज़ पर ही हठयोग, राजयोग, कर्मयोग, ध्यानयोग आदि अनेकानेक पद्धतियां और शैलियां भी समय-समय पर विकसित होती गयीं। ये सभी योग 'अष्टांग योग' पर ही आधारित हैं, अर्थात् ऐसा कुछ भी शेष नहीं रह पाया, जो महर्षि पतंजलि द्वारा पहले ही न खोजा जा सका हो।

आधुनिक स्वास्थ्य-वैज्ञानिक जब महर्षि पतंजलि की इस खोज से परिचित हुए, उन्होंने इसके अद्‌भुत प्रभाव देखे, तो इसे विज्ञान की कसौटी पर कसने लगे। अष्टांग योग में वर्णित शरीर के सात चक्रों को वे आज भी खोज ही रहे हैं। हां, उन्हें एक अनूठी उपलब्धि अवश्य हो गयी है। चक्रों के वर्णित स्थान के आसपास ही अचानक उन्हें 'ग्रन्थियां' (Glands) अवश्य मिल गयी हैं।

ये ग्रन्थियां ही आन्तरिक शारीरिक संरचना तथा आन्तरिक शारीरिक क्रियाओं का संचालन करती हैं। इनके कारण ही जवानी में स्त्री-शरीर और पुरुष-शरीर पर विभिन्न उभार उनके भेद को स्पष्ट करते हैं। किसी को मोटा, किसी को छोटा, किसी को लम्बा, किसी को ताक़तवर, तो किसी को निर्बल बनाने वाली यही ग्रन्थियां हैं।

बीसवीं शताब्दी में इन ग्रन्थियों की खोज हुई है और आधुनिक चिकित्सा पद्धति ने नये चिकित्सक प्रशिक्षित करना प्रारम्भ किया है। इन्हें 'Glands Specialist' कहा जाता है, जो शारीरिक असाधारणता की चिकित्सा करते हैं।

कुल मिलाकर मैं इतना ही कहना चाहता हूं कि आधुनिक विशेषज्ञों ने भी एक स्वर से यह स्वीकार कर लिया है कि महर्षि पतंजलि का अष्टांग योग पूर्णतः विज्ञानसम्मत है। अतः यदि कोई रोगी या रोग आधुनिक उन्नत चिकित्सा पद्धति से लाइलाज घोषित हो जाता है तो कुछ भले और ईमानदार चिकित्सक उस रोगी को योग की शरण में जाने को कहते हैं। आइये, हम सब भी एक स्वर में कहें—"योगं शरणं गच्छामि।"

अष्टांग योग

अष्टांग योग ! अष्टांग योग !! रटते-रटते इतनी देर हो गयी। आख़िर हमारे पाठक-पाठिकाओं को भी तो पता चले कि वे आठ अंग कौन-कौन से हैं। आइये, सबसे पहले हम इन आठ अंगों के नाम और काम जान लें।

मैं वर्णन कर रहा हूं अष्टांग योग का। किसी से शास्त्रार्थ नहीं कर रहा और न करूंगा ही। गुरु-परम्परा से जो कुछ भी मैंने जाना है, सीखा है, वही कर रहा हूं।

'शास्त्र' मेरा गुरु नहीं है। अतः पण्डितों और विद्वानों की टीका को कैसे मान लूं? अतः परम्परा से सुनकर सीखते आये मूल शब्दों का महत्त्व ही मेरा ज्ञान है। मैं सिर्फ़ इन्हीं अर्थों पर अडिग हूं, क्योंकि इन्हीं अर्थों की नाव में बैठकर 'उस पार' जाने की तैयारी है। कबीर के शब्दों में कहूं—"जो घर बारै आपना, चलै हमारे संग।" आप न चलना चाहें तो आपकी मर्ज़ी।

प्रश्न है योग ही क्यों? मेरा उत्तर है—"स्वास्थ्य के लिए।" भले ही चिकित्सा-जगत् के लोग 'स्वास्थ्य' की परिभाषा इस प्रकार करें—"शरीर में बीमारियों का न होना ही स्वास्थ्य है।" परन्तु 'योग' के पास एक सर्वमान्य परिभाषा है।

"मृत्यु जिसे छीन ले वह 'पर' है, पराया है। मृत्यु भी जिसे न छीन पाये वह 'स्व' है और इस 'स्व' में जो स्थित है, वही 'स्वस्थ' है, बाक़ी सब अस्वस्थ हैं।"

अतः स्वस्थ रहना है तो योग की शरण में आइये। अस्वस्थ रहना है तो चाहे जहां जाइये। योग और वह भी केवल अष्टांग योग ही आपको 'स्वस्थ' रख सकता है। इसके आठ अंग हैं—1. यम, 2. नियम, 3. योगासन, 4. प्राणायाम, 5. प्रत्याहार, 6. धारणा, 7. ध्यान, 8. समाधि।

यम

समाधि स्वास्थ्य उपलब्धि की छत है। इस छत पर चढ़ने के लिए सात सीढ़ियां हैं। इनमें पहली सीढ़ी 'यम' है। 'यम' मृत्यु का देवता भी है।

मृत्यु मनुष्य की सारी उपलब्धियों, नातों-रिश्तों, यहां तक कि जो आपकी पहचान है, आपका वह शरीर भी छीन लेगी। अतः यम अतुल शक्तिमान है। इसका सामना केवल सर्वशक्तिमान ही कर सकता है। बाक़ी सब इसके हाथों मारे जायेंगे।

जो कभी-न-कभी छिनने वाला ही है, उसे छोड़ देना ही भलमनसाहत है। जो भलमनसाहत नहीं सीखेंगे, उनसे छीना जायेगा, लूटा जायेगा और उन्हें धक्के भी मारे जायेंगे। अब आपकी मर्ज़ी है कि आप राज़ी-ख़ुशी सब कुछ छोड़ दें।

न छोड़ेंगे, तब भी छोड़ना ही होगा। यह न छोड़ना, न छोड़ने की ज़िद करना, छुड़ाये जाने पर हाय-तौबा करना, न खुद खाना और न दूसरों को खाने देना, दूसरों के पास कुछ दिखे, उस पर आपका मन ललचा जाये, तो मार-काट मचाकर छीन लेना ही आपकी फ़ितरत है। अपनी इसी फ़ितरत पर आपको इतना नाज़ है कि अपने सामने दूसरों को तुच्छ मानते है, तभी तो 'यम' आपकी मिट्टी पलीद करता है।

यह हिंसा, यह झूठ, यह छल-फ़रेब, यह चोरी और सीनाज़ोरी, आपकी ये बुरी निगाहें, बुरे कारनामे, काम और बेकाम की वस्तुओं पर अधिकार जमाकर दूसरों को तरसाना, ये आदतें आपका 'मन' आपको सिखाता है। यह बुरा 'मन' ही समाज की हंसी-खुशी में गन्दगी और बदबू फैलाता है। आपके मन की यह गन्दगी और बदबू ही आपकी बीमारी है। यदि यह बीमारी लाइलाज हो गयी, तो 'यम देवता' ही इसका इलाज करेंगे। उनका तो एक ही इलाज है, जो सारी दुनिया जानती है।

महर्षि पतंजलि ने ज्ञान की करुणा से द्रवीभूत होकर ही इस अस्वास्थ्य से योगाभ्यासियों को बचाने के लिए अपने अष्टांग योग की पहली सीढ़ी 'यम' रखी है। मनोवैज्ञानिकों ने भी इसे सर्वोत्तम विधि स्वीकार किया है। स्वास्थ्य वैज्ञानिक भी मानते हैं कि शरीर में होने वाले सत्तर प्रतिशत रोगों का जन्म मानसिक कारणों से ही होता है।

नियम

अशिक्षा, कुशिक्षा, अज्ञान, अहंकार तथा सार्थक को छोड़कर निरर्थक से चिपके रहना ही 'यम' है। वास्तव में मनोविकृति ही यम है।

जन्म से मृत्यु तक की यात्रा आपको 'शरीर' में रहकर करनी है। शरीर ही 'हम' हैं। हम ही सारी दुनिया के आग्रही हैं। दुनिया बड़ी निर्मम है, इसे किसी का कोई या किसी भी स्थिति में कभी भी आग्रह नहीं रहा है। आना, शान दिखाना और चले जाना ही दुनिया है।

शरीर में मुख्य पांच इन्द्रियां हैं। स्पर्श-बोध, रस-स्वाद-बोध, गन्ध-बोध, स्वर-बोध और दृश्य-बोध का वर्गीकरण। वासना, इच्छा-अनिच्छा रखने वाली इन पांचों इन्द्रियों का स्वामी 'इन्द्र' ही हमारा मन है। 'मन' की अनोखी मानसिकता ही हमारी पहचान है, हमारा अहंकार है। अहंकार की भटकन ही संसार है।

इस 'मन' की मानसिकता से ही हमारे शरीर के सत्तर प्रतिशत रोग होते हैं। शेष बचे तीस प्रतिशत रोगों के कारण अन्य हैं। जैसे श्रम की कमी या अधिकता,

श्वास मार्ग से पहुंचने वाले प्रदूषण, खान-पान का असन्तुलन, अशुद्धि अथवा आकस्मिक दुर्घटना आदि कारणों में से एक या अनेक मिलकर हमारे शरीर को रोगी बनाते रहते हैं।

जीवन में केवल एक प्रतिशत ही ऐसे अवसर आते हैं जब हम अपना 'सन्तुलन' या सावधानी खो देते हैं। अकसर हम इसके बावजूद भी बच जाते हैं, सुरक्षित रह जाते हैं। परन्तु कभी-कभी ऐसा संयोग हो जाता है कि जहां हमारी सावधानी हटी और शरीर का सन्तुलन बिगड़ा कि प्राणघातक दुर्घटना घटित हो जाती है।

इस तथ्य को हम इस प्रकार भी कह सकते हैं कि ज़रा-सी सावधानी हटी, हमारा सन्तुलन बिगड़ा कि हमारी निन्यानवे प्रतिशत सुरक्षा का आश्वासन भंग हो जाता है और यह एक प्रतिशत ही हमारी मृत्यु का कारण बन जाता है।

महर्षि पतंजलि ने अपने 'योग दर्शन' के माध्यम से हमें पहली अत्यावश्यक सीढ़ी की जानकारी दी। मृत्यु का भय दिखाया, तब जीवन का मार्ग सुझाया और वह मार्ग जीवन के 'सन्तुलन' का बताया, सुरक्षा का बताया। इसे उन्होंने केवल शारीरिक सुरक्षा तक ही सीमित रखा, क्योंकि मानसिक और शारीरिक अस्वास्थ्य या अन्य बीमारियां सन्तुलन खोते ही उपस्थित हो जाती हैं।

यह असन्तुलन, अति-आचार, विश्व के सभी धर्मों में 'कुमार्ग' है, पाप है। इनसे बचना, इनमें कमी करना, इन्हें छोड़ना व त्यागना ही 'सन्मार्ग' है, पुण्य है।

महर्षि पतंजलि के अष्टांग योग में पुण्य-पाप कहीं नहीं है, फिर भी यह मुक्ति का मार्ग है। इसकी दूसरी सीढ़ी का सन्तुलन या संयम ही 'नियम' है।

स्वास्थ्य शरीर का हो चाहे मन का, दोनों ही सन्तुलन चाहते हैं, संयम चाहते हैं। 'यम' का सन्तुलन ही संयम है। संयम का पालन करना स्वास्थ्य का 'नियम' है। यदि जीवन के लिए आवश्यक तत्त्वों की पूर्ति में न्यूनता रह जायेगी तो शरीर क्षीण होकर छूट जायेगा। यदि इन तत्त्वों की पूर्ति आवश्यकता से अधिक हो जायेगी तब भी उसके भार से जीवन का अन्त हो जायेगा। न कम, न अधिक, जितना आवश्यक हो उतना ही धारण करना 'नियम' है और यह सन्तुलन ही 'योग' है।

योगासन

अष्टांग योग की तीसरी सीढ़ी है 'योगासन'। सकुशल छत तक पहुंचने के लिए यह आवश्यक है कि एक-एक सीढ़ी पर क्रमशः ही चढ़ा जाये, अन्यथा फिसलकर गिरने का भय बना रहेगा। गिरने पर एकदम नीचे आ जायेंगे और तब हाथ-पैर सलामत रहेंगे या नहीं, यह समय ही बतायेगा।

आजकल 'योगासन' की तारीफ़ करने वालों की बाढ़-सी आ गयी है। विश्व

के हर कोने-कोने तक इस बाढ़ का पानी पहुंच रहा है। योगासन सिखाने वालों ने अपनी-अपनी दूकानें सजा ली हैं। अब तो खुले-आम इसके विज्ञापन भी हो रहे हैं। भगवान् जाने, कौन-सी दूकान वाला कितना स्वयं जानता है और कितना दूसरों को सिखाता है। जनता में 'मांग' अचानक बढ़ जाने से मिलावट का व्यापार भी फल-फूल रहा है।

योगासन का वास्तविक अर्थ है—योग की उपलब्धि के लिए शरीर को जिस स्थिति में (आसन में) अधिक-से-अधिक देर तक बिना किसी बाधा या व्याकुलता के स्थिर रखा जा सके, वही 'योगासन' है।

हमारा यह शरीर बड़ा ही कमज़ोर और नख़रेबाज़ है। यदि कभी कहीं पर हमें घण्टे-दो घण्टे ही बैठना या खड़े रहना पड़ जाये तो यह शरीर दस-पन्द्रह मिनट में ही नख़रे दिखाने लगता है, कभी पैर सुन्न हो जाते हैं, कभी हाथ दुखते हैं, कभी कमर या गरदन अकड़ जाती है। बस, बैठना तो दूर रहा, कुछ सुनना-गुनना तो दूर रहा, हम क्षण-क्षण में करवट ही बदलते रहते हैं। शरीर के विभिन्न मोड़ों की, यथासम्भव सारी स्थितियां हम आज़माते रहते हैं। कष्ट बना रहने पर इन सबको जल्दी-जल्दी 'रिजेक्ट' करते जाते हैं और अन्त में हार मान लेते हैं।

सुबह से शाम तक हमें कितने प्रकार के काम करने पड़ते हैं। इनकी पूर्ति के लिए शरीर को कितनी तरह और किन-किन कोणों में मोड़ना-तोड़ना और छोड़ना पड़ता है कि अन्त में बुरी तरह थक-हारकर, निढाल से होकर हम गिर पड़ते हैं। बड़े-बड़े संघर्ष झेलने तथा दुनिया को जीत लेने की डींगें मारने वाले हम कितनी दया के पात्र हैं! न बैठे रहने की हिम्मत, न खड़े रहने का सलीक़ा। क्या ऐसा ही नाकारा शरीर लेकर हम जीवन-यात्रा पूरी कर सकेंगे? कदापि नहीं।

एक बात और भी अच्छी तरह समझ लीजिये कि यह हालत आपकी ही नहीं है, अच्छे-से-अच्छे खिलाड़ी, तैराक, पहलवान सबका यही हाल है। सभी बेहाल हैं। आदिम युग से लेकर आज तक व्यक्ति सुविधाजनक और सरलतम बैठने, खड़े होने, लेटने, काम करने की आदर्श शारीरिक स्थितियों की खोज करता आया है। जब, जिसकी पहुंच, जिस विधि तक हो पायी है, उसने उसे ही चुन लिया है। कुछ-न-कुछ सुविधाएं इन उद्यमियों को मिली भी हैं।

महर्षि पतंजलि ने 'योग' के लिए 'योगासन' प्रस्तुत किये हैं। आपका 'योग', आपका जुड़ाव किससे है, आप उसमें कौन-कौन-सी सुविधाएं चाहते हैं, वे आपको किस योगासन से मिलेंगी, बस, यह चुनाव मात्र आपको करना है। योगासन तो लाखों की संख्या में हैं, ये सब करने का झंझट आपको मोल नहीं लेना चाहिये। आप तो अपनी आवश्यकता और वांछित सुविधा के अनुसार उचित 'योगासन'

ही चुनिये।

योगासनों की एक सबसे बड़ी विशेषता और अनूठापन आप भी जान लीजिये। विश्व में प्रचलित समस्त व्यायाम पद्धतियां थकान आने तक श्रम की मांग करती हैं। शरीर की मांसपेशियों में उभार और कड़ापन की मर्दानगी ही उस व्यायाम की मंज़िल है; लेकिन योगासनों में शरीर की हड्डियों व उनके जोड़ व मांसपेशियों को लचीला व चाहे जैसा मुड़ने-झुकने को तैयार, चाहे जैसा तीव्र झटका बर्दाश्त करने योग्य बनाना है।

श्रम के लिए विश्राम आवश्यक है। विश्राम के लिए श्रम आवश्यक है। न अधिक श्रम और न अधिक विश्राम। श्रम और विश्राम का सन्तुलन बनाये रखना ही योगासन है। आपका शरीर, शारीरिक क्रियाएं व व्यवस्थाएं सन्तुलित रखते हुए भी कठिन-से-कठिन कार्य, पूरे धैर्य और सक्षमता से किये जा सकें, यही योगासन की उपलब्धि है।

प्राणायाम

अष्टांग योग की चौथी सीढ़ी है 'प्राणायाम'। इस सीढ़ी पर क़दम बढ़ाने के पहले आप अपने 'मन' पर, 'नियम' के द्वारा सत्ता स्थापित कर चुके हैं। मानसिक रोगों से भी साधे गये सन्तुलित 'तन' के स्वामी हैं। आपकी अगली बाधा है 'प्राण'। यह प्राणवायु शरीर के दस दरवाज़ों में से कब बाहर निकल जाये, यह आज तक कोई नहीं देख पाया।

यदि प्राणायाम का मात्र शाब्दिक अर्थ जानना चाहते हैं, तो जान लीजिये कि यह दो शब्दों के मेल से बना है—प्राण+आयाम। ऑक्सीजन शरीर की प्राथमिक आवश्यकता है, इसे ही हिन्दी में प्राणवायु या प्राण कहा जाता है। आयाम का अर्थ होता है—विस्तार या फैलाव। हमारे शरीर में निरन्तर बहने वाला रक्त दौड़ते-दौड़ते अशुद्ध हो जाता है। रक्त को पुनः शुद्ध करने के लिए प्राणवायु आवश्यक है। नहीं तो यह गाढ़ा होकर वहीं जमने लगेगा। हार्ट अटैक वालों को पहले सांस में ही भयंकर घुटन महसूस होती है, फिर दिल में असह्य पीड़ा होती है।

वातावरण में से प्राणवायु सोखने वाला और रक्त में मिश्रित करने वाला जो यन्त्र हमारे शरीर में लगा है, उसे फेफड़े या फुफ्फुस कहते हैं। इनका स्वस्थ, सक्रिय और सजग रहना ही हमारी जीवन-क्रिया है। नाक, मुंह, यहां तक कि हमारे शरीर का रोम-रोम हमारी आवश्यकता पूरी करने के लिए निरन्तर सांस लेते रहते हैं। इन्हें स्वच्छ रखना चाहिये।

शरीर की आवश्यकता पूरी करने के लिए हर परिस्थिति में प्राणवायु का

सन्तुलन बनाये रखने की क्षमता उत्पन्न करना ही 'प्राणायाम' सिखाता है। वायुमण्डल में ऑक्सीजन कितनी भी कम हो जाये, योगी वही है, जो अपनी आवश्यकता पूरी कर ले। ऐसा क्षमतावान् योगी ही 'प्राणायाम' करना जानता है। प्राणायाम की यह विशेषता ही एक चमत्कार बन जाती है।

आप तो जानते हैं कि मां के गर्भ में जब शिशु का निर्माण होना होता है तब मां की नाभि से एक नली गर्भाशय में जाकर उसके अन्तिम छोर पर शिशु-निर्माण की स्थितियां निर्मित करती है। यह अन्तिम छोर ही शिशु की नाभि बनती है। मां की नाभि और शिशु की नाभि के बीच का यह सीधा सम्पर्क नौलि के द्वारा ही होता है।

मां के गर्भ में शिशु मात्र एक बूंद के रूप में प्रविष्ट होता है, जो नाभि कहलाता है। नौ माह तक इसी नाभि के चारों ओर क्रमशः निर्माण-कार्य चलता रहता है। पहले पेट, छाती, सिर, हाथ, पैर व अन्य अंग क्रमशः निर्मित होते हैं। एक पूर्ण शरीर निर्माण के लिए शुद्ध रक्त आवश्यक है। मेरे कहने का अर्थ मात्र इतना ही है कि हमारे शरीर और शरीर के जीवन का केन्द्र हमारी नाभि है। यही 'नाभि' प्राथमिक है और यही जीवन का अन्त है।

अष्टांग योग के चौथे चरण में 'प्राणायाम' के माध्यम हेतु प्राण के केन्द्रक बिन्दु 'नाभि' पर ही सारा ध्यान केन्द्रित रखना चाहिये। यदि आप अपने सांस लेने में थोड़ा-सा सुधार कर लें तो सारी समस्या हल हो जायेगी। सदैव पेट तक सांस लें। हर बार जब सांस भीतर जाये तो पेट फूले। जब सांस बाहर निकले तो पेट पिचके। डॉक्टर इसे 'डायाफ्रेमिक ब्रीदिंग' कहते हैं और हम इसे 'महाश्वास' कहते हैं। यदि यह श्वास विधि विशिष्ट क्रम के ताल-मेल से हो तो अधिक-से-अधिक ऑक्सीजन वायुमण्डल से खींचकर शरीर को दी जा सकती है।

दिखावा (या शो बाज़ी) नहीं, क्रियाएं भी नहीं, केवल उपयोगिता ही प्राणायाम है। आपकी मर्ज़ी है कि आप क्या चुनते हैं, कितना लाभ ग्रहण करते हैं, कितने आगे जाते हैं।

प्रत्याहार

अष्टांग योग की पांचवीं सीढ़ी है 'प्रत्याहार'। यह शब्द भी दो शब्दों के मेल से बना है—प्रति+आहार=प्रत्याहार। भोज्य-सामग्रियां ही हमारा आहार हैं, जिन्हें दो वर्गों में बांटा गया है—शाकाहार और मांसाहार। प्रकृति ने मानव शरीर को केवल 'शाकाहार' के उपयुक्त ही बनाया है। इस शरीर को मांसाहारी बनाना अत्याचार और अप्राकृतिक है। प्रकृति की अवहेलना और प्रकृति पर अत्याचार करने पर यह शरीर और इसकी प्रकृति कठोर दण्ड भोगते हैं। इस दण्ड का सीधा

प्रभाव आपके मन पर और आप पर पड़ता है। यह आपका ही चुनाव है कि आपने अपने लिए दण्ड चुना है या पुरस्कार।

जब यह शरीर है तो इसका समुचित पोषण व आवश्यक देख-रेख भी होनी चाहिये। यम-नियम के द्वारा आपको अनुचित और उचित का अन्तर और उपयोगिता मालूम हो गयी है। योगासनों ने आपकी शारीरिक स्थितियों को श्रम और विश्राम के सन्तुलन में रहना सिखाया है। प्राणायाम के द्वारा आपने 'प्राणवायु' की देख-रेख करने की कला और विज्ञान सीखा है और अब आप 'प्रत्याहार' के द्वारा अपने भोजन-पानी के सन्तुलन के सदुपयोग द्वारा शरीर को समुचित पोषण देने का अभ्यास कीजिये और सच्चे 'गृहस्थ योगी' बन जाइये।

हमारा शरीर अस्थियों के ढांचे पर आधारित, मांस द्वारा सुडौल तथा चमड़ी से ढंककर सुन्दर बनाया गया है। इन तीनों को स्वस्थ तथा जीवित बनाये रखने के लिए, हमारे शरीर के अन्दर अनेक कारख़ाने, उपकारख़ाने और श्रमिक दिन-रात सक्रिय रहते हैं। यदि बाहर से हम इन निर्माणकर्ताओं को वांछित कच्चे माल की आवश्यक पूर्ति करते रहें तो सारी व्यवस्था स्वतः ही बनी रहेगी। यदि इस आपूर्ति का सन्तुलन बिगड़ा अथवा उसमें कोई घातक मिलावट की गयी तो कोई भी निर्माणकर्ता, जो जिस आपूर्ति से जितना सम्बन्धित होगा, उतने काल के लिए हड़ताल कर देगा। यही रोग की अवस्था है।

आपके शरीर के लिए आपका जो कर्तव्य है, उसका सन्तुलित पालन न कर, आप स्वयं ही दण्ड-विधान करते हैं। इसके लिए दूसरों को दोषी ठहराना आपकी धूर्तता और बेईमानी है। क्या आप जानते हैं कि दोषी प्रवृत्ति का प्राकृतिक दण्ड ही अकाल मृत्यु है।

पानी यदि शुद्ध पानी ही है तो वह स्वास्थ्य के लिए आवश्यक है। पानी यदि अशुद्ध है, मिलावटी है, उसकी कम मात्रा में पूर्ति की जा रही है या वांछित मात्रा से अधिक लिया जा रहा है तो इन सारी स्थितियों में पूर्ति के अनुरूप 'रोग' शरीर को घेर लेंगे। आप न तो अपाहिज हैं और न ही पशु की तरह अशिक्षित या साधनहीन हैं। फिर क्या आपको पता नहीं है कि पानी साफ़ कैसे किया जाता है? आपके शरीर के लिए वांछित पानी की आपूर्ति की सन्तुलित मात्रा कितनी होगी? यह जानने की शिक्षा ही आपको योगाभ्यास देता है।

रही बात भोजन की। डॉक्टरों व विशेषज्ञों की बात मैं नहीं करता। उनके द्वारा निर्धारित सन्तुलित आहार, प्रोटीन, वसा, खनिज, विटामिन्स आदि की निश्चित कैलोरीज़ का ध्यान तो वे स्वयं भी नहीं रखते। ऐसे—'पर उपदेश, कुशल बहुतेरे' लोगों की बातें वे ही जानें। योगी तो भूख लगने पर ही खाना खाता है। जो खाता है, उसे पूरा पचा लेने की ताक़त रखता है। पोषण के सारे तत्त्व योगी

को स्वतः ही प्राप्त हो जाते हैं। उसका स्वास्थ्य और सक्रियता देखकर भला किसे ईर्ष्या न होगी? प्राणघातक रोग योगी के पास जाने से भी डरते हैं।

मैं आपको 'योग' का वह मूलमन्त्र दे रहा हूं जो सही सन्तुलित आहार हो सकता है। भूख और भुखास के अन्तर को पहचानिये। निर्धारित समय के अनुसार खाना भुखास है। वास्तविक और कड़ी भूख वह है जो समय चूकने पर भड़कती ही जाती है। अतः कड़ी भूख लगने पर ही खाइये। भले ही भोजन कैसा भी हो, शुद्ध हो, सात्त्विक हो, शान्त और प्रसन्न मन से ख़ूब चबाकर ही खाइये और प्रभु के गुण गाइये।

भोजन कितना हो, उसमें कौन-कौन से पदार्थ हों, ये प्रश्न निरर्थक हैं। पेट आपका है। भोजन और भूख भी आपकी है, अतः अन्दाज़ भी आपका अपना होना चाहिये। यदि पेट के चार हिस्से किये जायें तो दो भाग ठोस भोज्य पदार्थों से भरें, एक भाग पानी या तरल भोजन से भरें तथा शेष एक भाग हवा और पाचन-क्रिया के लिए छोड़ दें।

धारणा

अष्टांग योग की छठी सीढ़ी है 'धारणा'। जो धारण कर लिया जाये, वह है धारणा। धारणा का शाब्दिक अर्थ है—विचार। विचार ही आपको श्रेष्ठ बनाते हैं, विचार ही आपको नीचे गिराते हैं, समाज में अपमानित कराते हैं। यदि आप विचार का गूढ़ अर्थ निकालना चाहें तो इस प्रकार निकालिये— वि=विशिष्ट, चार=आचार या आचरण, अर्थात् आप जो विशिष्ट आचरण करते हैं, वही आपके व्यक्तित्व का परिचायक बन जाता है।

आप अकसर छाती ठोक कर, दावे से कहते हैं कि यह आपका विचार है, आपका निर्णय है। आप सरासर झूठ बोलते हैं। आपको तो विचार करना आता ही नहीं है। धर्म जो कहता है, पण्डित जो समझा देते हैं, विद्वान् जो कहते हैं, उन्हें सुनकर, उनमें से चुनकर, अपनी छाप लगा देने को ही आप अपना विचार कहते हैं।

आपके परिवार में, समाज में, मित्र-मण्डली में जो उचित कहा या माना जाता है, आप वे ही विचार करते-कहते हैं। वैसा ही खान-पान, वेशभूषा अपनाते हैं। वैसे ही काम करते हैं। आपका अपना निजी विचार होता ही कहां है?

एक आम सामाजिक व्यक्ति का सामाजिक स्वरूप तो होता है, उसका निजी स्वरूप नहीं होता। बस, उसकी भी वे सब दुर्गतियां होती हैं जो अन्य की होती हैं। आपकी यह धारणा ही तो आपका वह सम्मोहन है जो सदैव 'भ्रम' को ओढ़े रहता है। फिर भ्रम चाहे श्रेष्ठ हो, चाहे निकृष्ट, अन्ततोगत्वा है तो भ्रम ही। वह

'सत्य' कभी नहीं बन सकता।

जब तक आप 'सत्य' से परिचित नहीं होंगे तब तक आपकी जीवन-यात्रा प्रारम्भ ही न होगी। भ्रम का दूसरा अर्थ चक्कर भी है। बस, आप जब तक भ्रमित या सम्मोहित हैं तब तक कोल्हू के बैल की तरह, आंखों पर पट्टी बांधे, वहीं चक्कर काटेंगे। आंखें भले ही बन्द रहें, लेकिन यदि आपकी समझ, आपकी बुद्धि खुली है तो यह बुद्धि उस चक्कर को ही लम्बी यात्रा मान लेगी।

महर्षि पतंजलि ने मनुष्यों की रग-रग का सूक्ष्म अध्ययन किया था। उनकी पैठ उसके भीतर तक थी। उसकी बीमारी को पतंजलि भली प्रकार पहचान गये थे। तभी तो उन्होंने रोग भी पहचाना और उसका सही इलाज भी बताया; परन्तु चालबाज़ विद्वानों ने आदमी को फिर भरमा दिया और आज भी भरमा रहे हैं। कमाल तो यह है कि इस भ्रम को ही आदमी ने अपना कल्याण मान लिया है।

महर्षि पतंजलि द्वारा आविष्कृत अष्टांग योग एक अद्‌भुत देन है। यम और नियम सत्य और असत्य का वर्गीकरण हैं, पहचान हैं। ये दो अंग केवल मानसिक या मनोवैज्ञानिक हैं। फिर योगासन, प्राणायाम और प्रत्याहार आदि तीन अंग शरीर से सम्बन्धित हैं। ये शारीरिक रोग के कारण भी हैं और निवारण भी।

अधिक-से-अधिक समय तक शरीर की सक्षमता और स्थिरता बनी रहे, श्वास आये या न आये, परन्तु 'प्राण' न चुकने पाये, भोजन और पानी मिले अथवा न मिले, परन्तु शरीर उसके लिए व्याकुल न रह जाये। अष्टांग योग के ये तीन अंग शरीर की व्याकुलता से मुक्त कराने का ठोस आश्वासन हैं।

सांसारिकता और शारीरिक कष्टों से मुक्ति का मार्ग सुझाने के बाद मानव को उसकी जटिल मानसिकता से मुक्ति दिलाने के लिए अष्टांग योग की छठी सीढ़ी 'धारणा' रखी गयी है।

अनेक योगी कहते हैं—आप किसी भी एक धारणा पर टिक जाओ, उस पर ही एकाग्र हो जाओ, यह ध्यान ही आपको समाधिस्थ कर देगा। कितना खोखला है यह अर्थ !

आपकी शुभ-अशुभ धारणाओं ने ही आपको इतने चक्कर खिलाये हैं। इतने पर भी आप कहीं नहीं पहुंचे, वहीं के वहीं हैं। आज भी चक्कर काट रहे हैं। क्या चक्कर काटते-काटते आप 'घनचक्कर' नहीं बन गये हैं? चक्कर पर ही एकाग्र हो जाना चाहते हैं? अन्त में चक्कर के चक्कर में फंसकर, बेदम होकर गिर जाने को ही 'समाधि' मानते हैं?

योग अपनी ओर से आपको कुछ नहीं पकड़ाना चाहता। आपका कुछ छुड़ाना भी नहीं चाहता। अपने खूंटे से बांधना नहीं चाहता। यदि आप चाहें तो आपको 'मुक्त' कराना चाहता है। योग आपको आपकी आत्मा का साक्षात्कार कराना

चाहता है।

अष्टांग योग की छठी सीढ़ी आपको 'धारणा' से मुक्त कराना चाहती है, ताकि आप 'सत्य' को देख सकें। यह शरीर तो मरणधर्मा है। विश्व की सभी वस्तुएं जन्मी हैं, इसलिए सबको अपनी-अपनी बारी पर मरना ही होगा। जिसे मरना ही है, उस पर ठहरना क्यों? ठहरना है तो अजन्मा व अजर-अमर, अविनाशी आत्मा पर ठहरो। यह कब से आपकी सुधि, आपकी चेतना के द्वार को ठकठका रही है। अब तो निहार लो अपनी आत्मा की ओर और गिरा दो सारे विचार, सारी धारणाएं, सारे चक्कर।

अपने मन में उठते विचारों को देखो और बस, देखते ही रहो। याद रखना, विचारों को केवल देखना-भर है। विचार पर विचार नहीं करना है। गहरे उतरो, इतने गहरे उतर जाओ कि विचारों को देखते रहने का विचार भी गिर जाये। बस, आप 'निर्विचार' हो जाओगे। यह 'निर्विचार' ही आत्मदर्शन है।

ध्यान

यदि आप सारी धारणाओं से मुक्त हो गये हैं, निर्विचार हो गये हैं, तो आपको 'आत्मदर्शन' हो जायेगा। हो क्या जायेगा, हो ही गया समझो। अब इस विचाररहित, शुद्ध-बुद्ध आत्मा में रम जाओ··· मौज मनाओ।

विचार सदैव कुछ कराना चाहता है। निर्विचार··· कुछ करना नहीं, बल्कि 'होना' है। एकाग्रता लानी पड़ती है। अभ्यास और साधना से एकाग्रता आती है।

'ध्यान' में कोई क्रिया नहीं होती, कोई विचार नहीं होता। बस, ध्यान में 'होना' होता है। 'आत्मा' में कोई विचार या धारणा नहीं होती। वह तो सदा से थी, आज भी है और सदा रहेगी। केवल यही सत्य है। इस अनन्त 'सत्य' के जितने विचार हैं, जितनी धारणाएं हैं, जितनी काल्पनिक आकृतियां हैं, वे सब क्षणिक हैं, अस्थिर हैं।

इस अविनाशी आत्मा में 'मग्न' हो जाना, डूब जाना ही 'ध्यान' है। महर्षि पतंजलि का अष्टांग योग, पिछली छः सीढ़ियों पर आपसे आपके सद्-असद् की पहचान शरीर और मन की दासता छुड़वाने की तैयारी कराता है। तैयारी पूर्ण हो जाने पर आपको आपकी ही आत्मा से मिलवाता है।

आत्मा से मिलवाने का यह अर्थ नहीं है कि शरीर छोड़ दिया जाये। 'ध्यान' एक ऐसा बोध है जो शरीर के रहते हुए भी, शरीर की निर्भरता से मुक्त करा देता है, सच्चे अर्थों में आपको 'आत्मनिर्भर' बना देता है।

आपको भ्रम होता है कि आप इस 'शरीर' के स्वामी हैं। इस शरीर की निर्भरता

के लिए सम्पत्ति, स्वजन, परिजन-पुरजन से नाता जोड़ते हैं। क्या आपको ज़रा भी होश नहीं आता कि आप जिस शरीर के स्वामी बनते हैं, उसके केवल 'दास' बनकर रह गये हैं? शरीर जो भी मांगता है, जो भी करना चाहता है, आप उसकी इच्छापूर्ति के लिए दिन-रात एक कर देते हैं। इसकी पूर्ति के लिए जन्म से मृत्युपर्यन्त दौड़ते-दौड़ते अन्त काल में इतने हताश, निराश और असहाय हो जाते हैं कि यह शरीर ही आपसे छीन लिया जाता है। वाह रे शरीर के स्वामी ! और वाह रे तेरा पागलपन !!

'शरीर', क्योंकि यह 'पर' वस्तु है, परायी अमानत है, वह आपका था ही कब? जिस प्रकृति ने यह आपको दिया था, उसने ही वापस ले लिया। आपने पराये को अपना मानकर अपने 'स्व' को ठुकराया, अनदेखा किया, तिरस्कृत किया। आपकी सज़ा केवल 'दुःख' है। यदि आपने 'स्व' से प्रीति की होती तो निश्चय ही 'सुख' के हक़दार बन जाते, आनन्दमय हो जाते, सद्-चिद्-आनन्द में गोते लगाते। आपकी नियति केवल आप हैं।

'ध्यान' की यह परिभाषा यदि आपकी चाह बन जाये तो आठवीं और अन्तिम सीढ़ी चढ़ना। जब पिछली सात सीढ़ियां छोड़ेंगे, पार करेंगे, तभी आठवीं पर पहुंचेंगे।

समाधि

'समाधि' शब्द बहुअर्थी है। बहुअर्थी मैं इसलिए कह रहा हूं, क्योंकि लोगों में इसका बहुप्रचारित एवं बहुप्रचलित जो अर्थ है, वह है—किसी स्मरणीय व्यक्ति की मृत्यु के बाद जहां उसे 'दाह' किया अथवा दफ़नाया जाता है, उस पर बनवाया गया स्मारक, जैसे किसी महात्मा की समाधि, शहीदों की समाधि। प्रायः समाधि शब्द से मृत्यु के बाद बनाया गया स्मारक ही समझ में आता है।

समाधि का एक अर्थ और भी है। वह है—'सभी ओर से घिरा हुआ'। कुछ लोग इस शब्द का तीसरा अर्थ भी लगाते हैं—सम+धी = समाधि। वह बुद्धि जो सबको समदृष्टि से देखती हो। चौथा अर्थ भी सुनने में आता है—वह व्यक्ति, जिसकी सारी शंकाओं का समाधान हो चुका हो, समाधिस्थ कहलाता है।

अर्थों के पचड़े को छोड़िये। आजकल अनेक पेशेवर तथाकथित साधु यत्र-तत्र, सभी ओर से बन्द एक गड्ढे में तीन-चार दिन तक बैठकर, अपने सिद्ध होने का चमत्कार दिखाते हैं। इसे भी समाधि लेना कहा जाता है।

अष्टांग योग न तो किसी प्रकार का प्रदर्शन या प्रतिस्पर्द्धा करता है और न प्रदर्शन की अनुमति ही देता है। यह तो अर्थलोलुप व्यक्तियों की व्यावसायिकता है, जिसने इस महानतम उपलब्धि को अत्यन्त हेय रूप में (नक़ली उपलब्धि)

प्रचारित करना प्रारम्भ कर दिया है। इस प्रदर्शन से इसके प्रति लोगों का आकर्षण तो बढ़ा है, परन्तु यह उपलब्धि नहीं, बल्कि दिखावा-भर रह गया है। वास्तविक योग और योगी गुम हो गये हैं।

'आत्मा' में रमण करता हुआ योगी संसार और सांसारिकता से मुक्त हो जाता है। शरीर या संसार का कोई भी कष्ट या असुविधा 'आत्मवान्' व्यक्ति को प्रभावित नहीं कर पाती। आत्मा को 'हंस' भी कहा जाता है। आपने यह पंक्ति अवश्य सुनी होगी—'शरीर को छोड़कर हंसा अकेला ही जाता है'। अतः शुद्ध-बुद्ध आत्मा वाले को 'परमहंस' भी कहते हैं।

थोड़ा ध्यान दीजिये इन शब्दों पर—परम+हंस—हंस शब्द आत्मा के लिए प्रयुक्त है। अतः इसका अर्थ 'परमात्मा' हुआ, परन्तु परमात्मा न कहकर परमहंस कहा जाता है। ज़रूर यह परमहंस शब्द 'शरीरधारी' के लिए प्रयोग किया जाता है, क्योंकि हमारी मान्यता है कि परमात्मा—अशरीरी, सर्वव्यापी, सर्वशक्तिमान, सर्वज्ञाता है। समाधि और मुक्ति में वही अन्तर है जो परमहंस और परमात्मा में है।

इस 'समाधि' तक पहुंचना या पहुंचाना ही अष्टांग योग का इष्ट है। सात सीढ़ियों की यात्रा की थकान यहीं पहुंचकर उतरेगी। अभ्यास और साधना की यही उपलब्धि होगी। शरीर, मन और आत्मा को जाने-अनजाने सभी बन्धनों से मुक्त कराना ही योग है।

महर्षि पतंजलि ने अपनी इस अद्भुत एवं पूर्ण खोज, अष्टांग योग को बिना जाति, वर्ण, लिंग-भेद के मानव मात्र को समर्पित कर दिया है। मानव को ईश्वर का दर्जा दिलाने वाला यह योग शत-प्रतिशत रूप से वैज्ञानिक कसौटियों पर भी खरा उतरा है। जिसे इसमें से जितनी और जिस प्रकार की समस्या का निवारण करना हो, उसका उतना ही उपयोग वह कर सकता है। चाहे तो वह इस मार्ग से मुक्ति भी प्राप्त कर सकता है।

मेरा योगदान कितना

पुराणों और शास्त्रों में, वैदिक धर्म में, एक ज़बरदस्त मान्यता है—कोई भी मनुष्य चाहे जितना भी महान् योगी या सिद्ध क्यों न हो जाये, वह संसार से तब तक मुक्त नहीं हो सकेगा जब तक कि वह अपने समस्त ऋण न चुका दे।

जन्म के साथ ही मनुष्य ऋणी हो जाता है, क्योंकि उसे पालन-पोषण, विकास, सुरक्षा, शिक्षा-दीक्षा आदि प्राप्त करने के लिए मानव समाज का योगदान लेना पड़ता है। जिससे लिया है, उसको देना ही पड़ेगा, वरना वह आपका हाथ नहीं छोड़ेगा।

ये ऋण हैं—मातृ-ऋण, पितृ-ऋण, समाज-ऋण, गुरु-ऋण, राज्य-ऋण और ईश्वर या प्रकृति का ऋण। आप इनसे मुंह नहीं मोड़ सकते। चाहे आप संसार में जीवित रहना चाहें, चाहे किसी भी अध्यात्म मार्ग से मुक्ति चाहें।

ऋण चूंकि लिया ही गया है, इसलिए देना भी पड़ेगा। यह दे दिया तो क्या दे दिया? बदले में अपने भाग से कुछ अधिक दें, ब्याज दें, तभी तो पूरी तरह ऋण से मुक्ति होगी। मानव समाज में हाहाकार, भ्रष्टाचार, मार-काट, ईर्ष्या, घृणा, रोग, शोक, मोह, भय आदि ही अधिक दिखाई पड़ते हैं, क्योंकि आदमी ऋण लेना तो चाहता है, देना नहीं चाहता। दूसरों का हक़ मार लेना चाहता है।

इसलिए यदि आप योगी हैं, श्रेष्ठ मानव हैं, तो सदैव देने की प्रवृत्ति ही रखना। यह निर्णय ईमानदारी से लेना और अपने आपसे पूछते रहना—'मेरा योगदान कितना है?'

*

योगासन

कहा जाता है कि महर्षि पतंजलि ने योगासनों की चौरासी लाख विधियां आविष्कृत की थीं। इतने अधिक योगासन सीखने में कई जन्म लग जायेंगे। सभी योगासन आवश्यक भी नहीं हैं। शरीर में लोच, सहज जीवन–क्रिया संचालित होना और आकस्मिक आपदाओं अथवा रोगों से बचाव कैसे किया जाये, यह जानना ही योगासन में निष्णात होने की निशानी है। अतः इस अध्याय में सरलतम, श्रेष्ठतम एवं अत्यन्त उपयोगी योगासनों का ही परिचय दिया जा रहा है। यदि आप अष्टांग योग के आठों अंगों में ही निष्णात होना चाहें, तो लेखक के अन्य ग्रन्थों में खोज कीजिये।

आध्यात्मिक दृष्टि से पूरे ब्रह्माण्ड में केवल दो ही तत्त्व प्रमुख हैं। वे हैं—प्रकृति और पुरुष। पुरुष है जीवात्मा, परमात्मा, नियन्ता, उपभोक्ता। प्रकृति है—पुद्गल तत्त्व, मिट्टी या पृथ्वी, जल, अग्नि, वायु और आकाश या शून्य। ये पंच तत्त्व विभिन्न अनुपात में संघटित होकर पुरुष अथवा जीव-तत्त्व का आश्रय या शरीर बनते हैं। इसीलिए इस पृथ्वी पर अलग-अलग अनुपात से निर्मित लाखों-करोड़ों प्रकार के जीव, जन्तु और वस्तुएं पायी जाती हैं।

जो जीव प्रकृति पर अवलम्बित हैं, वे बन्धनों से बंधे 'संसारी जीव' हैं। अपनी क़ैद की अवधि को ये जीव अधिक या कम 'अवलम्ब' लेकर घटाते-बढ़ाते रहते हैं। जिन्होंने जितनी अधिक जानकारी प्राप्त कर इन 'अवलम्बों' का आश्रय न लेने की साधना कर ली है, वे जीवात्माएं ही प्रकृति की भूल-भुलैया या भ्रम अथवा क़ैद से मुक्त होकर निरावलम्बी हो गयी हैं। अध्यात्म इन्हें 'मुक्त जीवों' की श्रेणी में रखता है। ऐसे जीव ही सांसारिक लोगों द्वारा अवतारी पुरुष, भगवान्, परमात्मा आदि कहकर पुकारे जाते हैं।

जो प्रकृति से ऊपर उठ गया है वह इन पंच तत्त्वों की सभी कारगुज़ारियों तथा मायाजाल के प्रपंचों को अच्छी तरह जान गया है और जिसने इन्हें अच्छी तरह पहचान लिया है, वह इस मायाजाल में फंस ही नहीं सकता, बल्कि उलटा इसका स्वामी बन जाता है। इस तरह से शुद्ध-बुद्ध और सर्वशक्तिमान बन जाना

ही 'परमात्मा' कहलाना है।

अष्टांग योग के माध्यम से प्रकृति के इन्हीं रहस्यों की जानकारी प्राप्त कर, उन सबसे मुक्ति का मार्ग प्रशस्त करके 'अनन्त समाधि' तक पहुंचना ही योग का प्रारम्भ है।

योगासन 'योग' नहीं है। यह तो योग का एक अंग है, साधना की विधि है। अतः भूल से भी आप यह भ्रम न पाल लें कि केवल योगासन या प्राणायाम का अभ्यास मात्र कर लेने वाले अभ्यासी को 'योगी' कहलाने का अधिकार प्राप्त हो जायेगा।

कहा जाता है कि इस सृष्टि में चौरासी लाख प्रकार के जीव-जन्तु हैं। अध्यात्म ने इन्हीं प्रकारों को 'योनियां' कहकर पुकारा है। जीवात्मा का स्वभाव ऊपर उठना, विकास करना और अपने आपको श्रेष्ठ से श्रेष्ठतम बनाते जाना है। मानव योनि में जन्म लेने का अर्थ यही है कि इसने तथाकथित चौरासी लाख योनियों में भ्रमण करते हुए निरन्तर विकास किया है। यह विकास अभी किसी मूल्य का नहीं है। जेल का 'वार्डर' बन जाना, क़ैदियों के बीच भले ही एंक विकसित अवस्था हो, परन्तु वह है तो क़ैदी ही। वह 'मुक्त' तो नहीं है।

महर्षि पतंजलि ने इन समस्त योनि के जीवों की जीवन-प्रणाली का सूक्ष्मतम और गहनतम अध्ययन किया था। उनके जीवन का आधार—उठने-बैठने, विश्राम करने व कार्यरत रहते समय शारीरिक स्थितियों व आकृतियों की विशेषताओं का गहनतम अध्ययन कर 'योगासनों' का आविष्कार किया था। इसलिए ही इन योगासनों की संख्या चौरासी लाख हो गयी थी।

समस्त प्राणियों की श्वास-प्रणाली में भी बड़ी भिन्नता पायी जाती है। यदि आपने आधुनिक जीव-विज्ञान पढ़ा है तो आपको यह सब समझने में आसानी होगी। क्या आप जानते हैं कि 'अण्डज' अर्थात् अण्डों से जन्म लेने वाले जीव, अण्डे के बाद खोल के भीतर भी बड़ी कुशलता से सांस लेते हैं। मछली पानी के भीतर ही सांस लेने में सक्षम है। पेड़-पौधे दूषित वायु से ही अपनी जीवन-श्वास भली-भांति प्राप्त कर लेते हैं। कीट-पतंगों के श्वास लेने की भी अलग-अलग प्रणालियां हैं। तब भला 'प्राणायाम' के तरीक़े कितने होंगे?

प्राणी के जीवित बने रहने के लिए किसी-न-किसी प्रकार के आहार और जल की आवश्यकता होती है। क्या सबको आपकी तरह हज़ारों-लाखों प्रकार के भोज्य और पेय पदार्थ उपलब्ध हैं? परन्तु फिर भी यह तथ्य अवश्य विचारणीय है कि मानवेतर प्राणी अपने जीवन के लिए निर्धारित आहार अत्यन्त प्राकृतिक अवस्था में ही ग्रहण करते हैं। आपकी तरह नख़रे और दिखावा नहीं करते। इनका भोजन न्यून भले ही रह जाये, उसे खाने में वे अधिकता नहीं करते। अतः वे लोभी भी

नहीं हैं। बीमार भी नहीं होते। अतः उनके लोभ से एकत्रित वस्तुओं को नष्ट भी नहीं किया जा सकता। इसी विविधता और उसकी सम्यक् पूर्ति को महर्षि पतंजलि ने 'प्रत्याहार' नाम दिया है।

अब आप ही निर्णय लीजिये कि क्या 'अष्टांग योग' को पूर्णतः वैज्ञानिक निरूपित किया जाना ग़लत है? यदि मैं इस मार्ग का अनुयायी बना हूं और आपको भी इस ओर आमन्त्रित कर रहा हूं, तो इसमें मेरा कोई स्वार्थ या दया-भाव नहीं है। मैं तो केवल 'गुरु-ऋण' से मुक्त होने के लिए छटपटा रहा हूं। कोई 'योग्य पात्र' मिल जाये और इस गुरु-परम्परा से प्राप्त अद्भुत, आश्चर्यजनक व सरलतम विद्या को अगली पीढ़ी तक पहुंचाने का भार संभाल ले।

सीखने से पहले जान लें

इस पुस्तक को सभी प्रकार के लोग पढ़ेंगे। योगासन से सम्बन्धित यह पुस्तक न तो पहली है और न अद्भुत; परन्तु यह पुस्तक परम्पराओं से हटकर अवश्य है। योग के व्यवसायी इसका विरोध भी कर सकते हैं, क्योंकि यह पुस्तक तथाकथित योग के मठाधीशों के उदाहरणों से वंचित है। प्रचलित मान्यताओं का इसमें खुला उल्लंघन भी मिलेगा। मेरे पाठक अवश्य ही प्रसन्न हो सकते हैं, क्योंकि वे बिना किसी गुरु के ही 'योगासन' और 'प्राणायाम' सीखने जा रहे हैं।

अन्य उपलब्ध पुस्तकों से कुछ अधिक जानकारी, अधिक सहजता और अधिक सावधानियां इस पुस्तक में दी जा रही हैं। सरलतम और अत्यावश्यक योगासन ही इसमें दिये जा रहे हैं।

अधिक विस्तृत जानकारियां, सभी स्तर के पाठकों को ध्यान में रखकर ही दी जा रही हैं, जिससे आपको कम-से-कम परेशानी हो और आप अधिक-से-अधिक लाभ प्राप्त कर सकें। चिकित्सक और रोगी भी इन जानकारियों का लाभ ले सकें।

एक बात और कह दूं—पारम्परिक योगासन या प्राणायाम मैं किसी से सीखा नहीं हूं और न सभी योगासन और प्राणायाम मैंने किये हैं। मैंने तो इन्हें 'जिया' है। करने और जीने में जो अन्तर हो सकता है, वही आपको दे पाऊं, तो मेरा प्रयास सफल हो जायेगा।

जिस खोजपूर्ण दृष्टि से मैं इनका वर्णन कर रहा हूं, बस, वह 'दृष्टि' आपको भी दे सकूं तो मेरा श्रम सार्थक हो जायेगा। मैं इस पुस्तक के माध्यम से आपके पास हूं, आपकी पहुंच में हूं, चाहें तो मेरा उपयोग कर लीजिये।

यदि कहीं कोई भी नया और श्रमसाध्य कार्य चार-छः व्यक्ति मिलकर सीखना प्रारम्भ करें तो घबराहट नहीं होती। आपसी विचार-विमर्श के अवसर उपलब्ध होने से क्लिष्ट-से-क्लिष्ट कार्य भी सहज हो जाता है। योगाभ्यास करते समय

अपनी श्रेष्ठता प्रदर्शित करने की शान में कहीं आप प्रतिस्पर्द्धा न करने लगें। इसर अंगों में अनावश्यक मोच या टूट-फूट हो सकती है। स्मरण रखें कि योगाभ्यार श्रम और विश्राम का सन्तुलन है। अतः थकान महसूस होते ही दो मिनट त शवासन करके विश्राम अवश्य ही करते जायें।

इस अध्याय के अन्तर्गत आपको अपनी दैनिक चर्या के लिए उपयोगी अंग-प्रत्यंग के व्यायाम तो बताये ही जायेंगे, साथ ही खड़े होकर, बैठकर व लेटकर किये जा सकने वाले कुछ योगासन भी सिखाये जायेंगे।

अंग-प्रत्यंग के दैनिक व्यायाम

प्रकृति ने मनुष्य के शरीर को कुछ ऐसी ख़ूबियां दी हैं कि वह अन्य समस्त प्राणियों से अधिक सक्षम, अधिक सक्रिय और अधिक शक्तिशाली सिद्ध हुआ है। सीधे खड़े होने, आवश्यकता के अनुसार शरीर को चाहे जैसा घुमा लेने, तोड़-मोड़ लेने तथा अपने अंगों के छोटे-से-छोटे भाग को भी इच्छानुसार हिला-डुला लेने में वह समर्थ है।

आप अच्छी तरह जानते हैं कि यदि किसी वस्तु का बहुत दिनों तक उपयोग न किया जाये तो प्रकृति उसे निरुपयोगी बना देती है। वातावरण उसे धूल-मिट्टी से धूमिल कर देता है। धूप उसका रंग उड़ा देती है। हवा की नमी उसमें ज़ंग या काई लगा देती है। हमारे शरीर के लगातार निष्क्रिय रहने वाले अंग-प्रत्यंग भी ऐसी ही दुर्दशा को प्राप्त हो जाते हैं। वे कड़े, मोटे या पतले हो जाते हैं तथा उनकी कार्यक्षमता में आश्चर्यजनक गिरावट आ जाती है। यही हमारे अंगों के रोग हैं, भले ही इनके काम और नाम कुछ भी क्यों न हों।

शरीर आपका है, अंग आपके हैं, काम आप अपनी रुचि से चुनते हैं। हो सकता है कि मजबूरी में ही आपको कोई काम करना पड़ जाये, परन्तु इसका यह अर्थ तो कदापि नहीं है कि इन कामों में शरीर के जिन अंगों का कोई उपयोग नहीं होता, उन्हें आप निष्क्रिय और तिरस्कृत रखेंगे। आपको उनसे काम लेने की कोई अनिवार्य आवश्यकता कभी तो आयेगी। आप क्या समझते हैं कि वह अंग इतनी लम्बी उपेक्षा के बाद आपको सहयोग करने के लायक़ रह जायेंगे?

आप क्या सोचते हैं, क्या निर्णय लेते हैं, उस पर आपको कितनी सफलता मिलती है—इन प्रश्नों के उत्तर यदि अहंकारयुक्त हों, तो फिर आप उसी हठ का पालन करें, अन्यथा प्रतिदिन अपने एक-एक अंग, उसके एक-एक जोड़ को हर प्रकार से घुमा-फिराकर सक्रिय कर लें। आपके काम के जिन अंगों का दिन-भर उपयोग होता है, उनसे काम लेने की पद्धति में योग विज्ञान के अनुसार संशोधन कर, कम-से-कम श्रम लगाकर उन्हें अधिक-से-अधिक सुरक्षित बना लें

यदि कोई आकस्मिक दुर्घटना न हुई तो प्रकृति आपको अधिक सक्षम और नीरोग रखने में सहायक बनेगी और बस, आप जीवन के आनन्द का अधिक उपयोग कर सकेंगे।

आपने यह कहावत तो सुनी होगी ही—'घोड़ा अड़ा क्यों? पान सड़ा क्यों?' दोनों प्रश्नों का उत्तर एक ही है—'फिराया नहीं था।'

यदि घोड़े को प्रतिदिन दौड़ाने-फिराने का अभ्यास न कराया जाये तो वह काम के समय रुकने लगता है। इसी तरह पान को प्रतिदिन उलटा-पलटा न जाये तो वह सड़ जाता है। इसी तरह हमारे अंग और शरीर भी अड़ने, सड़ने तथा रोगी होने लग जाते हैं। आप ही निर्णय लें कि—"रोग किसने बुलाया, चैन किसने लुटाया?"

हम अपने शरीर को आवश्यक और अनिवार्य व्यायाम देने के लिए तीन प्रमुख भागों में बांटकर ध्यान दें—1. कमर से नीचे का भाग, 2. छाती और कन्धे तथा 3. गरदन और सिर।

कमर से नीचे का भाग

शरीर विज्ञान—हमारे शरीर का ढांचा हड्डियों के एक कंकाल द्वारा साधा गया है। यह मानव कंकाल ही हमारे शरीर को आकृति और कड़ेपन की स्थिरता प्रदान करता है। यह हड्डियों का ढांचा ही हमारे शरीर की मांसपेशियों को इच्छानुसार कार्य करने में सहायक बनता है। यदि यह कंकाल न होता तो हमारी आंखों, कान, फेफड़ों, हृदय, किडनी, लीवर और आंतों जैसे महत्त्वपूर्ण अंगों को कौन सुरक्षा प्रदान करता? ये अस्थियां ही हमारे शरीर के लिए अत्यन्त आवश्यक रक्त के लाल कणों का निर्माण करती हैं।

कमर के लचीले भाग से जांघों के प्रारम्भ तक का भाग रीढ़ की हड्डियों द्वारा जुड़ा हुआ 'वाशबेसिन' के समान बना है। यह खोखला भाग जहां जांघ की हड्डियों को गहरी कटोरीनुमा जोड़ का स्थान प्रदान करता है, वहीं पेट की समस्त व्यवस्थाओं और हिस्सों को भी सुरक्षित आधार प्रदान करता है। यह पूरा भाग दो बड़ी व चपटी हड्डियों से निर्मित होता है, जो सामने की ओर कार्टिलेज नाम की सख़्त पेशी से जुड़ा होता है।

नितम्बों के पिछले भाग से घुटनों तक आने वाली 'जांघ' एक-एक हड्डी की ही होती है, जिसका ऊपरी भाग गोल गेंद जैसे आकार का तथा एक ऐसी कटोरीनुमा अस्थिरचना में फंसा होता है, जो जांघ को आगे की ओर तो घूमने देता है, परन्तु पीछे नहीं मुड़ने देता। जांघ की इसी हड्डी का निचला भाग अपेक्षाकृत फैलकर चौड़ा होता हुआ घुटने का जोड़ बनाता है।

घुटने तक पहुंचने वाली जांघ की हड्डी को 'फ़ीमर' तथा घुटने से एड़ी तक पहुंचने वाली हड्डियों को 'टिबिया' और 'फ़िबुला' कहा जाता है। घुटना एक ऐसी गोल गेंद के समान पोली हड्डी का बना रहता है जो नीचे-ऊपर की हड्डियों को फंसाये रखने के लिए खुली रहती है। इसकी संरचना ऐसी होती है कि ये हड्डियां उसमें फंसी रहकर आसानी से घूम सकें, परन्तु नीचे की हड्डियां सिर्फ़ पीछे को ही मुड़ सकें, आगे नहीं।

'टिबिया' हड्डी तो एड़ी तक जाती है, परन्तु ऊपरी 'फ़िबुला' हड्डी चमड़ी के नज़दीक से पैर के सामने की ओर पंजे के जोड़ तक ही जाती है। ये दोनों हड्डियां ऊपर की ओर तो जुड़ी रहती हैं, परन्तु नीचे एड़ी तक अलग-अलग होती हैं।

एड़ी की बड़ी हड्डी, पैर की इन दोनों हड्डियों को अलग-अलग घूमने लायक़ जोड़े रहती है। इस हड्डी के चार भाग होते हैं, पर वे आपस में सम्बद्ध रहते हैं। पैर के पंजे में पांच लम्बी हड्डियां होती हैं, जिन्हें 'मेटाटार्सस' कहते हैं। इनके आगे के जोड़ से अंगूठे के लिए दो तथा अंगुलियों के लिए तीन-तीन हड्डियां और उनके जोड़ होते हैं। इन्हें 'फ़लांग्स' कहते हैं।

प्राकृतिक व्यवस्था—जो जोड़ घूमने वाले होते हैं उनकी आसानी से घूमने की क्षमता के लिए वहां की सभी हड्डियां गोल आकार लिये रहती हैं, जो मज़बूत बन्धनों से आपस में आबद्ध रहती हैं। कटोरीनुमा जोड़ों की रचना किसी एक ओर को घूमने से रुकावट डालने के लिए होती है। प्रकृति ने इस कटोरीनुमा हड्डी की संरचना में सदैव एक चिपचिपा-सा पदार्थ भेजते रहने की स्थायी व्यवस्था कर रखी है, जो जोड़ों को आसानी से घूमते रहने में सहायक होता है। हड्डियों के आपस में जुड़े रहने की व्यवस्था अवश्य ही स्थायी रहती है, जो आकस्मिक झटकों को सामान्य रूप से बरदाश्त करने के योग्य होती है।

सुरक्षा व्यवस्था—इन सभी हड्डियों की सुरक्षा के लिए आवश्यकतानुसार कम या अधिक मांस इन्हें घेरे रहता है, जो स्वयं भी चमड़ी की महीन, परन्तु कई पर्तों से ढंका रहता है। ये हैं हमारे पैर। इनकी सन्तुलित देखभाल करते रहने से ये हमारे शरीर का बोझ ढोते रहने में समर्थ रहते हैं। हमको कहीं भी ले जा या ला सकते हैं। पैरों की मज़बूती और स्वास्थ्य तथा सुरक्षा में हमारा ही हित है। इनमें उचित सक्रियता बनाये रखने के लिए इन्हें आवश्यक संचालन और विश्राम देते रहना ही 'योग' है। अतः कुछ योगासन सीख लीजिये, रोज़ ही काम आयेंगे।

यदि आप पैदल चलते-चलते इतने थक जायें कि एक क़दम भी आगे जाने में कष्ट हो रहा हो या जाना आवश्यक हो और जल्दी भी हो, तो यह प्रयोग कर देखिये—

आप जहां जा रहे हैं, उस ओर को पीठ घुमा लीजिये। उलटे पैरों उस ओर

लगभग सौ क़दम चलिये। आपके शरीर के इस भाग का 'विपरीत आसन' हो जायेगा। गरदन घुमाकर पीछे अवश्य देखते जाइये, ताकि चोट अथवा किसी टक्कर आदि से बचे रहें।

अब कहीं सुविधाजनक व छायादार स्थान पर रुक जाइये। चाहें तो लेट जाइये। थोड़ा-सा विश्राम कर लीजिये। आप जानते हैं कि थकान क्यों आयी?

चलने के लिए खड़े होना आवश्यक है। श्रम भी लगता है, इसलिए इन अंगों को अधिक रक्त उपयोग करना पड़ता है। पृथ्वी का गुरुत्वाकर्षण और अधिक श्रम से उत्पन्न हुई अशुद्धियां आपके रक्त को दूषित कर देंगी। रक्त की शुद्धि फेफड़े करते हैं। फेफड़ों को श्रम करना पड़ेगा, तो सांस भी फूलेगी। रक्त भी अपनी अशुद्धियां हटाने का प्रयास करेगा। इस कारण आपको पसीना आयेगा। इसीलिए विश्राम बहुत आवश्यक है, अन्यथा ये अशुद्धियां व अपूर्णताएं आपको बीमार कर देंगी।

सीधे लेटे-लेटे पैर ऊपर की ओर कीजिये और ऊपर की ओर ही साइकिल के पैडल घुमाने की तरह, कभी उलटे, तो कभी सीधे घुमाइये। इससे बड़ी राहत मिलेगी। शरीर की प्राकृतिक व्यवस्था को आपकी ओर से दिया गया यह सहयोग आपके अच्छे स्वास्थ्य के लिए उपयोगी सिद्ध होगा। आप स्वयं ही करके देख लें। इस प्रकार का सहयोग ही आपका विश्राम बन जायेगा।

पैरों के योगासन

आवश्यकता—आप यह तो जान ही गये हैं कि कमर से लेकर पैरों के नाख़ूनों तक आपके शरीर में अनेक जोड़ हैं। इन्हीं जोड़ों के आसपास रक्त व मांस में उत्पन्न अशुद्धियां धकेल दी जाती हैं। हानिप्रद संग्रह हो जाने पर इनमें कड़ापन, सूजन, दर्द या वातरोग जैसी कोई भी परेशानी पैदा हो सकती है, जो शायद आप बरदाश्त न करना चाहें।

बेचारे इन पैरों पर ही तो हमारे शरीर का बोझ लदा रहता है। इतने पर भी, हम इन पैरों के साथ दुर्व्यवहार या अत्याचार करने से नहीं चूकते। आख़िर हमारी इस उपेक्षा से उनका नाराज़ होना आश्चर्य तो नहीं कहा जा सकता।

जिन्हें दिन का अधिकांश समय बैठे-बैठे ही काटना है, वे लोग तो और भी ग़ज़ब ढाते हैं। कुरसी या पालथी पर बैठकर पैरों की मांसपेशियों, रक्तशिराओं व व्यवस्थाओं से अनजाने ही छेड़छाड़ करते रहते हैं। इन्हें पर्याप्त ख़ुराक या देखभाल नहीं देते। इनकी सारी क्रियाएं ही ठप्प कर देते हैं। अरे भाई, इन पैरों की जायज़ मांगें मान लेने और इन्हें पूरा करने में शरम कैसी?

विधि—दरी अथवा चौपरत कम्बल बिछाकर, इस पर पैर आगे पसारकर बैठ

जाइये। दोनों हाथों की हथेलियां पीठ की ओर भूमि पर इस प्रकार रखिये कि ऊपरी धड़ को सहारा मिलता रहे। पैर आपस में सटे रहें। आपके शरीर का कोई भी भाग ज़मीन का सीधा स्पर्श न करता हो।

क्रिया–1—आपके पैरों के पंजे आकाश की ओर, एड़ियों के बल सीधे रखे गये हों। अब आप दोनों पैरों की सभी अंगुलियों को बाहर की ओर इस प्रकार झुकाइये कि वे भूमितल को छूने लगें। दूसरी बार उन्हें सीधा करते हुए अपनी ओर अधिक-से-अधिक झुकाइये। कम-से-कम छः बार यही क्रिया दोहराइये। यह 'अंगुष्ठ संचालन' क्रिया कहलाती है। याद रहे कि इन अंगुलियों में तीन-तीन हड्डियां हैं। इनके प्रत्येक जोड़ पर पर्याप्त खिंचाव और शिथिलन का प्रभाव पड़ना चाहिये।

क्रिया–2—अब पद संचालन क्रिया के अन्तर्गत अंगुलियों की तरह ही पूरे पंजों को आगे की ओर इतना झुकाइये कि वे भूमि स्पर्श हेतु अधिक-से-अधिक झुक जायें। अब पंजों को सीधा करते हुए अपने शरीर की ओर यथासम्भव नीचे झुकाइये। साथ में अंगुलियां भी इन्हीं दिशाओं में पूरी तरह मुड़ती जायें। यही क्रिया छः बार दोहराइये।

अब पैरों को थोड़ा दूर-दूर रख लीजिये। घुटने का निचला भाग ज़मीन से सटा रहे, परन्तु दोनों पैरों के पंजे एक बार दायीं ओर तथा दूसरी बार बायीं ओर के फ़र्श को छूने की कोशिश कर रहे हों। यही दोनों ओर की क्रिया छः-छः बार अवश्य दोहरा लीजिये।

पैरों का तीसरा जोड़ एड़ी में है। अतः एड़ी के सहारे, पूर्व की दूसरी क्रिया में सम्मिलित रूप से इस प्रकार 'एड़ी संचालन' कीजिये कि आपके दोनों पंजे, दायें, सामने, बायें और पीछे (फ़र्श के अधिक-से-अधिक समीप से गुज़रते हुए ही) एक वृत्ताकार में चक्कर लगायें। छः बार घड़ी की सुई घूमने की दिशा में तथा छः बार घड़ी की विपरीत दिशा में चक्कर पूरे करें। इससे एड़ी के जोड़ स्वस्थ व मज़बूत होंगे।

क्रिया–3—एक पैर को घुटने से मोड़कर, दूसरे पैर की जांघ पर इस प्रकार रखिये कि उसका पंजा बाहर निकला रहे। जिस ओर का पैर मोड़कर रखा गया है उसी ओर की हथेली से पैर के पंजे को ऊपर की ओर से संभालिये। अब जो पैर सामने पूरा फैला है, उस ओर की हथेली से एड़ी को नीचे की ओर से संभालिये। अब दोनों हथेलियों के विपरीत दबाव से इस पंजे को दायें, बायें व आगे-पीछे दबाइये। दोनों पैरों के पंजों का ऐसा ही व्यायाम छः-छः बार अवश्य कीजिये।

इससे एड़ी के तीनों जोड़ स्वस्थ रहते हैं। बैठकर काम करने वालों के टख़ने

व पिण्डलियां अकसर दुखती-सी रहती हैं। उनके लिए क्रिया 3 व 4 बहुत लाभदायी सिद्ध होती हैं। जिन्हें अधिक देर कुरसी पर बैठना पड़ता है, उनकी जांघें कुरसी के किनारों से दबने के कारण दुखती हैं। इन्हें क्रिया 3 अधिक करनी चाहिये। ये व्यायाम ठीक वैसा ही लाभ पहुंचाते हैं जैसा पैरों को दबवाने अथवा मालिश करवाने वालों को होता है।

क्रिया-4—हाथ शरीर के पीछे की ओर, फ़र्श पर टिकाये हुए तथा कमर के ऊपर का भाग बिलकुल सीधा व तना हुआ बनाये रखना है। अब दाहिने पैर के पंजे आगे फ़र्श की ओर यथासम्भव झुकाते हुए घुटने ऊपर उठाते जाइये। पंजे भूमि से सटे रखते हुए, जांघ के जोड़ के पास तक समेटिये। अब इस पैर को थोड़ा फैलाते हुए ऊपर उठाइये, पुनः ऊपर से ही होते हुए यथास्थान वापस ले जाइये। इस स्थिति में पंजे घुटने की ओर यथासम्भव झुकायेंगे, परन्तु ज्यों ही एड़ी ज़मीन की ओर आने लगे, तो पंजे बाहर की ओर झुकते जायेंगे। यही क्रिया दूसरे पैर से भी कीजिये। स्मरण रखिये कि इस क्रिया में स्थितियों के अनुसार पैर की सभी मांसपेशियों में भरपूर तनाव उत्पन्न करना होगा। ये क्रियाएं भी छः-छः बार करें।

इस क्रिया से जांघ तथा पिण्डलियों की सभी मांसपेशियों में बार-बार तनाव और शिथिलन होने से अच्छी मालिश हो जाती है। रक्त का बहाव सामान्य होकर दर्द या थकान नहीं रहती तथा पैर स्वस्थ व सुडौल बने रहते हैं।

चूंकि कमर, पेट, सीना व कन्धों का व्यायाम प्रभावशाली ढंग से करने के लिए खड़े होने की स्थिति आवश्यक है, अतः वे आसन बाद में कर लिये जायें तो कोई हानि न होगी।

हाथों और सिर के व्यायाम

हाथों का व्यायाम—पैरों की तरह हाथों में भी अनेक हड्डियां और उनके कई जोड़ हैं। हमारे पैरों का उपयोग थोड़ा होता है, क्योंकि अधिक काम तो हम हाथों से ही लेते हैं। भला ऐसे हाथ, जो जगन्नाथ हों, उनको ज़रा ठीक से मज़बूत कीजियेगा। तो आइये, इनका भी अस्थि विज्ञान समझ लें।

शरीर विज्ञान—रीढ़ की हड्डी, जो हमारी टांगों को टांगे हुए है, वही हमारी गरदन को भी बांधे हुए है। हमारे दोनों हाथ भी उसी की गिरफ़्त में हैं। बाक़ी बारीकियां तो हम बाद में भी जान लेंगे। अभी तो केवल इतना ही जान लें कि इन हाथों को कहां-कहां 'फ़ोल्ड' किया जा सकता है। मेरा मतलब इन्हें मोड़े जा सकने से है, ताकि हम उनका व्यायाम के समय सही उपयोग करें तथा इनमें टूट-फूट का अन्देशा भी न रहे।

अंगुली जैसी पतली, गोल, 'कॉलरबोन' छाती से दोनों ओर, गरदन के नीचे

फैलती हुई दोनों 'स्कन्धास्थियों' अर्थात् 'शोल्डरब्लेड्स' को थामे रहती है।

पीठ की ओर (गरदन के नीचे के ऊपरी भाग) चौड़ी पतली तिकोनी-सी हड्डी को 'शोल्डरब्लेड' कहा जाता है। 'कॉलरबोन' और 'शोल्डरब्लेड' मिलकर बांह की हड्डी के लिए एक सुरक्षित एवं चारों ओर घुमाने की सुविधा वाला जोड़ निर्मित करते हैं।

बांह में केवल एक ही हड्डी होती है, जो कन्धों से कोहनी तक आती है। इसे 'ह्यूमरस' कहा जाता है, परन्तु यह हड्डी बांह के ऊपरी जोड़ से शरीर के बाहरी भाग की ओर चारों ओर घुमायी जा सकती है, अर्थात् इसे गोलाकार रूप में किसी ओर भी मोड़ा-घुमाया जा सकता है।

कोहनी का जोड़ केवल भीतर की ओर मोड़ा जा सकने वाला होता है, जो अस्थि बन्धनों से बांह तथा कलाई की अस्थियों को बांधे रहता है।

कोहनी से हाथ की हथेली को सम्बद्ध रखने के लिए दो अस्थियां होती हैं। अंगूठे के बाहरी भाग की ओर वाली अस्थि को 'रेडियम' तथा छिंगुली की ओर की निचली अस्थि को 'अलना' कहा जाता है। यदि कोहनी से कलाई को आगे-पीछे अर्द्धगोलाई में घुमाना चाहें, तो ये दोनों अस्थियां ऊपर-नीचे की स्थिति बदलती हुई कुछ सीमा तक आसानी से घुमायी भी जा सकती हैं।

कलाई और हथेली के बीच गुरियों के समान छोटी-छोटी आठ हड्डियों का एक सुविधाजनक जोड़ होता है, जो दो पंक्तियों में चार-चार गुरियों से बनता है। इसे 'कारपस' कहा जाता है। यह हथेली को स्वतन्त्रतापूर्वक यथासम्भव चारों ओर घूमने योग्य बनाता है। सुविधाजनक ढंग से दैनिक कार्य निपटाने के लिए इस जोड़ का विशेष महत्त्व है।

हथेली के ढांचे में, गुरियों से अपेक्षाकृत लम्बी, पांच अस्थियां रहती हैं। इन्हें 'मेटाकारपस' कहा जाता है, जो अंगूठा और अंगुलियों को सहारा तथा सम्बद्धता प्रदान करती हैं। इनके बाद पुनः जोड़ होते हैं।

प्रत्येक अंगूठे में दो तथा प्रत्येक अंगुली में तीन-तीन छोटी अस्थियां होती हैं। इन्हें 'फ़्लांग्स' कहा जाता है। प्रत्येक अस्थि अपने से आगे जाने वाली अस्थि को अस्थि बन्धन से बांधे रखकर, उन्हें सीमित स्वतन्त्रता प्रदान करती हुई आवश्यक घुमाव या मोड़ की सुविधा देती है।

अब इस अस्थि-रचना के शरीर विज्ञान को ठीक से समझते हुए इन्हें घुमाने-मोड़ने का परीक्षण स्वयं कीजिये। इनकी सीमा और शक्ति से परिचित होइये। अपने जीवन की आवश्यकताओं, आकांक्षाओं और उपयोगिताओं के आधार पर, वांछित सुविधा तथा शक्ति में क्रमशः वृद्धि करने के लिए, नियमित योगाभ्यास प्रारम्भ कर दीजिये।

एक बात स्मरण रखिये कि आपके शरीर की हड्डियों का यह ढांचा अनेक मोड़-जोड़ और घुमाव की सुविधा प्रदान करते हुए भी स्वयं हिलने-डुलने में समर्थ नहीं है। यह तो आपकी आकृति को केवल आधार और कड़ापन ही प्रदान करता है। इन्हें घुमाने-फिराने और मोड़ने का महत्त्वपूर्ण कार्य तो आपकी मांसपेशियों का है। मज़बूती मांसपेशियों में लानी है। मज़बूती के साथ ही मांसपेशियों का लचीला और सुविधाजनक होना ही इनकी प्राकृतिक उपयोगिता है, इनका सही स्वास्थ्य है। अन्य स्थितियां तो इनका 'रोग' हैं।

शरीर में रोग न होने देना 'योग' है। तो आइये, योगाभ्यास की शरण में चलें।

हाथों के व्यायाम

हमारे हाथ दिन-रात श्रम करते हैं। जाने-अनजाने हाथ ही तो सक्रिय रहते हैं। पशुओं की पूंछ भी जितनी सक्रिय नहीं रहती, उससे अधिक हमारे हाथ चलते हैं। मक्खी-मच्छर भगाना, रोज़ी-रोटी कमाने के लिए हाथ चलाना, शारीरिक सुरक्षा के लिए हाथों का निरन्तर गतिशील रहना, शरीर को सहारा देना, बोझ उठाना, शरीर सहलाना जैसे हज़ारों कार्य गिनाये जा सकते हैं, जो हाथों द्वारा ही निपटाये जाते हैं। सबसे बड़ी तारीफ़ तो यह है कि यदि पैर, कमर या गरदन थोड़ा अधिक उपयोग में ले लिये जायें, तो थककर दर्द करने लगते हैं। हाथ बेचारे बड़े निरीह हैं। ये न तो थकना जानते हैं और न झूठे श्रम के दर्द का एहसास ही कराते हैं।

कभी शिकायत न करने वाले इन हाथों का हम जितना भी ध्यान रखें, कम है। इनकी मांसपेशियों में मरोड़ या शिथिलता न आ पाये, ये एकदम इतने सख़्त भी न हो जायें कि अपनी सहज सक्रियता ही भूल जायें, इसलिए इनका व्यायाम और विश्राम दोनों मिलाकर हाथों के योगासन निर्मित किये गये हैं। यदि आप हाथ-पैर, कमर-गरदन आदि के समस्त व्यायामों को कोई नाम देकर ही पुकारना चाहें, तो इन्हें 'पवन-मुक्त-आसन' कह सकते हैं।

हमारे जीवन की दैनिक गतिविधियां, व्यवसाय व आदतें आदि एक निश्चित प्रकार में ढलकर 'टाइप्ड' हो जाती हैं। अतः हाथों की मांसपेशियों का संचालन सुनिश्चित-सा हो जाता है। कुछ मांसपेशियां बहुत अधिक सक्रिय रहने से विशेष स्वस्थ व सक्षम बन जाती हैं, परन्तु कुछ मांसपेशियां निरन्तर निष्क्रिय पड़ी रहकर अस्वस्थ, शिथिल या अक्षम रह जाती हैं। यदि कभी दैनिक गतिविधियों से हटकर कोई ऐसा आकस्मिक कार्य करना पड़ जाये कि इन निष्क्रिय या शिथिल मांसपेशियों को श्रम करना पड़े, तो ये धोखा दे जाती हैं। बस, आपने इनसे छेड़खानी की और ये 'हड़ताल' कर देंगी, अर्थात् आपके हाथों में मोच, दर्द, सूजन

आदि की अनुभूति आपकी नींद हराम कर देगी।

जब ये मांसपेशियां हमारे शरीर में हैं तो इनसे कभी-न-कभी काम तो पड़ेगा ही। काम पड़ते ही ये हड़ताल कर दें, तो शरीर पर स्वामित्व का हमारा दावा बड़ा खोखला सिद्ध होगा। असावधान क़िस्म के लोग आपकी इस कमज़ोरी पर, दिखावे की हमदर्दी जताकर, आपको और भी कमज़ोर बना देंगे। पिटे तो आप बैठे ही हैं, फिर छुटकारे के नाम पर, कोई भी व्यक्ति आपको लुटवाने में पीछे क्यों रहे?

सुबह उठकर शरीर की एक-एक मांसपेशी से, पुलिस या फ़ौज की तरह दैनिक 'परेड' कराइये। अपने आदेशों से इन्हें क़ाबू में रखिये। आपकी कोई आवश्यकता पड़े तो एक आवाज़ से ही इन्हें सावधान और सक्रिय होने का अभ्यास कराते रहिये, वरना आये दिन की हड़तालों का सामना करते-करते ही ज़िन्दगी काटिये।

स्मरणीय—योगाभ्यास की यह विशेष विशेषता सदा याद रखें—'श्रम और विश्राम का सन्तुलन ही योग है।'

यह तथ्य और इसका ज्ञान, राजकुमार सिद्धार्थ को काफ़ी तप करने और शरीर को सुखा लेने के बाद तभी ज्ञात हुआ था, जब उन्हें एक बूढ़ी ने काफ़ी भूख के बाद खीर खाने को दी थी। बस, खीर से तृप्त तपस्वी सिद्धार्थ एक पीपल वृक्ष के नीचे बैठे चिन्तन-मनन कर रहे थे कि अचानक उन्हें ज्ञान प्राप्त हुआ और वे भगवान् बुद्ध हो गये। उनके ज्ञान की एक झलक आप भी देख लीजिये—

उनके शिष्य ने कहा—"भन्ते ! जीवन कैसा जीना चाहिए?"

बुद्ध ने उत्तर दिया—"यदि वीणा से मधुर संगीत चाहते हो तो उसके तार इतने कभी न कसो कि वे छेड़ते ही टूट जायें तथा इन तारों को इतना ढीला भी न छोड़ो कि कोई स्वर ही न निकल पाये। आपका शरीर ही वह 'वीणा' है, जिससे 'जीवन' का मधुर संगीत निकलता है। इस संगीत का अकथ आनन्द ही, 'मुक्ति का सन्देश' देगा, जो आपको अजर, अमर और परम स्वस्थ रखेगा।"

शरीर में विद्यमान 639 मांसपेशियां ही जीवन वीणा के 'तार' हैं। नित्य श्रम से इन्हें इतना ही कसो कि जीवन के आनन्द का मधुर संगीत निकलता रहे। आलस्य, विश्राम या बहानेबाज़ियों का सहारा लेकर इन्हें इतना शिथिल या निर्जीव मत कर देना कि ये संगीत के योग्य ही न रह जायें।

हृदय, लीवर, किडनी, तिल्ली, अग्नाशय, आंतें, नस-नाड़ियां आदि उपांग मांसपेशियों के ही विभिन्न रूप हैं। इनकी शिथिलता या अत्यधिक श्रम-भार ही इनमें रोग या अव्यवस्था उत्पन्न करते हैं। आशा है आप समझ गये होंगे कि 'योग' आपको क्या सिखाना चाहता है?

हाथों के व्यायाम और विश्राम

व्यायाम क्रम–1—दोनों पैर आपस में सटाकर तथा सामने की ओर पूरी तरह फैलाकर बैठिये। अब दोनों हाथ सामने की ओर इस प्रकार फैलाइये कि वे पैरों से समान दूरी पर रहें। हाथों की अंगुलियां और अंगूठे आपस में सटे रहें तथा हथेलियां पृथ्वी की ओर रहें। कलाई से मोड़ते हुए, मांसपेशियां कड़ी रखते हुए, दोनों हथेलियां आकाश की ओर तथा पृथ्वी की ओर उठाइये तथा झुकाइये। इसे बारह बार कीजिये।

अब हाथों को कन्धों की सीध में आजू-बाजू फैलाइये। इसी स्थिति में कलाई से मोड़ते हुए हथेलियां ऊपर नीचे बारह-बारह बार उठाइये-झुकाइये।

विश्राम—अब उपर्युक्त दोनों स्थितियों में ही, हाथों की मांसपेशियों को बिलकुल शिथिल छोड़कर हथेलियों को निर्जीव की तरह ऊपर-नीचे उठाइये-गिराइये।

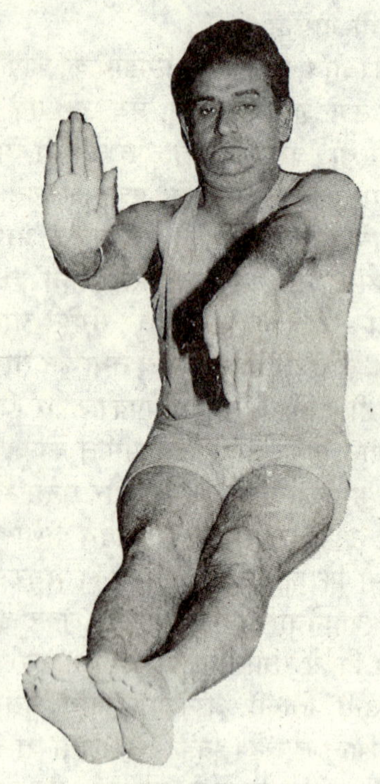

चित्र–1

व्यायाम क्रम–2—हाथों को सामने फैलाकर मांसपेशियां कड़ी रखते हुए, पूरी ताक़त लगाकर ऐसी क्रिया कीजिये, जैसे कि आप एक दीवार को भरपूर धक्का लगा रहे हों।

क्रम-2 की यही क्रिया शिथिल मांसपेशियों द्वारा भी दोहराएं।

अब हाथों को बाज़ू में फैलाकर भी कड़ी मांसपेशियों से पुनः पूरी ताक़त लगाकर दीवार को धक्का देने का श्रम करें। शिथिल मांसपेशियों से भी यही क्रिया दोहराकर मांसपेशियों को विश्राम दें।

व्यायाम क्रम–3—पैरों की स्थिति पूर्ववत् ही रहेगी। रीढ़ लगभग सीधी रखते हुए, दोनों हाथ कोहनी से मोड़ते हुए, छाती के सामने, दोनों हथेलियां आमने-सामने प्रणाम की मुद्रा में, परन्तु हथेलियां पर्याप्त दूरी पर ही रखें। अब इसी स्थिति में मांसपेशियां कड़ी करते हुए हथेलियां इस प्रकार पास लाइये, जैसे कि आप किसी अज्ञात ठोस वस्तु को दबाकर चपटा कर देना चाहते हों।

यही क्रिया एक बार कड़ी मांसपेशियों से तथा दूसरी बार शिथिल और निर्जीव-सी मांसपेशियों से छः-छः बार अवश्य कीजिये।

व्यायाम क्रम–4—पैर पूर्ववत् सामने की ओर पूरी लम्बाई में खुले तथा आपस में सटे रहेंगे, रीढ़ की हड्डी लगभग सीधी रखकर बैठेंगे। हाथ पैरों की सीध में सामने फैलाये रखें। दोनों हथेलियां ऊपर को उठी हुई तथा अंगुलियां और अंगूठे यथासम्भव दूर-दूर फैलाये जायें। कड़ी मांसपेशियां रखते हुए हथेलियों को इसी स्थिति में कलाई से मोड़कर छः-छः बार नीचे झुकाइये तथा ऊपर उठाइये।

उपर्युक्त क्रिया शिथिल मांसपेशियां रखते हुए भी छः-छः बार अवश्य दोहरायें।

व्यायाम क्रम–5—स्थिति क्रम-4 के समान ही, परन्तु अंगूठा अन्दर की ओर रखते हुए मुट्ठियां भींचकर बन्द की गयी स्थिति में तनावयुक्त मांसपेशियों द्वारा कलाइयां मोड़ते हुए मुट्ठियां गोल-गोल घुमाइये। तीन बार घड़ी की सुइयों की दिशा में तथा तीन बार घड़ी की सुइयों की विपरीत दिशा में घुमाइये।

मुट्ठियां इसी स्थिति में बन्द, परन्तु मांसपेशियां बिलकुल शिथिल व तनाव-रहित रखते हुए कलाइयों से तीन-तीन बार विपरीत दिशाओं में घुमाइये।

व्यायाम क्रम–6—पैर पूर्ववत् सामने ही फैले हुए तथा रीढ़ लगभग सीधी रखते हुए बैठे रहिये। दोनों हाथ कोहनी से मोड़कर छाती के सामने तथा बाज़ू कन्धों की ओर फैले हुए रखें। व्यायाम क्रम-5 तथा व्यायाम क्रम-6 की तनाव व विश्राम की क्रियाएं वैसे ही दोहराइये। इस स्थिति में कुछ कमज़ोर मांसपेशियों को विशेष बल प्राप्त होगा।

व्यायाम क्रम–7—पूर्व अभ्यास क्रमों के समान पैर तथा हाथ फैले हुए तथा छाती के सामने रखकर दोनों स्थितियों में यह अभ्यास भी तीन-तीन बार

दोहराइये।

दोनों हाथ छाती से बराबर दूरी रखते हुए सामने फैलाइये। अंगुलियां व अंगूठे भी भरपूर दूरी पर रखते हुए, उन्हें इस प्रकार तनावसहित आधी-आधी दूरी तक मोड़ते हुए लाइये कि आपकी हथेलियां कटोरीनुमा आकृति धारण कर लें। मांसपेशियों में भरपूर तनाव उत्पन्न कर इनमें सख़्ती लाइये और एकदम शिथिल छोड़ दीजिये।

अब हाथों को बाज़ू में फैलाकर, कोहनियां मोड़कर, छाती के समीप अंगुलियों और हथेलियों को सख़्त मांसपेशियों से कटोरीनुमा आकृति में आधी दूर तक मोड़िये। मांसपेशियों में भारी तनाव और निर्जीव-सी शिथिलता तीन-तीन बार अवश्य ही उत्पन्न करें।

विश्राम—कलाई तथा अंगुलियों के लिए ये व्यायाम पर्याप्त हैं। इनसे प्रत्येक जोड़ की प्रत्येक अस्थि को सक्रिय और निष्क्रिय बनाने वाली सभी छोटी मांसपेशियां अपना आवश्यक व्यायाम तथा विश्राम कर चुकी होती हैं। यदि लिखे गये निर्देशों का उचित रीति से पालन किया जाये तब तो योगासनों की यह पद्धति ही आपके लिए 'गुरुमन्त्र' सिद्ध होगी।

अब कलाई की आठों 'कारपस' अस्थियां तथा हथेली की पांचों 'मेटाकारपस' तथा अंगूठा और अंगुलियों की चौदहों 'फ़्लांग्स' अस्थियों के जोड़ों तथा इन्हें सक्षम बनाने वाली मांसपेशियों को विश्राम भी दीजिये। विश्राम की पद्धति आसान है।

हाथों की सभी मांसपेशियों को एकदम निर्जीव की तरह ढीला छोड़ दीजिये। स्मरण रखिये कि कोई भी कार्य करने या वस्तु पकड़ने के लिए उत्पन्न आपकी इच्छाशक्ति, उससे सम्बन्धित मांसपेशियों में वांछित तनाव उत्पन्न करती है, तभी पकड़ या कार्य सम्भव होता है। चोट खाये हुए, लकवा लगे, पोलियोग्रस्त, नशे में डूबे अथवा सख़्ती से बंधे हुए अंगों की मांसपेशियों को सक्रिय करना बहुत कठिन साधना है, परन्तु है सम्भव। आप अपनी इच्छाशक्ति को विपरीत दिशा में सक्रिय कर, मांसपेशियों को पूरी तरह मुक्त छोड़ दीजिये, ताकि कलाइयां अपने भार से ही नीचे झूल जायें। अंगुलियां व अंगूठे भी मुरझाये-से व तितर-बितर-से लटकते रह जायें।

अब इसी शिथिल अवस्था में हर अस्थि जोड़, अस्थि बन्धन और मांसपेशी को कलाई से इस प्रकार झुलाइये-हिलाइये-घुमाइये, जैसे कि हाथ में पकड़ी हुई ज़ंजीर या चाबियों के गुच्छे को झिंझोड़ते हैं। हर जोड़ निर्जीव-सा, टूटा-सा झूल जाये। यही क्रिया एक-दो मिनट करने से बहुत आराम मिलता है।

प्रत्येक व्यक्ति, प्रत्येक महिला व बच्चे यदि अपने अंगों को इस विधि से दिन

में तीन-चार बार विश्राम और मुक्ति दे सकें, तो थकान और तनाव से मुक्त हो जायेंगे।

व्यायाम क्रम-8—घबरायें नहीं। अभी तो आप व्यायाम कर ही नहीं रहे हैं। अभी तो आप योगासनों के लिए अपने अंग-प्रत्यंग को मांज रहे हैं, चमका रहे हैं, तेल-पानी दे रहे हैं, ताकि वे योग-युद्ध में मात न खा जायें, घायल न हो जायें, डरकर भाग न जायें। अभी तो केवल युद्धाभ्यास ही चल रहा है। तैयारी हो रही है। अस्त्र-शस्त्र जुटाये जा रहे हैं।

यदि आप हिम्मत न हारे हों तो कोहनी और कन्धों को भी तैयार कर लीजिये। चाहें तो लय-ताल और संगीत से इस व्यायाम को आप 'खेल' में, नृत्य में अथवा आनन्द में बदल लीजिये। चिन्ता न कीजिये, 'टेस्ट' बदलने से कोई अन्तर न पड़ेगा।

तो पहले नौका चालन व प्रणाम जैसे कुछ प्रयोग कर लिये जायें।

प्रणामी आसन—पालथी मारकर, रीढ़ की हड्डी लगभग सीधी रखते हुए बैठिये। दोनों हाथ कोहनी से मोड़ते हुए, दोनों हथेलियां पूरी तरह आपस में एक-दूसरे से सटाते हुए प्रणाम की मुद्रा बनाइये। अंगूठे तथा अंगुलियां भी आपस में सटे रहें।

अब चूंकि हमें कोहनी से कलाइयों के बीच की मांसपेशियों को तनाव तथा विश्राम देना है, अतः निर्देशों के पालन में सावधानी बरतियेगा।

क्रम-(अ)—कलाई से अंगुलियों की नोक तक दोनों हथेलियां ज़रा भी विलग न होने दें, अच्छी तरह सटाये रखते हुए ही, अंगुलियां ठोढ़ी को छूती हुई तथा अंगूठे छाती के मध्य भाग से सटाये रखें। अब कोहनियों को आजू-बाज़ू से फैलाते हुए कन्धों की सीध में लाने का प्रयास कीजिये। स्मरण रखें, हथेलियां जितनी ज़ोर से आपस में सटी रहेंगी, उतना ही मांसपेशियों में खिंचाव बढ़ता जायेगा।

सहनशक्ति की सीमा समाप्त होने से पहले रुक जाइये। अब मांसपेशियों को निर्जीव-सा व शिथिल छोड़ते हुए कोहनियां नीचे ले आइये। हथेलियां अलग कर, बिलकुल ढीली कर, नीचे लटकाकर झंझोड़ते हुए झुलाइये।

क्रम-(ब)—पुनः क्रम 'अ' की तनावपूर्ण स्थिति बनाइये। अब कोहनियां तो यथावत् ही रहने दीजिये, परन्तु कलाइयां कुछ इस तरह घुमाइये कि अंगुलियों की नोक आपकी नाभि की ओर घूम जाये तथा अंगूठे बाहर की ओर से सटे रहें। इस स्थिति में कलाई के जोड़ के पास की गदेलियों में अन्तर न बनने दें और न अंगुलियां ही फैलने दें।

क्रम 'अ' की तरह मांसपेशियों को शिथिल छोड़कर विश्राम दीजिये।

क्रम-(स)—बैठक व्यवस्था व शारीरिक स्थिति पूर्ववत् ही रहेगी, परन्तु यह

अभ्यास पहले एक-एक हाथ से तथा बाद में दोनों हाथों से एक साथ कीजियेगा।

दाहिनी हथेली पीठ की ओर से लाकर बायीं जांघ के जोड़ को अंगुलियों से अधिकाधिक अन्दर की ओर स्पर्श करने का प्रयास कीजिये। यही प्रयास बायें हाथ की अंगुलियों से, दाहिनी जांघ के जोड़ के भीतरी भाग को छूने के लिए कीजिये।

हाथों की मांसपेशियां जब कुछ मुलायम हो जायें तब पीठ की ओर दोनों कलाइयां आपस में एक-दूसरे को क्रास करती हुई रखकर, अंगुलियों से विपरीत जांघों के जोड़ पूर्वस्थान तक छूने का प्रयास कीजिये।

पुनः हाथों की मांसपेशियों को एकदम शिथिल छोड़कर विश्राम की विधि कीजिये।

क्रम-(द)—पीठ की ओर दोनों हथेलियां आपस में सटाने तथा प्रणाम की मुद्रा बनाने का पूरा प्रयास कीजिये। यह कुछ कठिन अवश्य है, परन्तु असम्भव नहीं है, अतः अभ्यास करते रहें।

क्रम-(य)—दोनों हाथों को बाज़ुओं की ओर कन्धों की सीध में फैलाइये। इन्हें कोहनियों से इस प्रकार मोड़िये कि अंगूठे और अंगुलियां आपस में सटी रहकर कन्धों को इस प्रकार छुएं कि उनका अधिकाधिक झुकाव भुजाओं की ओर ही बना रहे। अब इसी स्थिति में कन्धों को केन्द्र बनाकर, कोहनियां आगे, नीचे, पीछे व ऊपर ले जाते हुए गोल-गोल आकृति में घुमाइये। यह संचालन आगे से पीछे की ओर तथा पीछे से आगे की ओर, कम-से-कम छः-छः बार कर लेने से कन्धों के जोड़ों की अच्छी देख-रेख हो जाती है। हाथ की मांसपेशियां भी इस संकुचित अवस्था में, विभिन्न परिस्थितियों में खिंचने-सिकुड़ने से स्वस्थ रहती हैं।

क्रम-(र)—व्यायाम की पूर्व स्थिति क्रम-य के समान ही होगी, परन्तु अंगूठों की स्थिति थोड़ी भिन्न होगी। दोनों हाथ आजू-बाज़ू में फैलाइये। हथेलियां आकाश की ओर खुली रखें। अंगूठे की नोक को सबसे छोटी अंगुली के जोड़ पर जमाइये। हथेली के चौड़ेपन के बाद जहां से अंगुलियां अलग-अलग होती हैं, इसी जोड़ की रेखा को अंगूठे से दबाते हुए स्पर्श कीजिये। अब इसी स्थिति में कोहनी को मोड़ते हुए, कन्धों पर अंगुलियों को इस प्रकार स्पर्श कराइये कि अंगुलियों का अधिकाधिक झुकाव भुजाओं की ओर बना रहे।

व्यायाम की इस स्थिति में आने के बाद, अंगूठे को हटाकर फैलाइये। अब हटाया गया अंगूठा पुनः छोटी अंगुली के उसी जोड़ पर, ठीक उसी प्रकार लाइये। ऐसा करना आसान नहीं है। ज़ोर-ज़बरदस्ती मत कीजिये। अपनी मांसपेशियों को लचीला, स्वस्थ और हर कार्य के लिए सक्षम बनाये रखने के लिए दैनिक अभ्यास करते रहिये, यह समस्या भी हल हो जायेगी।

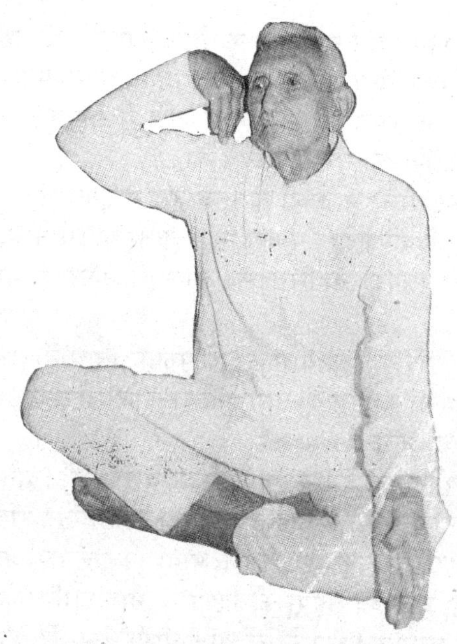

चित्र–2

नौका चालन—आपने पानी पर नौका को खेते हुए मांझी को तो देखा ही होगा। मांझी के दोनों हाथों में दो 'चप्पू' होते हैं। इन चप्पुओं का निचला सिरा चौड़ा होता है, जो संचालन द्वारा पानी को पीछे ठेलता है। पानी हटता है तो नाव आगे सरकती है।

कन्धों, कोहनी, हथेलियों व अंगुलियों से सम्बन्धित अनेक मांसपेशियों, रक्त के बहाव व विकृतियों में सुव्यवस्था लाकर हाथों को मज़बूत करने का यह उत्तम व्यायाम है।

कमर के ऊपर का भाग सीधे रखते हुए बैठ जाइये। हाथों को कोहनी से मोड़कर, दोनों हथेलियां छाती के सामने लाइये। मुट्ठियां कसकर भींचिये। अब शक्ति लगाकर इन मुट्ठियों को आगे ले जाते हुए, नीचे-ऊपर गोल-गोल घुमाइये। हर बार हाथ की समस्त पेशियों के संचालन का अवलोकन कर अपनी क्रिया में इच्छानुसार संशोधन करते जाइये।

चक्की चालन—सम्भवतः आपने अपनी बूढ़ी मां, दादी अथवा देहात की महिलाओं को घरेलू आटे की चक्की चलाते देखा होगा। पुरातन परम्परा में इसके अनेक लाभ थे।

हाथ की चक्की से पीसे गये आटे के पौष्टिक तत्त्व नष्ट नहीं होते। यह आटा पाचन शक्ति में विकृतियां उत्पन्न नहीं करता। यह परम्परा आवश्यक व्यायाम के साथ ही व्यय में बचत कर सम्पन्नता वृद्धि में सहायक थी। शुद्ध, सात्त्विक, सस्नेह भोजन-प्राप्ति का उत्तम साधन था।

चक्की चलाने वाली माताओं के स्तन दूध से इतने भरे हुए व पुष्ट रहते थे कि उनकी सन्तानों को भरपूर पोषण मिल जाता था। पति भी प्रसन्न रहता था। स्त्रियां भी स्वस्थ, सबल, स्नेहसिक्त एवं ओजपूर्ण शरीर की स्वामिनी बनी रहती थीं।

पुरुष वर्ग भी यदि यही व्यायाम करे तो पुरुषोचित चौड़ी छाती और पुष्ट कन्धों का स्वामी हो सकता है। श्रम व श्वास प्रक्रिया से फेफड़ों तथा हृदय की मांसपेशियां भी स्वस्थ व पुष्ट होती हैं।

दोनों पैर पर्याप्त दूरी बनाते हुए फैलाकर बैठ जाइये। दाहिने हाथ को दाहिने पैर की सीध में, कन्धों की ऊंचाई के बराबर, समानान्तर रखिये। मुट्ठी बांधिये। पूरा हाथ कड़ा रखिये। अब छाती को आवश्यकतानुसार आगे-पीछे लाते हुए, ताक़त लगाकर, घड़ी की सुइयों की दिशा में, हाथ ज़मीन के समानान्तर रखते हुए गोल-गोल घुमाइये। घुमाने की गति धीमी-तेज़-धीमी करते रहिये।

अब यही क्रिया बायें हाथ से (घड़ी की सुइयों की विपरीत दिशा में) कीजिये। हाथों के तनाव को शिथिल करते हुए भी यही व्यायाम करें।

रस्सी बंटना—रस्सी बंटना अथवा शक्तिपूर्वक कपड़ों को निचोड़ना, वास्तव में मांसपेशियों में मरोड़ पैदा करने के व्यायाम हैं। अतः इस प्रकार की क्रिया भी हाथों में पर्याप्त तनाव लाकर तथा शिथिल रखकर कर लेनी चाहिये।

पानी खींचना—यह नल युग है। अब प्यासा पानी के पास नहीं जाता, अब तो बेचारा पानी ही प्यासे के पास दौड़ा आता है। अतः आपको कुएं से पानी खींचने की प्रक्रिया समझाना भी मुझे कठिन प्रतीत होता है। भले ही आपने कभी कुएं से भरी बालटी न खींची हों, किसी को खींचते तो देखा ही होगा।

कन्धों, कमर, बाहुओं, कलाइयों और हथेलियों की मांसपेशियों में लचीलापन तथा सक्षमता लाने के लिए कुएं से पानी खींचने का व्यायाम, बिलकुल वैसा ही है, ख़ाली हाथों से कीजिये। एक-दो मिनट मांसपेशियां शिथिल रखते हुए यह व्यायाम प्रतिदिन करें।

धक्का मारना—भारत की जनसंख्या में इतनी अधिक वृद्धि हुई है कि अब तो आपको जीवित रहने के लिए भी, जीवन-भर धक्के ही खाने पड़ेंगे। इस धक्का-मुक्की युग में धक्के खाना और धक्के मारना भी 'योग' ही सिखायेगा। परन्तु यह 'धक्का-मार' कला व्यक्तियों या पशु-पक्षियों पर आज़माना मना है।

जीवन कें विभिन्न पड़ावों पर बुरी आदतें, बुराइयां, रोग, चोट, वृद्धावस्था, असहायता, मृत्यु आदि अनेक बाधाएं आयेंगी। इन्हें धक्का मारना सीखियेगा।

अच्छे लोग, अच्छाइयां, साहस, श्रमशीलता, सूझ-बूझ आपको कितने ही धक्के क्यों न मारें, इनसे धक्के खाइये। थकिये मत। आपको स्थान मिलकर रहेगा। अखाड़े का लतियल भी एक दिन अच्छा पहलवान बनता है। किसी मज़बूत दीवार के सामने खड़े हो जाइये। मज़बूत दीवार ही चुनिये। वरना लोग कहेंगे—'टूटी-फूटी दीवार को आख़िरी धक्का मार दिया।'

तो हां, मज़बूत दीवार के सामने खड़े होइये। भरपूर सांस भीतर खींचकर सीना फुला लीजिये। छाती की सीध में, समानान्तर रखते हुए दोनों हाथ दीवार की ओर बढ़ाइये। स्मरण रखिये, दीवार गिराना नहीं है, केवल असली धक्का लगाना सीखना है। इसके लिए आवश्यक है कि आपका शरीर, पैरों से लेकर सिर तक दीवार के समानान्तर हो। क़दम भी आगे-पीछे न हों।

भरपूर सांस ले लेने और अन्दर ही रोक लेने से हाथों तथा सीने की सभी मांसपेशियों में कठोरता और तनाव आ जायेगा। शक्ति दूनी हो जायेगी। बस, अब जब तक सांस रोके रख सकें, तब तक हथेलियों से दीवार को पीछे धकेलने का प्रयास करें। कम-से-कम चार-छः बार यही प्रयास दोहरायें।

अन्य व्यायाम—योग की पद्धति से मैंने आपको कुछ विधियां बता दी हैं। योग एक विज्ञान है। योग का प्रदर्शन एक कला है। आप कला और विज्ञान में से कोई एक ही तो चुनेंगे? केवल योग विज्ञान भी 'प्रयोग-पर-प्रयोग' चाहता है। प्रयोग तो अनेक हो सकते हैं। आप भी नये-नये प्रयोग और विधियां खोजियेगा।

केवल इतना अवश्य स्मरण रखिये कि योगासन का मूल सूत्र एक ही है। और वह है—"श्रम और विश्राम का सही सन्तुलन ही योग है। शरीर में तनाव उस सीमा तक ही लाइये, जितना वह सह सके। बार-बार ऐसा करने से शरीर की सहनशीलता विकसित होती जाती है। इसे चाहे जितना विकसित करते जायें, पर क्रमशः ही।"

विश्राम भी केवल उतना ही करें जितना अपेक्षित है। वह विश्राम पर्याप्त है जो शरीर की मांसपेशियों को पुनः सक्षम व सशक्त कर दे। अधिक विश्राम आपको आलसी और असफल बना देगा। रोगी और असहाय कर देगा।

सिर के व्यायाम

मैं अपने बपचन के दिनों में अपने दिलेर मित्रों को अकसर एक गाने की यह पंक्ति गुनगुनाते सुना करता था—"जब तक सिर सलामत है, तमाशा घुस के देखेंगे।" उन दिनों यही समझ में आता था कि सिर को संभालना अधिक

आवश्यक है। फिर कुछ दिनों बाद जब किशोरावस्था में प्रवेश किया तो उस पंक्ति का अर्थ बदला-बदला-सा लगने लगा। तमाशा आवश्यक है, इसलिए सिर की सलामती भी आवश्यक है। जवानी में लगने लगा था—"सिर जाये भाड़ में, भले ही फूट जाये, परन्तु तमाशा अगर न भी हो, तो खड़ा कर दो!"

सिर को अंग्रेज़ी में Head कहते हैं। इसका एक अर्थ प्रमुख या मुखिया भी होता है। सिर वास्तव में शरीर का मुखिया ही है। शायद इसीलिए हम भले ही सारे शरीर को वस्त्रों से ढक लें, परन्तु 'मुख' खुला ही रखते हैं। हम अपना मुखड़ा दूसरों को दिखाते हैं, दूसरों का मुखड़ा देखते हैं। वास्तव में यह मुखड़ा ही तो हमारी असली पहचान है।

हम इस सिर या मुखड़े को कुछ अन्य दृष्टि से भी देख लें, फिर इसकी सलामती की चिन्ता भी कर लेंगे। आप इसे ऊपर-ऊपर ही देखेंगे या फिर इसके भीतर भी झांकना चाहेंगे? चलिये, जो आसानी से दिखता है, उसे पहले देख लें। जो दिखता ही नहीं है, उसे किसी डॉक्टर की मदद से देख लेंगे। जिसे न तो आपकी आंखें देख सकें और न डॉक्टर दिखा सके, उसे योग दिखा देगा।

खोपड़ी का बाह्य रूप

हमारे धड़ पर, गरदन से जुड़ी, यह जो बड़ी-सी फुटबॉल रखी है, वह आसानी से दिख रही है। इसे ही सिर कहते हैं। सिर के साहित्यिक स्वरूप को हम देख चुके हैं। रंग-रूप की चर्चा करना मना है, फिर भी कुछ ऐसा है, जिसे महत्त्वपूर्ण बनाने के लिए उनका परिचय देना आवश्यक है।

सिर पर, दाढ़ी-मूंछों पर, भौंहों पर, पलकों की सीमाओं पर तथा किसी-किसी की तो गरदन और कानों पर भी बाल होते हैं। ये बाल शरीर की अतिरिक्त गरमी या ऊर्जा बाहर निकालते हैं। इनका सिर की सुरक्षा और उन अंगों की रक्षा में बड़ा योगदान रहता है। अप्रिय धब्बे और बदसूरती छिपाने तथा सुन्दरता बढ़ाने में भी इनका जवाब नहीं है। इन बालों के माध्यम से योगी, गुरु और माताएं अपना ज्ञान-भण्डार तथा स्नेह-भण्डार, विशेष विधि से शिष्यों या पुत्रों के मस्तिष्क में, बिना एक शब्द बोले ही प्रवाहित कर देते हैं।

आंखें आपको दुनिया का नज़ारा दिखाती हैं। आंखों का न होना अथवा रोगी होना आपके लिए दुःखदायी हो सकता है। आंखें चुराना, आंखें लड़ाना, आंख की किरकिरी, आंख का प्यारा, फूटी आंखों न सुहाना आदि अनेक उक्तियां इसका महत्त्व प्रतिपादित करती हैं।

दोनों आंखों के बीच उभरी नाक है। नाक बचाना, नाक नीची करना, नाक ऊंची करना, नाक का बाल होना जितना आवश्यक है, उससे भी अधिक आवश्यक

है इसके द्वारा सही ढंग से श्वास लेना और गन्धों के अन्तर को पहचानना।

दोनों आंखों से कुछ दूरी पर, दोनों ओर दो कान हैं। ध्वनियों की पहचान कराना इनका मुख्य काम है। जानवरों के कान आदमियों से बहुत बड़े होते हैं, इसीलिए वे अपना मुंह घुमाये बिना ही इन्हें मोड़कर चाहे ज़िस ओर की वांछित ध्वनियां सुनकर अपनी जीवन-रक्षा कर लेते हैं। आपके कान मोड़े नहीं जा सकते, शायद इसीलिए छात्र-जीवन में शिक्षकगण आपके कानों को मरोड़ते रहते हैं।

नाक के नीचे मुंह है। इसमें जीभ स्वाद की पहचान कराती है, तो दांत भोजन को चबाकर निगलने और पचने के योग्य बनाते हैं। होंठ हैं, तालू है। तालू, जीभ, दांत और होंठों के मिले-जुले प्रयोग से आप स्वर को भाषा का रूप देते हैं। बस, केवल यह मुंह और इसका समुचित प्रयोग ही आपको समस्त जीवों से श्रेष्ठ बनाता है।

स्वास्थ्य विज्ञान

उपर्युक्त विवरण तो दृश्य अंगों का प्राथमिक परिचय मात्र था। इन प्रमुख अंगों का यह परिचय तो इनकी क्षमताओं का बोध कराता है।

आज के इस आपाधापी के युग में हमारा यह चेहरा, इसके महत्त्वपूर्ण अंग अपनी प्राकृतिक क्षमताओं से वंचित होते जा रहे हैं। आंखों को ही ले लीजिये; सूर्य के प्रकाश और रात के अंधेरे में टिमटिमाते दीये या लैम्पों ने इनकी रोशनी नहीं छीनी थी। अब विद्युत् की चकाचौंध ने हमारी आंखों को इतना कमज़ोर बना दिया है कि यदि बिजली कुछ देर के लिए गुल हो जाये तो लैम्प की रोशनी भी अंधेरा प्रतीत होती है। दिन-रात कान-फोडू लाउडस्पीकरों, गाड़ियों के हार्न, भीड़ का शोर-शराबा और विज्ञान-युग के अनियन्त्रित शोर ने हमारे कानों को ऐसा बहरा बना दिया है कि अब हमें अपनी ही आवाज़ सुनायी नहीं पड़ती।

शहरों की संकुचित निवास-व्यवस्था, भीड़ और यातायात का दबाव, नालियों की सड़ांध, विषैले रसायनों की भाप व विषैला धुआं हमारे दिमाग़ को तनाव से भर देते हैं। हमारा दम घुटता है। थकान, परेशानी और चिन्ताएं ही हमारी जीवन-सहचरी बन बैठी हैं। इन वातावरणजन्य परिस्थितियों में बदलाव आने की कल्पना करना बेमानी हो चुका है। ऐसे में स्वास्थ्य विज्ञान अथवा हमारे अंगों की क्षमता में विकास की बात सोचना इतना आसान नहीं है।

फिर भी 'योग' के ज्ञान से हम औरों की अपेक्षा बेहतर स्वास्थ्य तो पा ही सकते हैं। आंखों के व्यायाम से आंखें सुरक्षित की जा सकती हैं। ध्वनि प्रदूषण से कानों की क्षमता का ह्रास रोका जा सकता है। श्वास तन्त्र के ज्ञान से सही रूप से सांस

लेने का ढंग सीखकर हम वायु प्रदूषण से बच सकते हैं।

एकाग्रता और निर्विचार ध्यान का अभ्यास कर, मानसिक तनावों व दुश्चिन्ताओं से मुक्ति प्राप्त कर रात को मीठी नींद सो सकते हैं। मांसपेशियों की कार्य-प्रणाली को जानकर व उन्हें शिथिल कर तनावमुक्त विश्राम दे सकते हैं।

योग का गहन अभ्यास नाड़ी तन्त्र (Neuro Endoerine system) को प्रभावित करता है। फलस्वरूप भय, क्रूरता, घृणा, आवेश व अविवेक आदि मानसिक विकारों पर विजय प्राप्त कर, हीन वृत्तियों, आचरण और व्यवहार में बदलाव लाया जा सकता है। इस प्रकार अकेला योग विज्ञान ही आपको हज़ारों शारीरिक-मानसिक रोगों से बचा सकता है।

सिर का विज्ञान

हाथ-पैर, पेट व कमर की अपेक्षा सिर का विज्ञान समझना थोड़ा क्लिष्ट है, क्योंकि जटिलतम जीवन कार्यों का नियामक हमारा मस्तिष्क ही है। कान व आंख की जटिलताएं अलग हैं। लघु मस्तिष्क और मस्तिष्क डण्डी अपनी जगह महत्त्वपूर्ण हैं। उसके बाद सारे शरीर की आन्तरिक कार्य-प्रणाली की ज़िम्मेदार सुषुम्ना नाड़ी-तन्त्र को संभाले रखने वाला मेरुदण्ड (रीढ़) है। वांछित जानकारियां आपको दे रहे हैं, ताकि बार-बार आपको प्रश्न न पूछना पड़े।

मस्तिष्क—आजकल दुपहिया वाहनचालकों की सुरक्षा के लिए शिरस्त्राण (Helmet) पहनने का क़ानून बना दिया गया है। जानते हैं क्यों?

क्योंकि तीन खरब न्यूरोन तथा लगभग बीस से तीस खरब तक ग्लिअल कोशिकाओं से बना हुआ हमारा किलो-डेढ़ किलोग्राम का मस्तिष्क, एक कठोर अस्थियों से बने टोप में सुरक्षित है, जिसे कपाल या खोपड़ी कहते हैं। चाहे एक्सीडेण्ट हो या मारपीट, पहला वार खोपड़ी पर ही होता है।

हमारे पूरे शरीर के वज़न की तुलना में इस खोपड़ी का वज़न सिर्फ पचासवां भाग होता है, परन्तु यह भाग है बड़ा ख़र्चीला। पूरे शरीर के उपयोग के ख़ून में से छठा हिस्सा तथा पूरी आवश्यक ऑक्सीजन का पांचवां भाग केवल इस खोपड़ी की ख़ुराक है। वैसे है यह न्यायप्रिय। इतनी ही ख़ुराक में मज़े से काम चला लेता है, बाक़ी सब अपने मातहतों को दे देता है।

शरीर के द्वारा की जा सकने वाली समस्त होशपूर्वक क्रियाओं का निर्देशक और नियामक यह मस्तिष्क ही है। बाक़ी शरीर की अपनी आवश्यकताओं के अनुरूप भी अनेक अनैच्छिक, अचेतन एवं स्वतः संचालित क्रियाएं होती हैं। इनकी व्यवस्था और नियमितता की पूर्ण देख-रेख भी यह मस्तिष्क ही करता है।

अतः निर्विवाद रूप से कहा जा सकता है कि हमारे शरीर का जटिलतम यन्त्र

मस्तिष्क ही है। न्यूरोन कोशिकाओं में आयी हुई साधारण ख़राबियों को सुधारने वाला मैकेनिक ही आजकल 'न्यूरोसर्जन' कहलाता है।

सोचिये, यदि कोशिकाओं के इस जाल में कोई ख़राबी आ जाये अथवा इसका तन्त्रिका तन्त्र विफल हो जाये, तो फिर आप न तो हाथ-पैर हिला सकेंगे, न पलक झपका सकेंगे। आपके शरीर की सभी मांसपेशियां ठप्प हो जायेंगी। यहां तक कि हृदय की धड़कन और श्वास क्रिया ही बन्द हो जायेगी। लकवा, पोलियो और चोट के कारण निष्क्रिय पड़े अंग भी मस्तिष्क के तन्त्रिका तन्त्र की ख़राबी के ही परिणाम होते हैं।

चोरी, कामुकता, नशे की आदत, क्रोध आदि समस्त दुर्गुणों के लिए मस्तिष्क की एक-एक कोशिका निर्धारित है। आजकल ऑपरेशन द्वारा इन कोशिकाओं को निकालकर अपराधी मनोवृत्तियों को नियन्त्रित करने के प्रयोग निरन्तर चल रहे हैं।

विज्ञान जो कार्य बलात् करता है, वही काम धर्म अपने तरीक़े से आसानी से कर लेता है। अतः योग के संयम, संकल्प, विवेक, चेतना की पूर्णता, निरन्तरता व श्रद्धा आदि शब्द श्रेष्ठ और महत्त्वपूर्ण हैं। 'योगी' महान् है। महानता की ओर बढ़ना ही कल्याण क़ा मार्ग है।

नाक—बिना प्राणवायु के हम एक मिनट भी नहीं जी सकते। प्राणवायु को ग्रहण करना व उसका समुचित उपयोग करना श्वसन तन्त्र का कार्य है। श्वसन तन्त्र का प्रमुख मार्ग हमारी नाक है। नाक में गुफाओं की तरह गहरे दो नथुने होते हैं। ये नथुने बारी-बारी से सांस लेने-छोड़ने का कार्य करते हैं, अर्थात् कोई एक नथुना दो या ढाई घण्टे तक कार्यरत रहता है। उसके बाद दूसरा नथुना चालू होता है, जो उतनी ही देर श्वास लेने-छोड़ने का कार्य करता है। जब एक नथुना अपना कार्य दूसरे नथुने को सौंप रहा होता है तब दोनों नथुने लगभग पांच मिनट तक खुले रहकर कार्य करते हैं।

यदि आप किसी मानव कंकाल की खोपड़ी का अवलोकन करें, तो पायेंगे कि आंखों और मुंह के बीच वाले भाग में पास-पास दो छिद्र हैं। यही श्वसन यन्त्र का सुरक्षित द्वार है।

जीवित मनुष्य की नाक उभरी हुई, सुन्दर-सी होती है। इसी सुन्दर-सी नाक के सिरे पर चौड़े वाले भाग में दो छिद्र दीखते हैं। ये छिद्र लचीले चमड़े से इन छिद्रों का खोल जैसा बनते हैं। सांस भरते समय यह खोल भीतर को दबकर, वायु को गरम और गीली बना देता है। नथुनों के भीतर बाल (रोम) उगे रहते हैं, जो वायु को छानने का काम करते हैं, जो वातावरण की वायु में मिले हुए धूल के कणों और अनावश्यक पदार्थों को बाहर ही रोक देने का प्रयास करते

हैं। आगे जाकर नाक की ऊपरी संरचना सँकरी हो जाती है। यही हैं वे छिद्र, जो गुफा के समान गहरे हैं। इन छिद्रों में तरल और चिपचिपे पदार्थ की श्लेष झिल्ली होती है। नाक में बलात् घुस आने वाले पदार्थ में रुकावट और सिकुड़न पैदा होते ही, तरल श्लेष्मा का प्रवाह तीव्र होकर, छींकों के माध्यम से, तेज़ वायुदाब के साथ, उस अवांछित पदार्थ को धकेल-बहाकर नाक से बाहर निकाल देता है। जब द्वार पर ही इतनी कड़ी व्यवस्था हो तो श्वसन तन्त्र के अन्दर की व्यवस्था कितनी आश्चर्यजनक होगी !

वैसे तो मुख मार्ग में से भी एक ढक्कन वाला द्वार श्वसननलिका में जाने का है, परन्तु इस मार्ग में न तो स्थूल पदार्थों को छानने वाला छन्ना है और न श्वास वायु को गरम तथा गीली बनाने वाली व्यवस्था ही है। अतः मुंह से श्वासपूर्ति करने की मनाही की जाती है।

श्वसन क्रिया—यदि मैं आपको फेफड़ों की संरचना, उसके अंग-प्रत्यंग, उसकी कार्य-प्रणाली का स्कूली या डॉक्टरी पाठ न पढ़ाऊं तो भी आपके ज्ञान-भण्डार में कोई कमी रह जाने की आशंका नहीं है। यह आवश्यक भी नहीं है। आप तो योग विद्या का प्रारम्भिक पाठ ही पढ़ रहे हैं, ताकि योगासन और प्राणायाम का अभ्यास आप बिना गुरु के निर्देशन से ही कर सकें। योग के तथाकथित गुरु भी जो नहीं जानते, वह आप जान लीजिये। बस !

वैसे तो श्वसन क्रिया का स्थूल अर्थ है—वातावरण से पर्याप्त वायु खींचकर शरीर के अन्दर भेजना। प्राणवायु को शरीर की आवश्यकता के अनुरूप छानकर, शरीर के उपयोगार्थ रोकना। बची हुई अन्य गैसों, शरीर की अशुद्धियों और दुर्गन्ध को शरीर के बाहर धकेल देना तथा जागते-सोते केवल यही क्रिया दोहराते जाना।

'प्राणायाम' की भाषा में, श्वास भीतर खींचने की क्रिया को 'पूरक' कहा जाता है। जितनी देर तक (भले ही वह क्षण-भर ही हो) श्वास भीतर रुकती है, वह 'कुम्भक' कही जाती है। सांस जब भीतर से बाहर की ओर धकेली जा रही हो, तब वह 'रेचक' कहलाने लगती है। इसी पूरक, कुम्भक और रेचक की अवधि में घट-बढ़ करके प्राणायाम किया जाता है। जल्दी-जल्दी, धीरे-धीरे अथवा बायें या दायें नथुने से श्वास-उच्छ्वास करने से अलग-अलग नामकरण वाले प्राणायाम किये जाते हैं।

वास्तव में शरीर को चयापचय क्रिया द्वारा विकासमान तथा स्वस्थ बनाये रखने के लिए प्राणवायु या ऑक्सीजन की आवश्यकता हर क्षण बनी रहती है। श्वसन तन्त्र द्वारा वायु से संशोधित ऑक्सीजन रक्त में मिला दी जाती है। रक्त में जो हीमोग्लोबिन नामक तत्त्व होता है, वह अपने से चार गुनी अधिक ऑक्सीजन को ढोकर, पूरे शरीर की एक-एक कोशिका तक पहुंचाता रहता है।

ऑक्सीजन मिले हुए रक्त का रंग सिन्दूरी हो जाता है।

शरीर ने अपनी ऑक्सीजन के लिए ही प्रकृति से फेफड़े मांगे थे। प्रकृति ने हमारे फेफड़ों में लगभग छः लीटर वायु समा सकने योग्य क्षमता का विकास किया है। वास्तव में हर श्वास में इतनी वायु की आपूर्ति की शरीर को आवश्यकता भी है, परन्तु सामान्य जन इतने मूर्ख और निकम्मे सिद्ध होंगे कि वे हर श्वास में मात्र आधा लीटर श्वास ही खींचेंगे, ऐसी आशा प्रकृति को न थी। अब ऐसे लोग अविकसित, अस्वस्थ या अल्पायु होते हैं, तो बताइये दोष किसका है? कृपया सही सांस लेना तो सीख ही लीजिये। अभी तो शासन ने वायु पर टैक्स भी नहीं लगाया है, फिर भला सांस लेने में यह कंजूसी क्यों?

योगासन और प्राणायाम का समुचित अभ्यास कर योगाभ्यासी अपना तनुपट (Diaphragm), फुफ्फुसीय क्षमता (Lung's capacity) और प्राणक्षमता (Vital capacity) को इतनी अधिक विकसित कर सकते हैं कि शरीर के कठोर से कठोरतम श्रम के लिए भी, उनके द्वारा संगृहीत प्राणवायु कम नहीं पड़ती।

आप जब सीढ़ियां चढ़ते हैं, वज़न उठाते हैं, कठोर श्रम करते हैं या दौड़ते हैं, तब क्या कभी आपने महसूस किया है कि आपकी सांस फूलने लगी है? रक्तदाब (Blood pressure) बढ़ गया है? पसीना आ गया है? क्यों? क्यों हुआ ऐसा? क्या कोई ऐसी विधि नहीं है जो बिना किसी दवा या डॉक्टर का सहारा लिये ही आपको सक्षम बना दे?

श्वसन क्रिया की सम्यकता ही वह प्राकृतिक व्यवस्था है जो आपको आपकी इच्छानुसार कार्य करने की क्षमता प्रदान कर सकती है। वह भी बिना किसी विपरीत लक्षण के; परन्तु याद रखिये—"जल्दी का काम शैतान का !" अभ्यास में धैर्य कभी मत खोइये। श्वसन अंगों की क्षमता धीरे-धीरे ही विकसित होगी। जल्दी अथवा अधिक खींच-तान से ये अंग नष्ट भी हो सकते हैं।

आंख और कान—यदि आपने अपनी आंख और कान को किसी दुर्घटना या बीमारी से अस्वस्थ या नष्ट न किया हो तो यौगिक क्रियाओं के द्वारा उनकी वर्तमान क्षमताओं में विकास करना प्रारम्भ कर दीजिये। यदि इन महत्त्वपूर्ण अंगों की कुछ हानि भी हो चुकी है तो 'योग' वह क्षतिपूर्ति भी कर देगा; परन्तु इसके लिए किसी विशेषज्ञ गुरु का निर्देशन प्राप्त कर लें तो अल्पावधि में भी लाभ होगा।

आंखों की रक्षा के लिए भी प्रकृति ने बड़ी व्यवस्था की है। पहली तो यह कि किसी प्रकार की चोट आदि से इसे बहुत नुकसान न हो पाये, इसलिए खोपड़ी में दो कटोरे जैसे सुरक्षित गड्ढों में इन्हें स्थापित किया है। इनके ऊपर भौंहों में घने बाल उगाये हैं, ताकि सूक्ष्म कचरा सीधा आंख में न चला जाये। निरन्तर झपकने वाली पलकों का ढक्कन प्रदान किया है, जो दृश्यबिन्दु (Lense) को साफ़

व तरल तथा सुरक्षित व सक्षम रख सके। पलकों के सिरों पर बरौनियों (बालों) का छन्ना लगाया है। नेत्रगोलक (Eye Balls) चंचल और चारों ओर स्वतन्त्रतापूर्वक घूम-भागकर, निरन्तर गतिशील रहने वाले बनाये हैं। कोई भी आकस्मिक आघात या तीव्र प्रकाश से इस लेंस की सुरक्षा के लिए स्वसंचालित पलक झपक जाने की व्यवस्था प्रदान की है।

आंख पर आघात होने या कोई वस्तु आंख में चली जाने से पलकें बन्द हो जाती हैं। अश्रु ग्रन्थियां तत्काल उत्तेजित हो जाती हैं। फलस्वरूप अश्रु प्रवाह के साथ ही अनपेक्षित वस्तु बाहर की ओर बहाने का भरपूर प्राकृतिक प्रयास शुरू हो जाता है। यदि हम शीघ्रता की आशा में आंखों को मीड़ते हैं तो वह वस्तु कड़ी होने पर, नेत्र रोग से बचा जा सकता है।

त्राटक करने, अंधेरे या कम रोशनी में पढ़ने या वस्तु को घूरने से आंखों में सूखापन और जलन उत्पन्न हो जाती है। दृष्टि भी कमज़ोर हो सकती है। आंखों को प्रतिदिन स्वच्छ न करने से अनेक नेत्र रोग हो सकते हैं। आंखों का व्यायाम योग में वर्णित विधि के अनुसार करने से अनेक नेत्र रोगों से बचा जा सकता है।

कान की बाह्य आकृति श्रवण यन्त्र की सुरक्षा के लिए है। ध्वनियां सुनने की क्षमता वाला यन्त्र खोपड़ी के भीतर फ़िट है, जो आसानी से दुर्घटनाग्रस्त नहीं होता, फिर भी ज़ोर से नाक छिनकने या कान कुरेदते समय परदे पर नुकीली या कठोर चीज़ चुभ जाने से अंशतः प्रभावित होता है। अतः अपनी त्रुटियों से आप ही अपने इन महत्त्वपूर्ण अंगों को हानि पहुंचा सकते हैं।

व्यायाम की विधियां

सिर में गरदन, नेत्र, दांत, जीभ के कुछ सरल व्यायाम इस शीर्षक के अन्तर्गत बताये जायेंगे। इन विधियों का प्रयोग दैनन्दिन कार्यों के बीच, कभी भी या कहीं भी कर सकते हैं। मानसिक तनाव व अनिद्रा से मुक्ति के लिए थोड़ी गहरी समझ और थोड़ा-सा ध्यान का अभ्यास कर लें। थकान मिटाने, बढ़े हुए रक्तदाब (High Blood Pressure) को सामान्य बनाने और थोड़ी-सी देर में पर्याप्त विश्राम की कला भी इन्हीं विधियों के अन्तर्गत समझाने का प्रयास किया जा रहा है।

आप अब तक लगभग आधी पुस्तक पढ़ चुके हैं। 'योग' विषय जटिल है। यान्त्रिक क्रिया है, मानसिक विकास है, साथ ही आत्मा के द्वार तक ले जाता है। अतः कुछ क्लिष्ट तो होगा ही। फिर भी सरल-से-सरल विधि से इसकी कठिनाइयां जितनी अधिक हल कर सकता था, मैंने कर दी हैं। यदि अभी भी आपके मन में कोई शंका शेष हो अथवा कुछ और प्रश्न आपके मन में उठ खड़े हों, तो कृपया पत्र द्वारा या स्वयं आकर पूछ लें। आपकी समस्या हल कर मुझे प्रसन्नता होगी।

शिष्य की पात्रता ही तो गुरु को मुग्ध करती है।

गरदन का व्यायाम—आप चाहें तो इसे 'ग्रीवासन' भी कह सकते हैं। सिर और धड़ को जोड़ने वाली जो पेशीय संरचना है, उसे गरदन या ग्रीवा कहते हैं। इस गरदन में से होकर रीढ़ की हड्डी, श्वासनली और भोजननली गुज़रती है। रात को जो लोग काफ़ी ऊंचा तकिया लगाकर सोते हैं, उनकी रीढ़ के गरदन वाले गुरियों के प्राकृतिक अन्तर में खिंचाव पैदा हो जाने से उन्हें गरदन घुमाने में अथवा हाथों में तकलीफ़ हो जाती है। जब काफ़ी दिनों तक यह तकलीफ़ बनी ही रहती है या अधिक ही कष्ट होने लगता है तब वे डॉक्टर के पास जाते हैं या गरदन की बैल्ट बांधते हैं।

गरदन की मांसपेशियों, नस-नाड़ियों तथा रीढ़ के गुरियों में लोच बनाये रखने के लिए आप कहीं भी निम्न विधियों से व्यायाम कर उन्हें सक्रिय और सक्षम रख सकते हैं।

अभ्यास क्रम–1—किसी भी आसन में, किसी भी समय, किसी भी स्थिति में आप ये अभ्यास कर सकते हैं। इसमें कोई प्रतिबन्ध नहीं है।

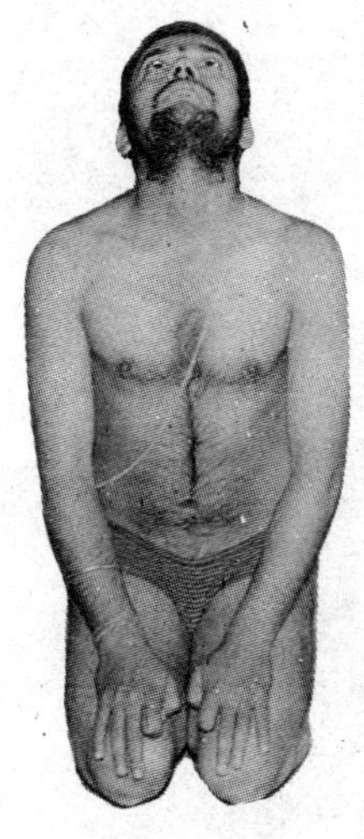

चित्र–4

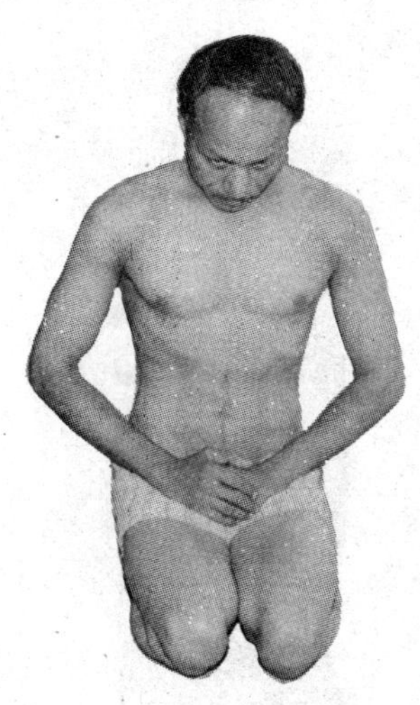

चित्र–3

कमर के ऊपर का भाग बिलकुल सीधा रखते हुए, गरदन कड़ी करके, छाती की ओर इतना झुकायें कि आपकी ठोढ़ी (हंसुली की अस्थियों के बीच बने गड्ढे पर) छाती को छूने लगे। इस स्थिति में श्वास को भीतर ही रोके रखें। सांस छोड़ते

समय गरदन सीधी करें।

अभ्यास क्रम–2—प्रथम अभ्यास की पूर्णता के तत्काल बाद ही, गरदन की मांसपेशियों में कड़ापन रखते हुए व श्वास भरते हुए, धीरे-धीरे गरदन को पीठ की ओर इतना ले जायें कि सिर का अधिक-से-अधिक पिछला हिस्सा पीठ को छूने लगे। जब तक रुक सकें, रुकें।

अभ्यास क्रम 1 और 2 को मिलाकर एक ही क्रम में भी कीजिये। ये अभ्यास गरदन की मांसपेशियों में खिंचाव उत्पन्न कर तथा मांसपेशियां बिलकुल शिथिल छोड़कर, दोनों प्रकार से कीजिये। श्वास क्रम उपर्युक्तानुसार ही रखिये।

अभ्यास क्रम–3—अब श्वास क्रम का बन्धन नहीं है। फिर भी यदि व्यायाम के नाम पर थोड़ा-सा प्राणायाम भी कर लेने की मर्ज़ी हो तो सिर झुकाते समय सांस छोड़ें तथा पुनः सिर को सीधी स्थिति में लाते समय धीरे-धीरे भरपूर सांस भरते जायें।

पहले अभ्यास की तरह कमर के ऊपर का भाग (रीढ़) सीधा रखें। कन्धे नीचे की ओर झुके रहें। अब गरदन की मांसपेशियों में कड़ापन रखते हुए सिर को बायीं ओर इतना झुकायें कि बायां कान बायें कन्धे से दबने लगे। स्मरण रखें, कन्धा बिलकुल ऊपर न उठने पाये, बल्कि गरदन को यथासम्भव झुकाकर कन्धे पर रख दें।

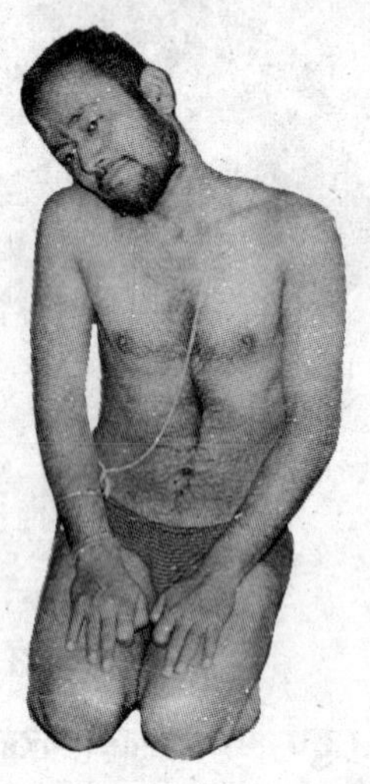

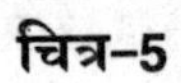

चित्र–5

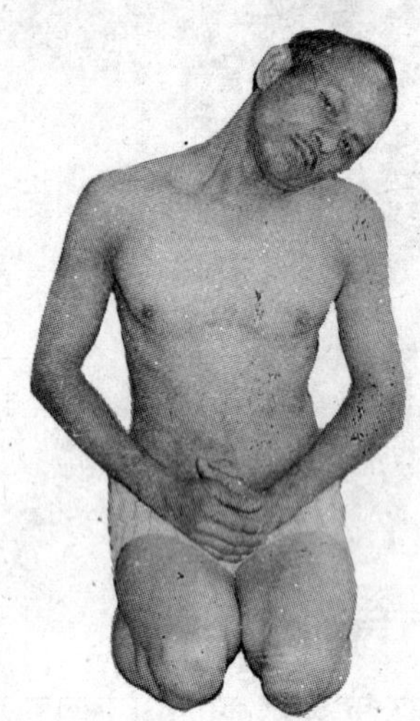

चित्र–6

अभ्यास क्रम–4—इस बार भी रीढ़ सीधी रखते हुए, कड़ी मांसपेशियां कर, गरदन को धीरे-धीरे दाहिनी ओर इतना झुकायें कि दाहिने कान और कनपटी का बोझ कन्धे को दबाये।

अभ्यास क्रम–5—अब अभ्यास क्रम 3 और 4 की विधि को मिलाकर, बीच में विलम्ब किये बिना ही गरदन को एक ही क्रम से बायें और दाहिने झुकाइये। यही क्रिया मांसपेशियों को बिलकुल शिथिल रखते हुए बार-बार कीजिये। कन्धों का बराबर ध्यान रखिये कि वे ज़रा भी ऊपर उठकर कानों को स्वयं ही छूने का प्रयास न करने लगें, बल्कि अधिक नीचे झुकते हुए कानों को ही पूर्णतः स्पर्श हेतु आमन्त्रित करें।

अभ्यास क्रम–6—इस बार आपको पहले चारों अभ्यास मिले-जुले रूप में करने हैं। यह अभ्यास भी गरदन की मांसपेशियों में पर्याप्त तनाव बनाकर तथा बिलकुल शिथिल छोड़ कर करने हैं। स्मरण रखें कि यह पूरी-पूरी क्रियाएं बायें से दाहिनी ओर को तथा दाहिनी ओर से बायीं ओर को सिर झुकाते हुए ही की जायेंगी।

यह अभ्यास सीधे बैठकर अथवा सीधे खड़े होकर ही करें, तो अधिक लाभदायी होगा। पीठ की ओर किसी प्रकार सहारा न लें। पीठ, दीवार अथवा कुरसी के टिकने वाले भाग से पर्याप्त दूर रहे, ताकि जब गरदन पीठ की ओर झुकायें, तो कोई बाधा या रुकावट न हो।

कमर के ऊपर का भाग बिना तनाव के बिलकुल सीधा रखा जाये, परन्तु गरदन की मांसपेशियों में तनाव हो। पहले गरदन को सामने झुकायें। हंसुली के गड्ढे में ठोढ़ी धंसे। ध्यान रखें कि ऐसा करते समय ऊपर-नीचे की दन्तपंक्तियां आपस में सटी रहें। अब गरदन को धीरे-धीरे दाहिने कन्धे की ओर इस प्रकार झुकाते जायें कि कन्धा ऊपर उचकाये बिना ही दाहिनी कनपटी कन्धे को स्पर्श कर दबाव दे सके। अब गरदन और सिर के पृष्ठ भाग को पीठ की ओर झुकाकर पीठ से स्पर्श करायें। उसके बाद बायीं कनपटी, बायें कन्धे को दबाती हुई आगे की ओर पूर्ववत् स्थिति में आ जाये। यह अर्द्ध चक्र हुआ।

अब जिस ओर से जिन-जिन स्थितियों में गरदन घुमाई गयी थी, ठीक उसकी विपरीत ओर से घुमाई जाये, पहले बायीं कनपटी, बायें कन्धे से सटती हुई, पीठ की ओर से दाहिने कन्धे से सटती हुई पूर्ववत् स्थिति में सामने आकर ही रुके। यह पूर्ण चक्र है।

मांसपेशियों में तनाव बनाकर गरदन घुमाने से सभी नस-नाड़ियों में भी पर्याप्त खिंचाव बनता है। अतः कुछ थकान-सी आ जाना स्वाभाविक है। जो पेशियां या नस-नाड़ियां विशेष सक्रिय नहीं रहतीं, वे तनाव सहित अभ्यास करने

से खिंचने के कारण दर्द भी पैदा कर देती हैं। अतः इन्हें विश्राम देने के लिए ही, बिना तनाव के एकदम शिथिल अवस्था में गरदन को इसी क्रम से घुमाकर आराम देना ज़रूरी है।

दांतों का व्यायाम—दांतों की दो पंक्तियां होती हैं। ऊपरी दन्तपंक्ति स्थिर जबड़े से तथा निचली दन्त पंक्ति घूमने वाले जबड़े से सम्बद्ध होती है। अतः निचले जबड़े को कड़ा करके दायें-बायें, ऊपर-नीचे, गोल-गोल घुमाकर इसकी सभी मांसपेशियों को सक्रिय बना लें।

दांतों को स्वस्थ और दीर्घायु बनाने के लिए आपको एक विशेष रहस्य बताया जा रहा है। यदि आप यह आदत अपनी दिनचर्या में शामिल कर लें, तो मृत्यु-पर्यन्त आपके दांत आप का साथ देंगे। आप अपनी आयु के वृद्धों की तुलना में जवान बने रहेंगे। खोपड़ी के ऊपरी भाग में स्थित होने से ऊपरी दन्तपंक्ति का सम्बन्ध आंखों और कानों से भी है। अतः एक की अस्वस्थता दूसरे को प्रभावित न कर सके, इसलिए भी रोकथाम ज़रूरी है।

मल-मूत्र मार्गों पर प्रत्यक्ष में कोई रुकावट या तालाबन्दी नहीं है। फिर भी अनचाहे, मल-मूत्र बाहर तो नहीं निकल पाता न? हां, मूत्र-त्याग के समय मल निकलना सहज अवश्य हो जाता है। इसी प्रकार मल-त्याग के समय मूत्र निकल आना सहज बात है। मलद्वार और मूत्रद्वार को अवरुद्ध या प्रशस्त करने के लिए हमारे शरीर में एक विशेष प्रकार की पेशीय व्यवस्था है। इस व्यवस्था का नियन्त्रण करने वाली चेतना ही दांतों के ऊपर से (मसूढ़ों में स्थित एन्ज़ाइम ग्रन्थियां) एक विशेष रस गिरा सकती है, जो दांतों को नीरोग तथा मज़बूत रखने के लिए अत्यावश्यक है।

यह एन्ज़ाइम (रस-तत्त्व) तभी निकल सकता है जब मल-मूत्रत्याग करते समय ऊपर-नीचे की दन्तपंक्तियों को आपस में भींच कर रखा गया हो।

शायद आपने देखा हो कि कई जनेऊधारी व्यक्ति मल-मूत्र के समय अपना जनेऊ कानों पर टांगे रहते हैं। जब तक जनेऊ कान पर होता है, वे बात नहीं करते, भले ही ये जनेऊधारी ऐसा करने के पीछे छिपे रहस्य को न जानते हों। आप तो जान ही लीजिये। वास्तव में जनेऊ तो उस संकल्प का स्मरण दिलाने भर को है। दांत-पर-दांत जमाये रखने का संकल्प दांतों के हित में लिया गया है। अतः इस स्थिति में बात की ही कैसे जा सकती है?

याद रखिये, दांतों का सही व्यायाम केवल उपर्युक्त विधि ही है और यह विधि सिर्फ मल-मूत्र त्याग के समय ही सम्पन्न की जा सकती है।

दांतों की सफ़ाई व मसूढ़ों की मालिश करना भी आवश्यक है। इससे बोलते-हंसते समय जब आप दूसरों को अपने दांत दिखाने को विवश होते हैं,

उस समय अस्वच्छ दांत और कटे-फटे मसूढ़े आपके व्यक्तित्व को फीका कर देंगे। अतः मसूढ़ों की मालिश अंगुली से, सुबह-शाम करना न भूलें। भोजन करने अथवा कुछ खाने के बाद जब भी पानी पी रहे हों, तब दांतों की सफ़ाई और मसूढ़ों की मालिश करना न भूलें।

बेचारी जीभ—बड़ी मुलायम, ग़ज़ब की चपल और सक्रिय, बोलने और स्वाद तथा रस-बोध कराने में माहिर, फिर भी क्रूर-कठोर दांतों के पहरे में रहने को मजबूर है। ये दांत इस बेचारी जीभ को हर क्षण पीस देने, घायल कर देने को व्याकुल रहते हैं। घायल करते भी रहते हैं, फिर भी बेचारी अपने कर्तव्य नहीं भूलती। आतंक और कष्टों में रहकर भी अपनी चपलता नहीं छोड़ती। कर्तव्यों से विमुख नहीं होती। यही तो 'योग' का रहस्य है।

वैसे तो जीभ दिन-रात श्रम करती है। शीघ्रता से तरह-तरह के व्यायाम और योगासन करती है। इसीलिए केवल इसके लिए ही 'योग' ने कोई नया व्यायाम निर्धारित नहीं किया है। फिर भी आप तो जानते हैं कि श्रम और विश्राम का सम्यक् सन्तुलन ही योग है। अतः योग इस श्रमजीवी जीभ के लिए विश्राम की व्यवस्था अवश्य ही करेगा।

विश्व के सभी धर्मों ने अध्यात्म और योग का समन्वय अपने-अपने ढंग से करने का प्रयास किया है। हिन्दू धर्म के 'आयुर्वेदः' नामक वेद ग्रन्थ ने तो 'स्वास्थ्य' शब्द को केवल शरीर तक ही सीमित कर दिया है। वह कहता है—"शरीरमाद्यं खलु धर्म साधनं।" सच है, जब शरीर ही न रहेगा तो धर्म की साधना भला कौन करेगा? भला व्याकुल या बीमार शरीर किसी भी प्रकार की साधना एकाग्रता और निष्ठा से कैसे करेगा? अतः शरीर और शरीर का एक-एक अंग स्वस्थ होना चाहिये। नाक, कान, आंख और जीभ तो शरीर के बहुत ही मूल्यवान् और नाज़ुक अंग हैं। इनका ध्यान तो सबसे अधिक रखिये।

विश्व के सभी उन्नत धर्मों और शरीर विशेषज्ञों ने 'जीभ' के विश्राम का भरपूर समर्थन किया है। आप तो जानते हैं कि जीभ भोजन को अच्छी तरह चबाने व पाचक रसों से उसे गीला बनाकर आंतों में ठेलने का श्रम बड़ी लगन से करती है। आपको बोलने या हर सम्भव ध्वनियां निकाल सकने योग्य बनाने में तो जीभ की कोई तुलना ही नहीं है। अतः ऐसी निष्ठावान् और सतत श्रमशील जीभ को उचित विश्राम देना हमारा प्राथमिक और अनिवार्य कर्तव्य होना चाहिये।

जीभ को माह में एक-दो बार ही विश्राम दे दें तो वह सन्तुष्ट और स्वस्थ रह सकती है। इसे विश्राम देने की केवल दो ही विधियां कारगर हुई हैं, वे हैं—'उपवास' और 'मौन'। न खाइये और न बोलिये। बस, आपका स्वास्थ्य (पाचन प्रणाली) बहुत अच्छा रहेगा। माह में एक-दो बार सम्पूर्ण 'मौन' साधना

कीजिये। पाचन क्रिया का सन्तुलन आपके शरीर को आकर्षक और स्वस्थ रखेगा। 'वाणी का सन्तुलन' आपको सम्मोहन और प्रतिष्ठा प्रदान करेगा।

नाक, कान और गला—आधुनिक चिकित्सा ने नाक-कान-गला विशेषज्ञ प्रदान किये हैं। योग ने भी इन अंगों की सुरक्षा और स्वास्थ्य के लिए मार्ग निर्धारित किये हैं। मैं अपनी पुस्तकों में इनका विस्तृत मार्गदर्शन दूंगा।

आंखों का व्यायाम—आंखों की संरचना व पुतलियों का संचालन कुछ अलग प्रकार का है। पलकों के अन्दर पुतलियां चारों ओर स्वतन्त्रतापूर्वक घूम सकती हैं। इनके स्वतन्त्र और सक्षम संचालन के लिए पुतलियों की तरलता बहुत आवश्यक है। टकटकी लगाकर एक ही ओर देखते रहने से या पलकों का झपकना बन्द रखने से पुतलियों का गीलापन सूख जाता है। फलस्वरूप आंखों में जलन और तनाव महसूस होने लगता है। इस तनाव से अश्रुग्रन्थियां अधिक जलीय तत्त्व बहाने लगती हैं। पूरी आंख की पुतलियों पर फैलने वाली पलकें चूंकि स्थिर रखी गयी हैं, अतः वह जलीय तत्त्व पलकों में इकट्ठा होकर आंसू के रूप में गालों पर बह जाता है। यह प्राकृतिक सुरक्षा व्यवस्था है। अतः हम आंखों की इस प्राकृतिक व्यवस्था से छेड़छाड़ न कर आंखों को स्वस्थ रखें।

वैसे तो आंखों की पुतलियां निरन्तर कार्यरत रहती हैं। नींद में सोते हुए किसी भी व्यक्ति की बन्द पलकों का ध्यान से अवलोकन कीजिये। यदि वह व्यक्ति स्वप्न

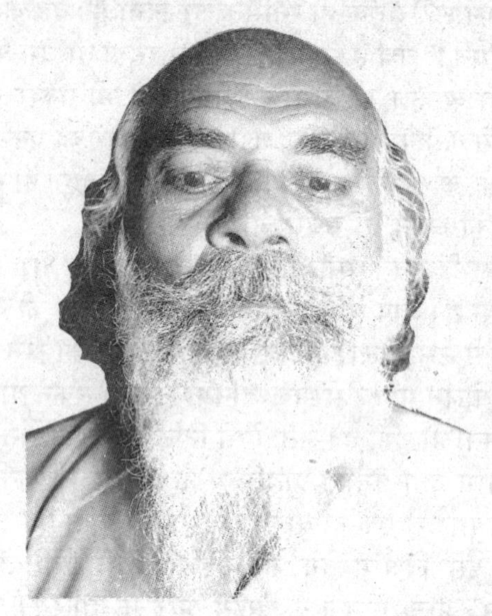

चित्र–7

देख रहा है तो उसकी पुतलियों की चंचलता, उस व्यक्ति की बन्द पलकों में से भी आसानी से देखी जा सकती है; परन्तु इस श्रम से अथवा दिन-भर के कार्य से आंखें थकती नहीं हैं, क्योंकि साधारण कार्यों में आंखें सीमा से भी कम कार्य करती हैं। अतः आंखों के कतिपय रोगों या क्षमता में कमी आने पर अथवा आंखों को अधिक स्वस्थ बनाये रखने के लिए नेत्रों का व्यायाम और विश्राम ज़रूरी है।

विधि क्रम–1—किसी भी सहज आसन या सुखासन में सीधे बैठ जाइये। कमर के ऊपर का पूरा शरीर प्राकृतिक दशा में बिलकुल सीधा रखिये। आपका सिर भी सीधा और सहज ढंग से स्थिर हो। स्मरण रखें कि वह दृश्य के साथ इधर-उधर घूमने न पाये।

अब बिना गरदन झुकाये, नासिका के अग्र भाग पर अथवा छाती या पेट पर के किसी बिन्दु को निश्चित कर लें। ऐसा करने में नेत्रों की पुतलियों की ऊपरी पेशियों और नस-नाड़ियों पर पूरा खिंचाव अवश्य बनना चाहिये।

अब गरदन को बिना ज़रा भी ऊपर उठाये, अपने सिर के ऊपर, छप्पर के किसी ऐसे बिन्दु को निश्चित कीजिये, जिसे देखने में नेत्रों की निचली पेशियों और नस-नाड़ियों पर पर्याप्त खिंचाव पड़ता हो।

त्राटक और सम्मोहन विज्ञान की खोज है—दृष्टि सदैव ही चमकीली व रंगीन वस्तुओं की ओर शीघ्र आकर्षित होती है। अतः आप अपनी सुविधा के लिए, किसी

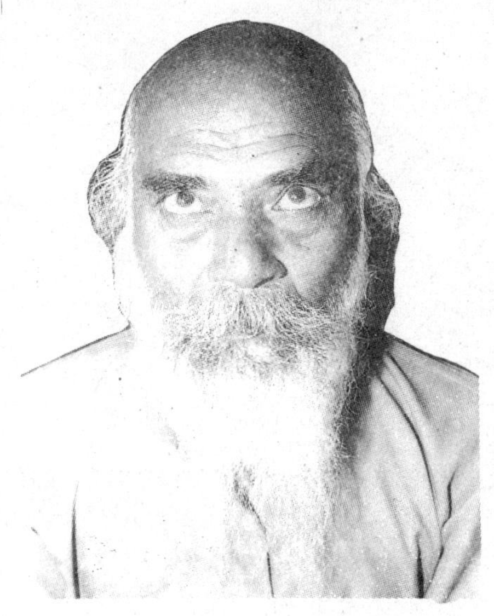

चित्र–8

छोटी व चमकीली वस्तु को, अपने किसी भी हाथ से पकड़कर, हाथ पूरा आगे फैलाकर दृष्टिपथ के सम्मुख लायें। हाथ तना हुआ और दूर रखते हुए धीरे-धीरे ऊपर ले जायें। स्मरण रहे—उस चमकीली वस्तु के साथ-साथ, आपकी केन्द्रित पुतलियां भी ऊपर उठती जायें। गरदन ज़रा भी न उठे, सिर्फ़ पुतलियां ही ऊपर उठती जायें। साथ ही, दृष्टि के अन्तिम व ऊपरी बिन्दु तक पहुंचते-पहुंचते नस-नाड़ियों में पर्याप्त खिंचाव आ जाये।

क्रम से एक बार दृष्टि धीरे-धीरे ऊपरी बिन्दु को देखे, तत्काल बाद दृष्टि धीरे-धीरे नीचे की ओर लौटे तथा निचले निश्चित बिन्दु को देखे। यही क्रम कम-से-कम छः बार दोहराइये। थोड़ी देर पलकें बन्द रखकर, दोनों हथेलियां आपस में रगड़कर गरमी उत्पन्न करें तथा इसी गरमी से बन्द पलकों को हलका स्पर्श देकर गरमी पहुंचा दें। नेत्रों तथा उसकी नस-नाड़ियों को विश्राम देने का यही उत्तम तरीक़ा है।

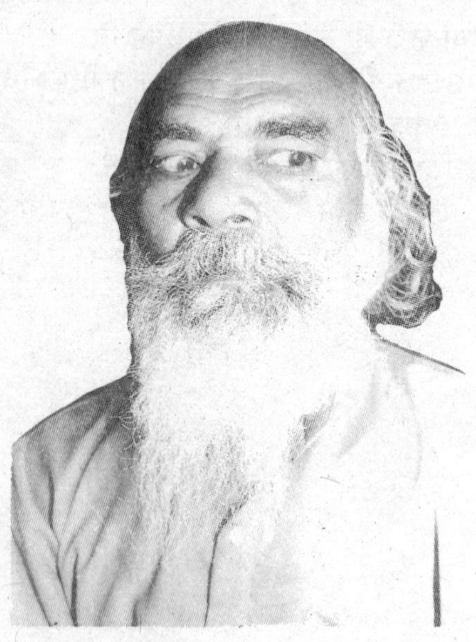

चित्र–9

विधि क्रम–2—कमर से ऊपर का भाग तथा सिर सीधा रहे। सिर्फ़ (आंखों की पुतलियां) दृष्टि बायीं ओर को घूमे। अपने बायें बाज़ू के जितना पीछे तक देख सकना सम्भव हो, वहां कहीं भी, कोई बिन्दु निश्चित कर लें। गरदन ज़रा भी न घूमे, केवल दृष्टि ही घूमे, यह बात स्मरण रखें।

अब अपनी दृष्टि को यथासम्भव उतना दाहिनी ओर घुमावें, जिससे अधिक घुमा सकना सम्भव ही न हो। इस ओर भी कोई बिन्दु निश्चित कर लें।

अब आपके पास ऊपर, नीचे, दायें, बायें चार बिन्दु हैं। इन पर ही अपनी दृष्टि केन्द्रित करते हुए पुतलियां क्रमशः स्थिर रखनी हैं।

विधि क्रम-3—इस अभ्यास में आपको सबसे पहले नीचे वाले बिन्दु पर दृष्टि केन्द्रित करनी है। पुतलियों को गोल घुमाव देते हुए बायीं ओर, ऊपर, दाहिनी ओर से घुमाते हुए, समस्त निश्चित बिन्दुओं को देखते हुए पुनः दृष्टि नीचे वाले बिन्दु पर ले आइये। अब इसी क्रम से, जल्दी-जल्दी उन्हीं बिन्दुओं को देखिये।

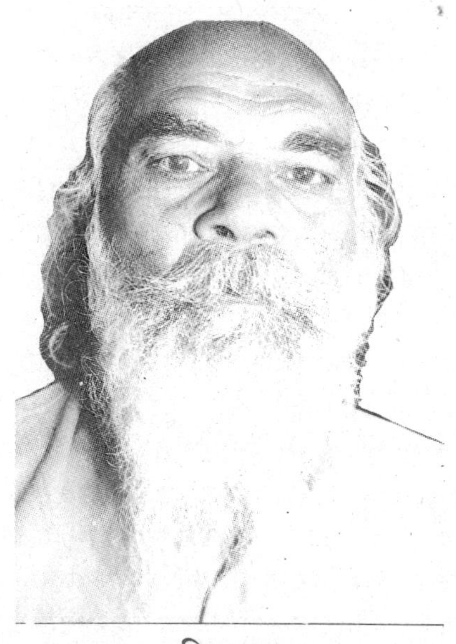

चित्र-10

कम-से-कम छः बार एक ही दिशा से आंख की पुतलियां गोल-गोल घुमायें।

थोड़ी देर आंखें बन्द कर, हथेलियों के हलके स्पर्श से नेत्रों को विश्राम दीजिये। पुनः आंखें खोलकर विपरीत दिशा का अभ्यास भी छः बार करें।

इस बार दृष्टि ऊपरी बिन्दु पर टिकायें। बायें ओर का बिन्दु, नीचे का बिन्दु, दाहिनी ओर का बिन्दु दृष्टिपथ में लाते हुए ऊपर के बिन्दु तक लौट आयें। इसी क्रम से, परन्तु जल्दी-जल्दी उलटे क्रम में पुतलियां घुमायें। यह सदैव स्मरण रखें कि आपकी सिर्फ़ दृष्टि ही घूमे, गरदन ज़रा-सी भी न घूमे।

विधि क्रम-4—पूर्ववत् सीधे ही बैठें। अपना दाहिना हाथ सामने की ओर फैलाइये। मुट्ठी बांधकर, अंगूठा ऊपर की ओर तना हुआ उठाइये। इस अंगूठे के

नाख़ून को आंखों की सीध में रखकर, इस पर अपनी दृष्टि केन्द्रित कर दीजिये। धीरे-धीरे अंगूठे का नाख़ून नाक के समीप लाइये। इतना समीप लायें कि अंगूठा दोनों आंखों के मध्य बिन्दु की ओर आकर रुके। दृष्टि हर स्थिति में नाख़ून पर ही केन्द्रित रहे।

अंगूठा आंखों के समीप लाकर, फिर वापस दूर ले जायें, फिर समीप ले आयें। यह क्रिया भी कम-से-कम छः बार अवश्य ही दोहरायें।

नेत्रों की देखभाल—किसी सीधी चोट, तीव्र प्रकाश की चकाचौंध या कम प्रकाश में आंखों पर विशेष ज़ोर डालकर पढ़ना या काम करना तथा आंख में सूक्ष्म रेत के कण या कचरा जाने देने से हमेशा बचाव करना चाहिये। यदि आप हमेशा ही सावधान रहना सीख लें (योग का मूल उद्देश्य भी सतत चेतना ही है), तो आपकी आंखें अधिक स्वस्थ रह सकती हैं। तीखा, तेज़, अधिक गरम अथवा अधिक खट्टा पदार्थ भोजन के रूप में लेते हैं, तो आंखों में आंसू आ जाना अथवा सूजन हो जाना एक प्राकृतिक व्यवस्था है। अतः शरीर की प्रकृति तथा सहनशीलता पर इनता घोर अत्याचार नहीं करना चाहिये। यही संयम है।

आंखों को स्वस्थ्य रखने के लिए, नेत्रों की सफ़ाई करते रहना चाहिये। आंखों में प्राकृतिक तरलता बनाये रखने के लिए पलक झपकने की प्राकृतिक व्यवस्था से विशेष छेड़छाड़ न करें। अनावश्यक रूप से चश्मा लगाकर, आंखों को शुद्ध हवा से वंचित मत कीजिये। तेज़ धूप अथवा यान्त्रिक चकाचौंध से बचने के लिए हानिरहित लेंस वाले चश्मों का सीमित उपयोग ही कीजिये।

उत्तम स्वास्थ्य के नियम—प्रतिदिन प्रातः बिस्तर छोड़ते ही, दोनों हथेलियां, आंखों से लगभग एक फ़ुट या तीस सेण्टीमीटर दूर सामने फैलाकर उनकी रेखाओं का अवलोकन कीजिये। थोड़ी देर बाद दोनों हथेलियों को आपस में रगड़कर बन्द पलकों पर रखिये। इन्हीं हथेलियों से पूरा चेहरा इस प्रकार सहलाइये कि चमड़ी के नीचे रक्त का बहाव सामान्य हो जाये। अब हथेलियों से ही बालों को संवारते हुए विनम्र भाव से बिस्तर छोड़ दीजिये।

ताज़ा-स्वच्छ जल लेकर पहले मुंह में कुल्ला भरिये। इस पानी से आपके गाल भरपूर फूल रहे हों। अगली अंगुली से दांतों तथा मसूढ़ों की चिपचिपाहट को रगड़कर छुड़ायें। मुंह का पानी बाहर गिरा दें। जीभ की सफ़ाई भी दो अंगुली से कर कुल्ले कर लें। अब मुंह में पुनः इतना स्वच्छ जल भरें कि गाल भरपूर फूल जायें। पानी न तो गुटकें और न मुंह से बाहर निकालें। इसी स्थिति में आंखों की पलकों को पूरी तरह उघाड़कर, लोटे के साफ़ जल से छः-छः चुल्लू पानी से आंखों पर छींटे मारकर सफ़ाई कीजिये। आपकी दृष्टि तीव्र और आंखें नीरोग रहेंगी।

इस क्रिया के तुरन्त बाद स्वच्छ-ताज़ा जल, लगभग एक लीटर, दांत भींचे हुए, सुरककर पी जायें। ब्रश आदि इसके बाद इत्मीनान से करते हुए लगभग आधा घण्टे तक खुली हवा में टहलें। चाहें, तो चलते-फिरते रहने का कोई काम करते रहें। चाहें, तो पेट और कमर के हलके-फुलके व्यायाम करें।

भरपूर दबाव महसूस होने पर शौचालय जायें। यदि पेट ठीक ढंग से साफ़ न होने की शिकायत रहती हो तो कुछ देर बाद आप और पानी भी पी सकते हैं। शौच सहज और मुलायम होने से और भी अनेक रोगों में लाभ होगा।

जिनका पेट बढ़ा हो, शौच कड़ा या अनियमित हो अथवा शरीर पर अनावश्यक चर्बी हो, तो वे प्रातः ख़ाली पेट, गरम पानी में नमक और नीबू का रस (स्वाद के अनुसार) मिलाकर, लगभग एक लीटर मात्रा में, यदि एक-दो माह नियमित रूप से पिया करें, तो उन्हें आश्चर्यजनक लाभ पहुंचेगा। ऐसे लोग ज़मीन के अन्दर पैदा होने वाली सब्ज़ियां (आलू, प्याज़, मूली, सकला, घुइयां आदि) खाना बिलकुल बन्द कर दें। यदि खायें भी तो रात या शाम के भोजन में इन्हें कदापि न खायें, क्योंकि रात्रि भोजन में ज़मीन के अन्दर पैदा होने वाली सब्ज़ियां खाने वाले लोग गैस, मोटापा, आलस्य व पेट के रोगों से ग्रसित होते ही रहते हैं। ऐसे लोग कीटाणुजनित रोगों के संक्रमण से बचने की क्षमता खो बैठते हैं तथा शरीर में पैदा होने वाले रस-तत्त्वों की मात्रा से वंचित हो जाते हैं। जीवन की ख़ुशियां चिकित्सकों के यहां गिरवी हो जाती हैं।

स्नान करते समय, शरीर के एक-एक अंग की रगड़कर मालिश कर लेना ही स्नान है। यह मालिश पानी से ही करनी चाहिये। सिर पर गरम पानी डालकर स्नान कभी न करें, भले ही ठण्ड का मौसम क्यों न हो। सिर प्रत्येक मौसम में ठण्डे पानी से ही धोयें। बाक़ी शरीर पर भले ही गरम जल डालें। बालों की सुरक्षा के लिए सिर पर रोज़-रोज़ साबुन न लगायें। शैम्पू का प्रयोग भी हानिकारक है। मिट्टी और छाछ से बाल साफ़ करना सर्वोत्तम है। धूप तथा कड़ी ठण्ड में सिर और कान ढांककर ही रखें।

वस्त्र, फ़ैशन के लिए नहीं, बल्कि अपनी शारीरिक सुरक्षा तथा काम की सुविधा के अनुसार ही पहनिये। वस्त्रों से शरीर जहां-जहां जकड़ेगा, वहां-वहां की चमड़ी शुद्ध वायु और रक्त संचार की कमी से अस्वस्थ और निर्जीव रहेगी, अतः वहीं-वहीं चर्म रोग भी पैदा होंगे। कम और ढीले वस्त्र ही स्वस्थ रखेंगे।

कोई भी नशीले पदार्थ, तम्बाकू खाना या धूम्रपान करना, तीखे या चटपटे मसालेयुक्त भोज्य पदार्थ, मांस-मछली, अण्डा आदि उपयोग में न लायें। यदि लायें भी तो कम-से-कम मात्रा में। इनकी अधिक मात्रा लिवर, अग्नाशय और गुर्दों (किडनी) को शनैःशनैः प्रभावित कर अक्षम कर देती है। अतः इन हानिकर

वस्तुओं का प्रयोग अपनी आदत कदापि न बनने दें। दिखावे अथवा सामाजिक दबाव में भी इन वस्तुओं से बचने वाला व्यक्ति ही प्राकृतिक और मानवीय सुखों का स्वामी रहेगा।

सबसे अन्तिम बात भी स्मरण रखें—श्रम या व्यायाम प्रतिदिन नियमित रूप से करें। शुद्ध और स्वच्छ हरियाली वाले स्थानों पर ख़ूब गहरी सांसें लें। यदि प्रातःकाल सन्तुलित योगासन व प्राणायाम नियमित रूप से करें, तो इससे बड़ा स्वास्थ्य और सक्षमता का बीमा दूसरा कोई नहीं हो सकता। भले ही इसके लिए आपको अपना स्वास्थ्य-क्लब क्यों न स्थापित करना पड़े। कई लोगों की उपस्थिति से यह नियम बना रहेगा।

*

कुछ अन्य यौगिक क्रियाएं

योगासन और प्राणायाम के साथ ही मन की एकाग्रता तथा आत्मविश्वास जगाने के लिए, जो क्रियाएं यहां दी जा रही हैं, उनमें 'योग' का समावेश है। पाठकगण इनका विरोध भी कर सकते हैं। अतः मन्त्रों के स्थान पर अपने ही धर्म का कोई मन्त्र, आयत, श्लोक या वचन का उपयोग कर सकते हैं। इन्हें प्राणायाम की विधि के अनुसार लय (स्वर का आरोह-अवरोध-विराम) दे सकते हैं।

निष्ठा—अपने विश्वास, श्रद्धा और मान्यता के अनुरूप संक्षिप्त-सा मन्त्र चुन लीजिये। पूरी तन्मयता के अनुसार इस मन्त्र का सस्वर पाठ कीजिये। यदि आप किसी भी धर्म को नहीं मानते हैं तब भी आप कुछ तो गुनगुना ही सकते हैं, वही गुनगुनाइये।

इस पुस्तक के प्रारम्भ में ही 'स्वास्थ्य' का अर्थ बता दिया गया है। 'स्व' में स्थित होना ही 'स्वस्थ' होना है। आत्मा ही 'स्व' है। आत्मा के सिवाय इस संसार की समस्त वस्तुएं 'पर' हैं, परायी हैं। परायी (दूसरों की) वस्तुओं से प्रीति, अनुगमन, आकांक्षा ही मनुष्य की ग़ुलामी का कारण बनती है, उसे ग़ुलाम बना लेती है। चूंकि यह ग़ुलामी या परतन्त्रता आपने ही चुनी है, अतः कोई दूसरा आपको कैसे इससे छुड़ा सकता है? जो व्यक्ति अपने आपका ही स्वामी नहीं है, उसमें कैसी निष्ठा, कैसा विवेक?

'मन्त्र' वह शक्ति है जो विवेक तथा आत्मा को दासताओं से मुक्त कर, मानव को 'स्वनिर्भर' और 'स्वतन्त्र' बनाती है। आत्मनिष्ठ होना ही सच्ची निष्ठा है।

भय, आकर्षण, अनुगमन, अहंकार और द्वेष ही 'आत्मा' को गंवाते हैं। अतः यदि आप इनके वशीभूत हैं तो अन्य के साथ आपका व्यवहार या आचरण 'कटु' होगा। व्यवहार की इस कटुता से बचते हुए आत्मा की रक्षा करना ही सच्ची निष्ठा है, सदाचरण है। यही श्रेष्ठ है और इस श्रेष्ठता को पाने के लिए 'मन्त्र' के माध्यम से आत्मा की अन्तर्यात्रा कीजिये।

एकाग्रता—स्मरण रखिये कि मन्त्र आपका लक्ष्य नहीं, वरन् केवल मार्ग है। मन्त्र के माध्यम से आपको आत्मा का साक्षात्कार करना है। अतः विश्वास और

निष्ठा से चलते हुए 'लक्ष्य' तक पहुंचना ही आपका इष्ट है। मन्त्र तो कुछ शब्दों और ध्वनियों का समूह है। इस समूह की धक्का-मुक्की सहन करते व समझते हुए 'लक्ष्य' की यात्रा पर बढ़ते जाना ही, सतत लक्ष्य का ध्यान करते हुए बढ़ते चले ही जाना एकाग्रता है। अब आप समझ गये होंगे कि एकाग्रता और ध्यान दोनों शब्दों के अर्थ अलग-अलग हैं। एकाग्रता का अर्थ है 'क्रिया' करते जाना और ध्यान किया नहीं जाता, ध्यान में तो 'हुआ' जाता है।

'कार्य' चाहे सांसारिक वस्तु प्राप्त करने का हो अथवा आध्यात्मिक लक्ष्य की प्राप्ति का हो, दोनों की सफलता के लिए 'एकाग्रता' ही विधि है। सांसारिक लक्ष्यों की प्राप्ति के लिए ईमानदारी और बेईमानी को परिभाषित करना सामाजिक नीति है। आध्यात्मिकता में यह नीति कोई अर्थ नहीं रखती। इस क्षेत्र में पाखण्ड के लिए कोई भी उपलब्धि का विधान नहीं है।

पाखण्ड के मार्ग से आप 'धर्मात्मा' भले मान लिये जायें, परन्तु आप 'धर्ममय' नहीं हो सकते। अतः ध्यान और एकाग्रता का स्पष्ट अर्थ ही लें।

साहस—निर्भीक व्यक्ति ही साहसी हो सकता है। किसी भी प्रकार के भय से ग्रस्त मनुष्य धूर्तता और पाखण्ड तो कर सकता है, निर्भीक नहीं बन सकता। बिना साहस के सांसारिक वस्तुएं भले ही प्राप्त हो जायें, आध्यात्मिकता उपलब्ध नहीं हो सकती।

इस पृथ्वी पर प्रतिष्ठा और मृत्यु, दो वस्तुओं में ही 'भय' उत्पन्न करने की क्षमता है। प्रतिष्ठा आपका निर्धारित मानदण्ड और अहंकार है। मृत्यु इस जीवन के अन्त और शरीर से विलग हो जाने का हठवादी भय है।

शरीर के मूल तत्त्वों के संगठित रहने की क्षमता का नाम ही आपका जीवन है। किसी 'लक्ष्य विशेष' की पूर्ति के लिए ही ये पंच तत्त्व आपके लिए संगठित हुए थे। इस संगठन की अपनी शर्तें और विधियां ही उनकी पहचान है। प्रत्येक विधि उस निश्चित अवधि के लिए ही कारगर होती है। कार्य पूर्ण होने या न होने से उस विधि को कुछ लेना-देना नहीं है। यह विधि और इसका विधान (शर्तें) ही आपका 'भाग्य' निर्धारित करते हैं, 'आयु' निर्धारित करते हैं। 'भाग्य' आपकी प्रतिष्ठा है। 'आयु' आपके जीवन के क्षण हैं। अतः सम्मान और शरीर दोनों ही क्षणभंगुर हैं, उधार में मिली वस्तुएं हैं। प्रकृति इन वस्तुओं का अनीतिपूर्वक व्यय या नष्ट होना स्वीकार नहीं करती। अतः इन दोनों के कभी भी, किसी भी क्षण छिन जाने का भय ही आपको साहसी और निर्भीक नहीं बनने देता।

प्रकृति का एकाग्रता से अवलोकन करने वाला 'द्रष्टा' ही उसके रहस्यों का 'ज्ञाता' हो सकता है। किसी रहस्य को न जानना 'भय' है। जान लेना 'निर्भय' है। अतः द्रष्टा और ज्ञाता ही सच्चा साहसी होगा, निर्भय होगा। निर्भीकता ही

वह गुण है, जो सच्ची प्रतिष्ठा और सच्ची अमरता दिला सकता है। अतः साहस की अन्तर्दृष्टि पा लेना ही सच्चा 'योग' है।

विवेक—इसके समेत पूर्वोक्त चारों नियम पालन करने वाला 'सफल' होगा। फ़र्क़ आपके लक्ष्य का है। आप सांसारिक सफलताएं चाहते हैं तो उनकी शर्तों का पालन कीजिये। यदि आध्यात्मिक सफलता ही आपका लक्ष्य है तो धर्मों को छोड़कर इस 'आत्म धर्म' की साधना कीजिये। 'आम' खाना है तो खाइये, पेड़ गिनने में समय बरबाद मत कीजिये।

जो व्यक्ति सच्चा द्रष्टा और सच्चा ज्ञाता हो जायेगा, केवल वही अपने व्यवहार और आचरण का निर्धारण कर सकेगा। यदि वह छिन जाने वाली वस्तुओं या लक्ष्यों की ओर बढ़ता है तो वह सांसारिक है। यदि वह साक्षी और ज्ञाता भाव से 'आत्ममय' हो जाता है तो वह सच्चा आध्यात्मिक है, सच्चा 'योगी' है।

यह 'क्षीर-नीर-विवेक' ही मुक्तिदाता होगा। अविवेक, परतन्त्रता और भय का सृजनकर्ता है। 'स्व' और 'पर' में भेद कर सकने की क्षमता ही योग का लक्ष्य है, भेद विज्ञान है। भेद विज्ञान के बिना कोई भी 'ध्यान' दो कौड़ी का है, कोई भी क्रिया निरर्थक है, प्राकृतिक और आत्मिक नियमों का उल्लंघन है। नियमों का उल्लंघन, सुरक्षा और सफलता का उल्लंघन है। इसके परिणामस्वरूप दण्डित होना या उस वस्तु से वंचित कर दिया जाना एक स्वचालित प्राकृतिक विधान है। वस्तु से वंचित कर दिये जाने की बात तो सहज ही समझ में आ जाती है, परन्तु दण्ड का क्या स्वरूप होगा, यह आपकी क्रियाओं की त्रुटि पर आधारित होगा। यह निर्धारण करने वाला कोई व्यक्ति, नियन्ता या कर्ता नहीं होता। कर्ता तो आप स्वयं हैं, विधि 'गुरु' समझाता है। क्रिया सम्पन्न की जाती है। अतः परिणाम स्वयं निश्चित होता जाता है। इस नियम की सहज स्वीकृति ही विवेक है।

निष्कर्ष

यदि साधक शारीरिक स्वास्थ्य चाहता है तो उसके लिए 'योगासन' निर्धारित हैं। सांसारिक सफलता चाहने वाला व्यक्ति इन योगासनों के साथ ही उपर्युक्त चारों नियमों का यथानुसार पालन करता है। ये ही योगासन जब आध्यात्मिक शक्ति के लिए किये जाते हैं तब दृष्टिकोण और विधियों में अन्तर आ जाता है। यदि मानसिक या बौद्धिक सफलता का लक्ष्य है तब योगासन तो ये ही रहेंगे, इनके उद्देश्य के अनुसार विधि में अन्तर आ जायेगा।

गुरु के निर्देशन की अनिवार्यता, गुरु की क्षमता और साधक की निष्ठा, ये तीनों बातें मिलकर सफलता लाती हैं। अतः आप अपना लक्ष्य निर्धारित करने के बाद

योग्य गुरु की तलाश अवश्य करें। नियमानुसार गुरुदीक्षा लें, साधना करें, लक्ष्य को प्राप्त करें, यही मेरा मार्गदर्शन है।

आशा है आप की अनेक शंकाओं व जिज्ञासाओं का समाधान हो गया होगा। यदि सूत्रों की भाषा या भाव न समझ पाने के कारण कोई शंका या जिज्ञासा उठ खड़ी हो तो निःसंकोच जवाबी पत्र डालकर समाधान पा लें।

सफलता का रहस्य

पूर्वोक्त चारों सूत्र सफलता ला सकते हैं। चाहे वह शारीरिक हो, मानसिक हो या बौद्धिक हो, सांसारिक कार्य के लिए हो अथवा आध्यात्मिक उपलब्धि के लिए; परन्तु एक बात ठीक से ध्यान में ले लेना कि सूत्र निष्प्राण हुआ करते हैं। ये सूत्र भी निष्प्राण हैं। केवल साधन मात्र हैं। साधना के प्रयोजन मात्र हैं, मंज़िल नहीं।

अन्तिम सूत्र 'विवेक' ही इन सबका प्राण है। विवेक ही आपकी सामर्थ्य है, क्षमता है। बिना विवेक के शेष तीनों सूत्र अपंग और अन्धे हैं।

जो काम बिना जाने, बिना समझे, बिना सक्षमता के किया जाता है, वह निष्प्राण कार्य है। यदि वही काम अच्छी तरह जानकर, समझ और सोच के साथ, पूरी शक्ति से, 'चेतनायुक्त' रहकर किया जाता है तो परिणाम सजीव और प्राणवान् होता है।

जैसे कोई व्यक्ति बात सुन तो रहा है, परन्तु उसका ध्यान कहीं और भटक रहा है, तो ऐसा व्यक्ति सुनी हुई बात को न तो स्मरण रख पाता है और न उसे समझ ही पाता है। इस प्रकार का सुनना, देखना, चखना, स्पर्श करना, सूंघना या काम करना पूर्णतः निष्प्राण होगा। जो निष्प्राण है, वह कोई सुपरिणाम कैसे ला सकता है?

महर्षि पतंजलि ने अपने योगसूत्र में लिखा है कि चंचल मन सदैव दुःख, दुर्बलता, शीघ्र श्वासोच्छ्वास और शरीराघात का कारण बनता है। अतः मन की स्थिरता व चेतना को श्वास स्तम्भन और निर्विचारता से क़ायम करो।

शान्त मन से, स्वादपूर्वक किया गया साधारण भोजन भी स्वास्थ्य को अच्छा रख सकता है; जबकि विचारों में उलझे हुए मस्तिष्क से किया गया श्रेष्ठ-से-श्रेष्ठ भोजन भी आपको बीमार बना सकता है। जानते हो ऐसा क्यों होता है? भोजन करते समय, उसे पाचन योग्य बनाने के लिए, आपके पाचन अंगों को बहुत अधिक रक्त की आवश्यकता पड़ती है। विचार करने के लिए मस्तिष्क को भी बहुत अधिक रक्त की आवश्यकता होती है। अब यदि विचार और पाचन दोनों ही साथ-साथ चलेंगे तो मस्तिष्क अधिकतम रक्त सोख लेगा। फलस्वरूप पाचन ठीक से न हो सकेगा।

अतः यदि किसी कार्य में सफलता पाना चाहते हैं तो उस क्षण, उस कार्य को पूरी समग्रता से करें, अर्थात् मन और हाथ-पैर मिलाकर ही वह कार्य पूर्ण कीजिये।

योगश्चित्तवृत्ति निरोधः

महर्षि पतंजलि के अनुसार "चित्त की वृत्तियों का निरोध करना ही योग है।" मस्तिष्क की न्यूरॉन कोशिकाओं की ऊर्जा का स्रोत है रक्त। रक्त, अर्थात् पोषण प्राप्त होने से ही इन कोशिकाओं को सक्रियता प्राप्त होती है। न्यूरॉन कोशिकाओं की निरन्तर सक्रियता का अर्थ है—निरन्तर विचारों का जन्म। हमारे ये विचार ही हमारी आदतों और व्यवहार-शैली का निर्धारण करते हैं।

विचारों का मस्तिष्क में उठते रहना या उठते ही चले जाना इनका धर्म है, इनकी मजबूरी है, सहजता है। जिस प्रकार जब तक जलाशय में जल रहेगा, वातावरण में हवा का तीव्र बहाव रहेगा, तब तक उसमें लहरें (छोटी या बड़ी) उठती ही रहेंगी। इन लहरों का अध्ययन मन की 'एकाग्रता' से किया जा सकता है। अतः एकाग्रता का अर्थ है—सतत एक-सी चलने वाली क्रिया। परन्तु 'ध्यान' अर्थात् मन की शान्ति, मन की स्थिरता से मस्तिष्क में उठने वाले विचारों को नियन्त्रित किया जा सकता है, शान्त किया जा सकता है और यही है चित्त की वृत्तियों का निरोध।

हमारा यह शरीर, माता-पिता तथा प्राकृतिक (शरीर-रासायनिक) घटनाओं का संयोग मात्र है। बायोकेमिकल घटना मात्र है। अतः हमारे शरीर के जन्म के लिए हम प्रकृति तथा मां-बाप के ऋणी हैं, क़र्ज़दार हैं। मां की ममता, सुरक्षा और पिता के श्रम से अर्जित साधनों से इस शरीर का पोषण और रक्षा होती है। अतः शरीर की सामर्थ्य के लिए हम इनके पुनः क़र्ज़दार बनते हैं। समाज और राज्य भी हमें अनेक सुविधाएं एवं सहयोग अप्रत्यक्ष रूप से प्रदान करते रहते हैं। इन सुविधाओं और सहयोगों के लिए, इनका भरपूर और स्वच्छन्द उपभोग करने के कारण हम इनके भी क़र्ज़दार बनते हैं।

'गुरु' हमें शरीर, प्राकृतिक तत्त्वों, आत्मा और परमात्मा का सूक्ष्म ज्ञान देता है। हमें अदृश्य घटनाओं का रहस्य समझाता है। हमारी बुद्धि विकसित कर इस अदृश्य को भी देख सकने की क्षमता प्रदान करता है। हमारी 'चेतना' से हमारा साक्षात्कार कराता है। हमें प्रेरित करता है कि हम अन्य जीवों और अचेतन मानवों की श्रेणी से ऊपर उठकर 'उन्नत मार्ग' अपना सकें। अपने सांसारिक क़र्ज़ों से मुक्ति का सरल, शीघ्र 'उपाय' जान सकें। क़र्ज़ से मुक्त होकर, समता और श्रेष्ठता का नवजीवन जी सकें। 'परमात्म पद' पा सकें।

इतना श्रेष्ठतम ज्ञान-दान देने वाला गुरु सबसे बड़ा क़र्ज़दाता है। अतः गुरु

का क़र्ज़ अदा करना, गुरुता प्राप्त कर सकने योग्य अपने आपको बना लेना भी, हमारा नीतिगत कर्तव्य, अर्थात् नैतिक कर्तव्य है। इसीलिए तो 'गुरु पद' इस सृष्टि का श्रेष्ठतम पद है।

'क़र्ज़' लेते समय, क़र्ज़ के साथ-साथ, क़र्ज़दाता की कुछ शर्तें मानना भी आवश्यक होता है। इन शर्तों के शत-प्रतिशत पालन के साथ-साथ मूल क़र्ज़ की अदायगी, वह भी निश्चित अवधि में ही किया जाना हमारी नैतिक ईमानदारी मानी जाती है। नैतिक ईमानदारी ही भविष्य में हमारी 'प्रतिष्ठा' बन जाती है। प्रतिष्ठित व्यक्ति को कभी भी, कहीं भी, जितनी चाहे उतनी सुविधाएं और क़र्ज़ आसानी से मिल जाते हैं। एक बार भी कहीं चूक हुई या आलस्य दिखाया गया कि प्रतिष्ठित व्यक्ति की सारी प्रतिष्ठा धूल में मिल जाती है। फिर क़र्ज़ तो क़र्ज़ ही है, सामान्य व्यवहार में उसका कोई स्थान नहीं रह जाता। यदि प्रतिष्ठा 'स्वर्ग' है, तो अप्रतिष्ठा 'नरक' है।

प्रतिष्ठा पाने के लिए लगातार श्रम, सजगता और सामर्थ्य बनाये रखने की आवश्यकता है। इन तीनों शर्तों का पालन करना ही प्रतिज्ञा या 'संकल्प' है।

संकल्प की पूर्ति के लिए 'नियमों' का पालन जितना आवश्यक है उससे भी अधिक आवश्यक संयम है। संयम या आत्मानुशासन के बिना संकल्प की पूर्ति सम्भव नहीं है। जो जिससे लिया है, वह उसे सही-सलामत लौटाना हमारा कर्तव्य है; परन्तु भविष्य में हमें बार-बार औरों से क़र्ज़ लेते रहने की 'हरामख़ोर आदत' ही न पड़ जाये, क्या इसका ध्यान रखना आवश्यक नहीं है?

जन्म और मृत्यु भी उसी हरामख़ोर आदत का परिणाम हैं। आत्महत्या तो हरामख़ोरी की पराकाष्ठा ही है। निराशा और निष्क्रियता उस हरामख़ोर आदत का मूल गुण है। अज्ञान और अन्धकार में पड़े-पड़े बिलबिलाते रहने वाला मानव अपने आपसे निकृष्ट प्राणी इस पृथ्वी पर कभी न पा सकेगा। निकृष्ट-से-निकृष्ट प्राणी भी अपनी स्थितियों से श्रेष्ठतम की खोज जीवन-भर करता है। यही कारण है कि उसकी 'चेतना' ही उसे ऊपर उठाकर, उन्नत बनाकर 'मानव जन्म' के योग्य बना देती है। यदि हे मानव ! मानव जन्म पाकर भी तू पतन का मार्ग ही खोजता रहेगा तो तेरा कल्याण कैसे सम्भव होगा?

अतः महर्षि पतंजलि ने मन के विचारों से मुक्त होकर 'निर्विचार ध्यान' का मार्ग सुझाया है। इस ध्यान को ही महर्षि ने 'योग' नाम दिया है।

विचार तर्क और चालाकी को जन्म देते हैं। तर्क और चालाकी की उपयोगिता सांसारिक व्यवहार का मापदण्ड है। अपने कर्तव्यपालन में की जाने वाली अकर्मण्यता और अनावश्यक सुख-सुविधा की पूर्ति के लिए ही चालाकी और तर्क का उपयोग होता है। ऐसे बहुआयामी तर्क और चालाकी को वर्तमान बोलचाल

में 'शोषण' कहा जाता है। इस विचारपूर्वक किये गये शोषण द्वारा तात्कालिक सफलता पाकर पाण्डित्य, धनवान्, शक्तिशाली या राजसत्ता का कुशल अधिकारी होने का 'दम्भ' पाला जा सकता है; परन्तु ये सांसारिक सफलताएं बहुत आकर्षक होकर भी अस्थायी और अल्पजीवी ही होती हैं। इसलिए इन अल्पकालिक मूर्च्छाओं से बचने के लिए ही विज्ञ जन व चेतनावान् पुरुष, ध्यान का योगमार्ग पकड़ते हैं।

सच है कि सच्ची चेतना तो वही है जो दीर्घजीवी और स्थायी मूल्यवत्ता का चयन करे।

विचारों से बुद्धिमान् बनना तो सम्भव है, परन्तु 'ज्ञानवान्' होना केवल कठिन ही नहीं, असम्भव भी है। विचार जहां से आते हैं वहां से उनका आना या रुक जाना, मस्तिष्क की सक्रियता और निष्क्रियता पर निर्भर करता है। चेतना के अभाव में मस्तिष्क ही नहीं, पूरे शरीर की कार्य-प्रणाली ही ठप्प हो जाती है। शरीर के न रहने पर भी चेतना की उपस्थिति रहती है; परन्तु यह चेतना शरीर के अभाव में कोई कार्य करने में सक्षम नहीं होती। अतः क्रियाओं के लिए वह पुनः शरीर ढूंढ़ती है। यह 'परनिर्भरता' ही चेतना की मलिनता है, दासता है, ग़ुलामी है। चेतना की मलिनता दूर होते ही वह 'स्वनिर्भर' होने का स्वाद चखती है, स्वामी बन जाती है।

शुद्ध चेतना ही 'आत्मज्ञान' है। आत्मा अजर-अमर है, अर्थात् आत्मा न तो कभी बूढ़ी होती है, न रोगी होती है, न मरती है। प्रत्येक जीव में आत्मा होती है। विश्व में उपलब्ध कोई भी स्थिति आत्मा को पूरी तरह सन्तुष्ट नहीं कर पाती। हर स्थिति के साथ ही कोई-न-कोई असुविधा या बन्धन अवश्य रहता है। यह असुविधा ही आत्मा को असन्तुष्ट बनाती है। फिर ये आत्माएं पहले से बेहतर स्थिति की तलाश करती हैं। शरीर बदलते हैं, साथ ही साथ बेहतर-से-बेहतर स्थिति की तलाश की पीड़ा भी बढ़ती है। स्थितियों की बेहतरी की तलाश तब तक जारी रहती है जब तब कि आत्मा को 'परम स्थिति' प्राप्त न हो जाये। यह परम स्थिति, अर्थात् 'परमात्म पद' पाते ही तलाश समाप्त हो जाती है, क्योंकि यहां पहुंचकर पा सकने योग्य 'सब कुछ' पा लिया जाता है। सब कुछ मिल जाने पर 'कुछ' की चाह ही नहीं रहती। यही यात्रा का अन्त है।

'योग' ही उत्तमता की यात्रा है, यात्रापथ है। खण्डित नहीं, समग्र चेतना की प्राप्ति ही इस यात्रा का लक्ष्य बिन्दु है। यही मोक्ष है, यही मुक्तिधाम है।

शरीरमाद्यं, खलु धर्म साधनम्

पेट भरा हो, शरीर में कोई रोग न हो, मन विचलित या व्याकुल न हो, ऐसी

निरापद स्थिति वाला शरीर ही 'योग साधना' की अनुमति देगा। यदि शरीर की इन विवशताओं के विरोध में साधना करना चाहें, तो 'कायोत्सर्ग' नामक क्रिया से पहले शरीर को चुप करायें। संयम के द्वारा 'मन' की लगाम खींचना सीखें।

वर्तमान युग में एक अद्‌भुत सभ्यता का विकास हुआ है। वह है शिक्षा के साथ 'शिकायतों का कुसंस्कार'। शिकायतें भी ऐसी-वैसी नहीं, इतनी मनगढ़न्त, इतनी बेबुनियाद कि सिर्फ़ तर्क और वाचालता का आभास दें। न तो स्वयं का कर्तव्य कभी पूरा करेंगे और न उस शिकायत का निराकरण करने के लिए दूसरों को कुछ करने देंगे, क्योंकि आज की शिक्षा जो कुसंस्कार हर शिक्षित व्यक्ति में बो रही है, वह है 'नेतागिरी'। और नेता की कुशलता सिर्फ़ इसमें है कि वह हर कार्य, हर बात का विरोध करने की 'राजनीति' जानता हो। विरोध जितना सशक्त और मुखर होगा, नेता उतना ही बड़ा होता जायेगा। जिन नेताओं की बुनियाद केवल ऐसे ही कुसंस्कारों की राजनीति पर आधारित हो, वह भला कितना जनकल्याण करेंगे?

अतः योग की शिक्षा के लिए आपको ऐसे नेताओं, ऐसे 'गुरुओं' से बचना होगा। हो सकता है कि वह तथाकथित योग गुरु थोड़ी-बहुत योग की क्रियाएं भी जानता हो, साथ ही नेतागिरी में कुशल भी हो। ऐसे गुरु का निर्देशन आपको एक अच्छा 'शो-मैन' तो बना सकता है, परन्तु 'योग' की शिक्षा नहीं दे सकता। अतः सावधान रहें।

चूंकि आपकी भटकती हुई आत्मा को आपके इस शरीर ने आश्रय दे रखा है, अतः यह शरीर अपनी सांसारिक परम्परा के अनुसार इस आश्रय के बदले में कुछ-न-कुछ मुआवज़ा तो मांगेगा ही। आज के नेताओं को शरीर द्वारा की गयी मुआवज़े की मांग का पता भी लग गया है और आज की विभिन्न राजनीतियों ने इसे ही अपनी 'मांग' का सूत्र बना लिया है। आपने भी तो ये नारे सुने होंगे। नहीं याद आ रहे, तो याद ही ताज़ा कर लीजिये—'रोज़ी-रोटी, कपड़ा और मकान, मांग रहा है हर इनसान!' 'हर ज़ोर-जुल्म की टक्कर में, संघर्ष हमारा नारा है।' 'जो हमसे टकरायेगा, चूर-चूर हो जायेगा।' 'जो सरकार निकम्मी है, वह सरकार बदलनी है।'

आज की राजनीति सिर्फ़ असन्तोष और अराजकता भड़काने पर आधारित है। असन्तोष और अराजकता भड़काने वाले, भड़काना तो जानते हैं, परन्तु इस भड़की हुई आग को शान्त करने की नीतियों, सोच और कार्यप्रणालियों का अभाव सबके पास है। अशान्ति सिर्फ़ है ही इसलिए कि शान्ति की उसे 'चाह' ही नहीं है।

आप चाहें तो ज़रा रुककर अपनी मूल आवश्यकताओं पर ग़ौर कर लें।

संसार के अन्य प्राणियों के पास न तो रोज़ी या रोज़गार है और न कपड़ा और मकान ही, फिर भी वे पूरी ज़िन्दगी मज़े से बिता लेते हैं। उनकी सिर्फ़ दो ही आवश्यकताएं हैं। वे हैं—भोजन की तलाश और सेक्स की चाह।

चूंकि मनुष्य एक सर्वश्रेष्ठ प्राणी है, अतः उसकी 'चाह' भी अपार है। अन्य प्राणियों में जीवन-रक्षा और सेक्स पूर्ति के लिए ही संघर्ष होता है; जबकि मनुष्य को अपनी (सभ्यता) आवश्यकताओं के विकास के लिए सैकड़ों-हज़ारों मोरचे खोलने पड़ते हैं। आप शायद स्वीकार न करना चाहेंगे कि जिस शरीर की सुरक्षा के लिए केवल संघर्ष-ही-संघर्ष हों, वह शरीर न जाने किस संघर्ष की भेंट चढ़ जाये !

अतः योग ने, धर्मों ने अशान्ति और संघर्ष के मार्ग को त्याग कर 'संयम' के द्वारा आवश्यकताओं के विस्तारपूर्ण मकड़-जाल से निकलकर, शान्ति और प्रेम का मार्ग सुझाया है। यह संयम ही 'कायोत्सर्ग' है। आवश्यक आवश्यकता को जान लेना, मान लेना ही संयम है।

सेक्स की घटना से ही तो हमारा यह शरीर निर्मित हुआ है। अब पुनः इसी घटना की भला क्या आवश्यकता है? आवश्यकता तो सिर्फ़ इस बात की है कि यह शरीर अपनी निर्धारित अवधि तक हमें आश्रय देता रहे। हमारा यह शरीर भूख-प्यास की व्याकुलताओं को सहज ही स्वीकार कर सकने में सक्षम हो जाये। प्राणवायु की पूर्ति भी इसे कम श्रम और सहजता में की जा सके। रोग और दुर्घटनाओं की रोकथाम या सहनशीलता का विकास सम्भव बनाया जा सके और इस शरीर की अवधि काल में ही हम 'आत्म साक्षात्कार' की साधना पूर्ण कर सकें। यही अर्थ है हमारे शीर्षक का।

शरीर स्वस्थ और सक्षम होगा तो आत्म साक्षात्कार की साधना भी होगी। शरीर के माध्यम से ही आत्मा के धर्म की साधना सम्भव है। अतः पहले हम 'मन' को बांधने के लिए 'मन्त्र' का प्रयोग करें। फिर शरीर को स्वस्थ और सक्षम बनायें। उसके बाद प्राणवायु तथा आहार-विहार की व्यवस्था करें। फिर एकाग्रता, ध्यान और समाधि की सहायता से आत्मा का साक्षात्कार करें।

मन्त्र पाठ—भारत में जन्मे हुए सभी धर्मों, सम्प्रदायों और दर्शनों में जिस मूल मन्त्र को सहज ही स्वीकारा गया है, वह है—ॐ।

क्रिश्चियन धर्म में ईश्वर को 'ओमनी प्रजेण्ट, ओमनी पोटेण्ट' माना जाता है। अतः प्रारम्भिक शब्द में से 'ओम्' चुनने में उन्हें कोई आपत्ति न होगी।

मुस्लिम फ़क़ीरों को—'अल्ला हुम' की आवाज़ लगाते सुना जाता है। अतः 'अल्लाह+ओम्' में से 'ओम्' स्वीकार करने में उन्हें भी शायद कोई आपत्ति न हो। जिन्हें आपत्ति हो, वे कोई भी लघु मन्त्र चुनकर उसका ही सस्वर पाठ करें।

आसन—भोजन करने के लिए ज़मीन पर बैठकर जो आसन ग्रहण किया जाता है, ठीक वैसे ही पालथी मारकर बैठ जाइये। कमर से सिर तक का भाग सीधा व उन्नत दशा में रखें। न बहुत अधिक तनें और न बिलकुल ढीले-पोले ही रहें। दोनों हाथों को सामने फैलाकर, अंगूठा और पहली अंगुली इस प्रकार मिलायें कि दोनों के नाख़ून एक-दूसरे को स्पर्श करें। शेष अंगुलियां खुली रहें। अब इन हाथों को अपने घुटनों पर इस प्रकार रखें कि हथेलियां आकाश की ओर रहें।

लाभ—1. इस स्थिति में शरीर एक प्रकार का विश्राम पाता है, जिसकी शरीर को चाह है।

2. इस एकाग्रता के कारण मन में निरन्तर उठने वाले विचार थम से जाते हैं। अतः मानसिक तनावों से अनायास ही मुक्ति मिल जाती है।

3. शरीर की आन्तरिक और बाह्य क्रियाओं में दिन-भर जो ऊर्जा व्यय होती है, उसकी पूर्ति 'ॐ' की इस वैज्ञानिक साधना से अनायास ही हो जाती है। सही ढंग से साधना करने पर जो शक्ति और तत्परता प्राप्त होती है, उसका आभास साधक को स्वयमेव ही हो जाता है।

4. स्वर यन्त्र, मुख, गला, दांत तथा थायराइड एवं पैराथायराइड ग्रन्थियों के अनेक रहस्यमय रोगों का उपचार (मन्त्र पाठ में होने वाले भौंरों का-सा गुंजन होने से) अनायास ही हो जाता है। मन की वासनाएं, कषाय आदि क़ाबू में आ जाते हैं।

श्वास—हम दिन-भर अपूर्ण श्वासोच्छ्वास कर रक्तशुद्धि के लिए आवश्यक पर्याप्त प्राणवायु की पूर्ति में बाधक बनते हैं। फलस्वरूप हम अपने फेफड़ों में एकत्र होने वाली अनेक अशुद्धियों को भी बाहर नहीं निकाल पाते, जिससे हमारे फेफड़ों के वायुप्रकोष्ठों की कार्यक्षमता में कमी आ जाती है। 'ॐ' का उच्चारण विशिष्ट ढंग से करने के लिए हम भरपूर गहरी श्वास (पूरक) लेते हैं। उसे कुछ क्षण भीतर ही (कुम्भक) रोकते हैं। फिर बहुत धीरे-धीरे उच्छ्वास (रेचक) द्वारा गुंजन करते हुए बाहर निकालते हैं। इस क्रिया में फेफड़ों की अधिक- से-अधिक अशुद्धियां बाहर निकल जाती हैं। इस तरह हम अनायास ही प्राणायाम की एक बहुत ही महत्त्वपूर्ण क्रिया कर डालते हैं, जिसका लाभ प्राणायाम के गहन अभ्यासों में उतरने योग्य पात्रता प्राप्त हो जाने के रूप में मिलता है।

दूसरा लाभ यह है कि 'ॐ' के साथ की जाने वाली श्वास प्रक्रिया बढ़े हुए रक्तचाप को अत्यन्त शीघ्र ही नियन्त्रित कर देती है। गुर्दों (किडनी) की शक्ति बढ़ाकर, शरीर के जलीय तत्त्वों को नियमित रूप से छानने में सक्षम बनाती है। फलस्वरूप मधुमेह में होने वाला बहुमूत्र रोग भी नियन्त्रित हो जाता है।

साधना विधि—पद्मासन, सिद्धासन, ब्रह्मचर्यासन, वज्रासन या सुखासन में से किसी एक आसन में बिलकुल स्थिर व एकाग्र चित्त होकर बैठ जायें। दोनों हाथों की प्रथम अंगुली तथा अंगूठे के नाख़ून मिलाकर, शेष हथेली फैली-खुली, आसमान की ओर रखते हुए दोनों घुटनों पर रख लें। गहरी और भरपूर (डायाफ्रेमिक) श्वास भीतर इतनी खींचें कि सीना और पेट दोनों ही भरपूर फूल जायें। श्वास को थोड़ी देर भीतर ही रोके रखें।

श्वास बाहर निकालने के लिए 'ॐ' ध्वनि के साथ ही यह क्रिया करें।

1. प्रथम खण्ड में केवल 'ओ ऽ··· ऽ···' ध्वनि निकालें। यदि श्वास छोड़ते रहने की सम्पूर्ण अवधि लगभग छः हिस्सों में बांटी जाये तो इसके केवल एक भाग में ही 'ओ ऽ··· ऽ···' ध्वनि और श्वास बाहर निकालें।

2. दूसरे खण्ड में दांतों पर दांत तथा होंठों पर होंठ इतने हलके से स्पर्श करायें कि 'म्···ऽ···ऽ' ध्वनि निकलने के साथ ही सांथ होंठों में थरथराहट तथा दांतों में हलकी खटखटाहट होती रहे। इस प्रकार 'म्' की गुंजार, 'ओ' की अपेक्षा पांच गुनी अधिक अवधि तक चलती रहेगी। पेट के अन्दर की पूरी श्वास बाहर निकाल देने के लिए बिलकुल अन्त तक पूरी ताक़त लगाकर ध्वनि और श्वास धकेलते रहें।

पुनरावृत्ति—योग साधनाओं में भी अनेक भेद हैं। मार्ग और विधि इन सब की एक ही है। अन्तर केवल आपके उद्देश्य के कारण ही पड़ते हैं।

1. यदि आप अपने शरीर की आन्तरिक क्रियाओं की गड़बड़ी या उत्तेजना को शान्त कर स्वास्थ्य लाभ करना चाहते हैं, अर्थात् शरीर साधना करना चाहते हैं, तो उपर्युक्त पूरी विधि की मात्र तीन पुनरावृत्तियां ही करें। शर्त केवल इतनी-सी है कि श्वास लेते, उच्छ्वास छोड़ते और ध्वनि-गुंजन निकालते समय, इनसे प्रभावित होने वाले अंगों की क्रियाओं तथा प्रतिक्रियाओं का सूक्ष्म अवलोकन करते रहें। किसी भी क्रिया से छेड़छाड़ या ज़ोर-ज़बरदस्ती कदापि न करें। बस, उसे सहज गति से होता हुआ देखते रहें।

हर बार जब एक ध्वनि क्रम समाप्त हो जाये और श्वास पूरी तरह बाहर निकल जाये, तब पेट को यथासम्भव पिचकायें। थोड़ी देर तक श्वास को बाहर ही रोके रखकर 'बाह्य कुम्भक' क्रिया करें। जब प्राणवायु के अभाव में घबराहट का आभास हो तो सांस भीतर ले जाना शुरू कर दें। सांस भरने के बाद साधना विधि दोहरायें।

2. यदि आप आत्मसाधना के इच्छुक हैं तो इस 'ॐ' ध्वनि को ब्रह्मनाद या 'अनाहतनाद' में बदल सकते हैं। इसके लिए 'ॐ' ध्वनि को अनेक बार गुंजारित करते जायें। हर बार यह गुंजन-ध्वनि होंठों और नाक से निकलते हुए भी अपने शरीर के एक-एक रोम से बाहर आती अनुभव करें। पूरे शरीर में इस गुंजन का

कम्पन और सिहरन अनुभव होने तक साधना करते जायें।

साधना जब सिद्धि में बदलेगी तब आपकी भीतर जाती हुई या बाहर आती हुई श्वास केवल 'ॐ' का ही गुंजार करती प्रतीत होगी। चाहे आप बाद में कोई प्रयास अपनी ओर से न करें, फिर भी हर सांस ही 'ॐ' की लय और गुंजन में बदल जायेगी।

स्मरण रखें कि यह वैज्ञानिक तथ्य है—बिना दो वस्तुओं में हुई टक्कर या चोट के ध्वनि नहीं होती। अतः प्रत्येक ध्वनि 'आहतनाद' ही होती है। बिना किसी टक्कर या चोट के होने वाली ध्वनि ही अनाहतनाद या ब्रह्मनाद कहलाती है। इस प्रकार की ध्वनि (वैज्ञानिक तथ्य के विरुद्ध) उत्पन्न होना ही, आपकी छिपी हुई अलौकिक शक्तियों का उद्घाटन कहलाती है। यही है 'सिद्धि'।

3. मानसिक अशान्ति, तनाव, निराशा, अनिद्रा आदि को दूर करने के लिए भी 'ॐ' मन्त्र का उपर्युक्त विधि से जाप करने से इन रोगों में आशातीत लाभ होता है। यदि ये शारीरिक उपद्रव या अक्षमताएं दूर हो जायें तो सांसारिक कार्यों में अद्भुत सफलताएं व प्रतिष्ठा मिलती है। यह विधि ही 'प्राणायाम' बनकर आपकी भूख-प्यास की उत्तेजनाओं का शमन करती है तथा श्वास क्षमता से शरीर को नीरोग व पुष्ट बनाती है।

अन्य मन्त्र—'ॐ' मन्त्र तो आदि मन्त्र है। आकार होते हुए भी निराकार है। इसकी साधना करना और सिद्धि प्राप्त कर लेना ही साकार उपासना का अभीष्ट है। प्रत्येक धर्म में और भी अनेक मन्त्र हैं। प्रत्येक मन्त्र आंशिक उपलब्धि के लिए ही है। वैसे मन्त्रों की रचना करने वालों की दृष्टि में एक मूल उद्देश्य तो छिपा ही था। वह है—साधक के मन की शान्ति, विनम्रता, धैर्य और आत्मनिर्भरता की उपलब्धि। ये उद्देश्य जाने बिना की गयी साधना निरुद्देश्य तो होती ही है, साथ ही साधक में दम्भ और क्रूरता को भी जन्म देती है। बस, ऐसा साधक ही मानव से दानव बन जाता है। देवत्व तो उसमें आता ही नहीं है। अतः उद्देश्य से भटकिये मत।

हिन्दी भाषी भारतीयों के धर्म भले ही अलग हों, उनमें एकरूपता तो है ही। प्रत्येक धर्म के पास एक से बढ़कर एक मन्त्र हैं। आधुनिक विज्ञान ने इन मन्त्रों के शब्दों और निर्धारित लय से वे ही चित्र बनते देखे हैं, जिनके लिए इन मन्त्रों की रखना की गयी थी। अतः निर्विवाद रूप से 'मन्त्र शक्ति' को स्वीकार किया जा सकता है।

योग साधना में 'गायत्री मन्त्र' की साधना को महत्त्व दिया गया है। यह मन्त्र 'सूर्य की स्तुति' है। इस सृष्टि को रंग, रूप, ताप, वर्षा, जीवन, प्रतिभा और चमक आदि प्रदान करने वाला 'सूर्य' ही तो है, जो बिना किसी आकांक्षा के केवल देता-ही-देता है, लेता कुछ भी नहीं है। उसे ही हम 'देव' कहते हैं। अतः सूर्य को

भी हिन्दू धर्मानुयायी 'सूर्य देव' कहकर इसकी उपासना करते हैं। आप भी कर सकते हैं

1. आधुनिक शिक्षा ने प्रकृति के इन मूल तत्त्वों के प्रति विनम्रता का भाव दिया ही नहीं है। अतः हो सकता है कि आप भी इस मूल मन्त्र के शब्दों और लय से अपरिचित हों। परिचित होना चाहें, तो प्रस्तुत है—

"ॐ भूर्भुवः स्वः तत्सवितुर्वरेण्यम्।
भर्गो देवस्य धीमहिः धियो योनः प्रचोदयात् ॐ।।"

एक उच्छ्वास में इस मन्त्र की एक ही पंक्ति बोलें। जहां-जहां शब्द अलग हुए हैं, उनको स्मरण रखते हुए, आरोह-अवरोह का उपयोग करने से लय आती है। यदि फेफड़ों के अन्दर की वायु पूरी तरह बाहर न निकल पायी हो तो पंक्ति के अन्त में आये हुए 'म्' के साथ ही वर्षा का गुंजन करते हुए श्वास बाहर निकाल दें। पुनः गहरी श्वास भरें और दूसरी पंक्ति के शब्दों को भी आरोह-अवरोह देकर लययुक्त स्वर में श्वास के अन्तिम भाग के साथ ही पंक्ति समाप्त करें। कम-से-कम तीन बार मन्त्रोच्चारण करें।

2. जैन धर्मावलम्बियों के पास विनम्रता, कृतज्ञता, उत्कृष्टता और लक्ष्य की एकाग्रता के लिए एक 'महामन्त्र' है, वह है णमोकार मन्त्र।

णमोकार मन्त्र में पांच शक्तियों—स्थितियों को प्रणाम किया गया है। पहला प्रणाम 'अरिहन्तों' को समर्पित है। 'अरिहन्त' वे हैं, जिनका इस सृष्टि में कोई शत्रु शेष न रहा हो। शत्रुता का भाव ही जिनमें तिरोहित हो गया हो, वे 'जगन्मित्र' हो गये हों। यह मित्रता का भाव किसी 'प्रत्याशा' में नहीं है। यह तो बस, केवल शुद्ध-बुद्ध 'करुणा' मात्र है, जो उनसे निरन्तर प्रवाहित होती रहती है।

दूसरा प्रणाम 'सिद्धों' को समर्पित है। जिन्होंने आत्मसाक्षात्कार कर लिया है, अब सृष्टि की कोई लालसा या शक्ति जिनकी आत्मा को न बांध सकती हो, जिन्होंने अपनी श्रेष्ठता से निर्द्वन्द्विता और निर्भयता को पा लिया है, साध लिया है, ऐसे मुक्तिगामी 'सिद्धों' को प्रणाम किया गया है।

तीसरा प्रणाम 'आचार्यों' को समर्पित है। वे, जिन्हें आत्मा का दर्शन तो हो गया है, परन्तु अभी वे 'आत्म-रमण-कर्ता' की सिद्धि तक नहीं पहुच पाये हैं। अतः अरिहन्तों और सिद्धों द्वारा अनुभूत 'धर्माचरण' को जिन्होंने ग्रहण कर लिया है। अब इनका आचरण ही धर्म-मार्ग की शिक्षा दे सकने में समर्थ हो गया है। ऐसे आचार्यों को नमस्कार कर, अपना मार्ग चुनना ही तीसरा नमस्कार है।

चौथा प्रणाम 'उपाध्यायों' को समर्पित है, जिन्होंने आत्मा और परमात्मा की स्थितियों व उपलब्धता के लिए ही अपना प्रत्येक क्षण समर्पित कर दिया है। अध्यात्म ही जिनके अध्ययन व संवेदन का प्रमुख इष्ट है, ऐसे उपाध्यायों को प्रणाम किया है।

इस सृष्टि में जितने भी लोग 'आत्मसाधना' में रत हैं, ऐसे साधकों या साधुओं के प्रति श्रद्धा और निष्ठापूर्वक पांचवां प्रणाम किया गया है। मन्त्र इस प्रकार है—

"णमो अरिहन्ताणं। णमो सिद्धाणं। णमो आयरियाणं।
णमो उवज्झायाणं। णमो लोएसव्व साहूणं।"

इस मन्त्र का जाप भी एक उच्छ्वास में एक पंक्ति, विस्तारपूर्वक आरोह-अवरोह सहित, शब्दों के अर्थों को स्मरण रखते हुए, गुंजरित करना चाहिये। पूरा णमोकार मन्त्र, इसी विधि से कम-से-कम नौ बार दोहराया जाये। भरपूर श्वास अन्दर खींचना, जिससे कि और अधिक सांस खींचने की गुंजाइश न बचे, इसे कुछ देर अन्दर ही रोके रहना, पक्के शास्त्रीय गायकों की तरह इस मन्त्र की एक पंक्ति, एक उच्छ्वास के साथ लयपूर्वक (धीमे, तेज़, थरथराते गले से) निकालिये। एक पंक्ति और एक उच्छ्वास समाप्त होने पर, बिलकुल वायुशून्य स्थिति में सांस रोकिये। थोड़ी देर बाद पुनः भरपूर श्वास भरिये, फिर प्रत्येक पंक्ति के साथ यही विधि दोहराते जाइये।

सिंहनाद

नामकरण—इस क्रिया में 'सिंहगर्जना' से मिलती-जुलती ध्वनि, साधक अपने गले से निकालता है। इसलिए इसे 'सिंहनाद' कहा जाता है।

आवश्यकता—आधुनिक मनुष्य अपनी शक्ति, क्षमताओं और साहस में विकास करने के लिए न तो समय निकाल पाता है और न प्रयास ही करना चाहता है। इस कमी के बावजूद भी उसकी महत्त्वाकांक्षाएं उसे किसी से पीछे नहीं देखना चाहतीं, अतः वह अति 'वाचाल' बन जाता है। कुटिलतापूर्ण चालें चलना, अनीतिपूर्ण और कायरों की तरह छिपकर आक्रमण करना आदि असामाजिक कृत्य करता है।

शराब, मांस, धूम्रपान जैसे गन्दे आहार-विहार से अपने फेफड़े, स्वर यन्त्र व उदर के पाचनांगों को नष्ट कर लेता है। इन वस्तुओं से परहेज़ 'बचाव मार्ग' है। सिंहनाद इनका उपचार है। उपचार और बचाव एक साथ न होने पर कोई लाभ नहीं।

लाभ—1. गला, मुंह, दांत, नाक व कान के अनेक रोगों का स्वयमेव ही उपचार हो जाता है।

2. स्वर यन्त्र (श्वास नली के बाज़ू में बॉक्स की तरह) के अनेक दोष दूर होकर, वाणी में गरिमा, अधिकार और प्रभाव उत्पन्न करता है।

3. जबड़ों की जकड़न, हकलाहट और स्वर पर लकवे का प्रभाव दूर करता है।

4. श्वसन यन्त्र (गला, श्वास नली, फेफड़ों) के दोष दूर कर, उन्हें अधिक

ऑक्सीजन खींचने में सक्षम बनाता है। कमर तथा पेट का घेरा कम कर, उसे सुन्दर बनाता है।

5. साहस और निर्भयता का स्थायी भाव उत्पन्न करने में सहायक क्रिया है।

6. यह क्रिया इतनी निरापद है कि किसी भी समय की जा सकती है। यदि आपकी सामाजिक सभ्यता आड़े न आती हो तो कहीं भी की जा सकती है।

विधि—दोनों घुटने मोड़कर इस प्रकार बैठिये कि दोनों पंजे एक-दूसरे को छूते रहें, एड़ियां फैली रहें, ताकि इन पर बैठते समय नितम्बों को गद्दे के समान आराम मिले। यह आसन वज्रासन कहलाता है। अब घुटने थोड़े दूर-दूर फैलाकर, अपने दोनों हाथों की हथेलियां इस प्रकार इन घुटनों के बीच में रखिये कि अंगुलियां अन्दर की ओर रहें। ज़मीन से कन्धों तक दोनों हाथ कड़े रखें। कमर से गरदन तक का पृष्ठ भाग भी सीधा (थोड़ा आगे कोण-झुकाव बनाता) रहे। सीना फूला व बाहर निकला हो। यही सिंहासन है। गरदन (थोड़ी-सी) पीठ की ओर झुकी रहे, ताकि श्वास नली पर कोई दबाव न रहे। पेट तथा फेफड़ों की श्वास वायु यथासम्भव (अधिक-से-अधिक) बाहर निकाल कर पेट पिचका लें। पेट की मांसपेशियां जितनी अधिक (पीठ की ओर तथा पसलियों के नीचे) खींची जा सकें, खींच लें। पेट बिलकुल पीठ से चिपका-सा लगने लगे। यह पूर्ण सिंहासन है।

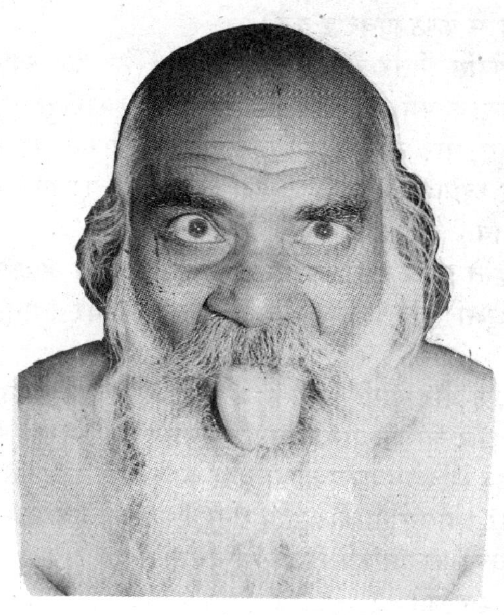

चित्र–11

साधना पद्धति—किसी भी योगासन के तीन पक्ष होते हैं। (1) शरीर के अंग विशेष को दोष अथवा रोग से मुक्त करना, उस अंग को स्वस्थ व पुष्ट रखना, (2) मानसिक भावों और क्षमताओं का विकास करना तथा (3) आत्म साधना के लिए अधिक-से-अधिक काल तक शरीर को स्थिरता और धैर्य प्रदान करना। अतः कौन-सा आसन किस उद्देश्य के लिए साधा जा रहा है, उस प्रकार की साधना की सभी शर्तें (नियम, संयम) पूर्ण किये जा रहे हैं या नहीं, इन तथ्यों को ध्यान में रखकर ही पूर्ण वांछित लाभ ले सकना सम्भव है।

आत्मसाधना के मार्ग में निरन्तर प्रगति के अवसर पाने के लिए यह बहुत ही ज़रूरी है कि साधक के चिन्तन में चेतना और निर्भयता हो तथा उसमें इतना साहस हो कि जान की बाज़ी लगा देने में भी हिचकिचाहट न रह जाये।

सिंहासन लगाने के बाद सिंहनाद की तैयारी कीजिये। आपका पेट पिचका है। अन्दर श्वास बिलकुल नहीं है। अतः श्वास भरने के पूर्व सिर को छाती की ओर इतना झुकायें कि ठोढ़ी, कण्ठस्थान पर बैठकर श्वास मार्ग को अवरुद्ध किये हो। अब बहुत धीरे-धीरे श्वास अन्दर खींचते हुए गरदन ऊपर उठाते चले जायें। यहां तक पीछे ले जायें कि सिर का पृष्ठ भाग पीठ के ऊपरी भाग का स्पर्श करने लगे। दांत भिंची हुई स्थिति में तथा मुंह एवं नाक दोनों से ही धीमी गति में सांस खींचते जाने का क्रम बना रहे। भरपूर श्वास भर लेने के पश्चात् पुनः सिर नीचे लायें और ठोढ़ी से कण्ठ अवरुद्ध करें।

जितनी देर श्वास भीतर रोक सकें, रोके रखें। फिर 'ॐ' ध्वनि से मिलता-जुलता, सिंहगर्जना के समान शक्तिशाली तथा भीषण हुंकार मुंह से निकालते हुए, गरदन उठाते हुए, पीठ से सटा दें। स्वर के साथ ही गले की मांसपेशियों में थरथराहट और ध्वनि में गड़गड़ाहट पैदा करें। चेहरे पर सिंह के समान रौद्र भंगिमा भी बनायें।

इस नाद पद्धति की कम-से-कम तीन बार पुनरावृत्ति अवश्य ही करें।

निषेध—1. धुआं, धूल, अति तापयुक्त या सीलन-भरे स्थानों पर सिंहनाद क्रिया न करें।

2. जिनको कफ़ और खांसी आती है, वे पहले अपने रोग का उपचार कर लें।

3. सिंहनाद और कुम्भक प्राणायाम पर लगायी गयी निरोध शक्ति की मात्रा क्रमशः ही बढ़ाइये। एकदम हठपूर्वक साधना करने वाले को हानि अवश्य होगी।

4. दुर्बल शरीर, श्वास रोगी और हृदय रोगी सिंहनाद के पूर्व अपना उपचार करें।

5. योग साधकों को चाहिये कि वे योगासन के पूर्व अपना पेट, आंतें और मूत्राशय ख़ाली कर लें।

*

प्राणायाम

आप शायद यह बात पचा भी न सकेंगे कि कोई आपसे कहे कि आप श्वास लेना भी नहीं जानते, परन्तु यह एक कटु सत्य है। 'सत्य' से परिचित हो जाने पर, कोई वज्र दुराग्रही ही उसे अनदेखा कर सकेगा। जो योगी अथवा सत्यान्वेषी होंगे, वे तत्काल ही प्राणायाम के अभ्यास में लग जायेंगे। अतः इस सत्य से परिचित होइये।

महर्षि पतंजलि का अद्‌भुत वैज्ञानिक आविष्कार 'अष्टांग योग' एक-एक अंग की अपने आप में पूर्ण चिकित्सा पद्धति प्रतीत होते हुए भी, अन्य अंगों का भी सहारा लेते रहने की मांग करता है। कारण केवल इतना ही है कि महर्षि अपने योगी को श्रेष्ठतम शारीरिक व मानसिक सामर्थ्य के साथ ही 'आत्म- साक्षात्कार' कराना चाहते हैं। अतः आप भी मात्र किसी एक अंग की साधना में ही न रम जायें, बल्कि सभी अंगों की साधना करते हुए अन्तिम लक्ष्य तक की यात्रा सम्पन्न करें। किसी भी साधना में कोई कठिनाई या विसंगति प्रतीत हो तो निःसंकोच मेरा उपयोग करें। इस साधना मार्ग में मेरे सहभागी बनें।

एक अनुरोध—मेरे माध्यम से जिस 'योग साहित्य' का सृजन हो रहा है, निःसन्देह वह केवल शिक्षित और रुचिवान् लोगों के कल्याण के लिए हो रहा है। मैं इसे 'मानव कल्याण' जैसा विशाल क्षेत्र नहीं दे रहा हूं। यह तो अत्यन्त सीमित क्षेत्र के बहुत थोड़े से मानवों का ही मार्गदर्शक बन सकेगा। इसकी इतनी सीमित उपयोगिता के लिए बताइये, भला कितना मूल्य निर्धारण उचित होगा? अल्पतम मूल्य में यदि मूल्यवान् वस्तु आपके हाथ लग जाये तो एक विनम्र अनुरोध मेरा भी मान लें।

मैं जानता हूं कि भारत में भी हिन्दी पढ़े-लिखे लोगों में से बहुत ही कम मेरी यह अटपटी हिन्दी समझ पायेंगे। इसका वास्तविक भावार्थ तो इक्के-दुक्के व्यक्ति ही समझेंगे। जो ऐसे समझदार होंगे, उनमें से भी 'योग' के प्रति झुकाव किसी विरले व्यक्ति का ही होगा। बाक़ी सब तो 'भोग' की स्वच्छन्दता के लिए ही 'योग' को अपना 'चाकर' बनाने वाले मिलेंगे। 'नौकर की परवाह' करने की ग़लत आशा भला मैं किसी से करूं ही क्यों? अतः ऐसे पाठक मेरे अनुरोध से मुक्त हैं।

यदि इस ग्रन्थ से किसी 'गुणग्राहक' को अधिक मूल्य की सामग्री मिल ही जाये, तो उसे बिना किसी लोभ या अहंकार के दूसरे ज़रूरतमन्दों में बांट देना। अपने पास रोककर मत रखना। बस, मेरा आपसे इतना-सा ईमानदार बनने का ही विनम्र अनुरोध है।

सन्तुलन की आवश्यकता—यह तो मूर्ख-से-मूर्ख प्राणी भी जानता है कि यदि उसे जीवित रहना है तो श्वास या श्वसन क्रिया की उसे निरन्तर आवश्यकता है। श्वास लेने में उसे जहां भी दिक़्क़त महसूस होगी, वहां से वह शीघ्र ही भाग खड़ा होने के लिए व्याकुल रहेगा। गहरी नींद या मूर्च्छा में यदि श्वास-अवरोध हो और उसके निराकरण का कोई प्रयास करना सम्भव ही न हो तो उस व्यक्ति का प्राणान्त ज़रूर ही होगा।

जो जागा हुआ है, होश में है, वह जान-बूझकर भी यदि उचित श्वसन क्रिया के प्रति उपेक्षा का भाव रखता है तो वह किसी-न-किसी रोग का शिकार होकर, उसके कष्टों को भागते हुए कुढ़-कुढ़कर प्राणदण्ड भोगेगा।

इतनी आवश्यक श्वसन क्रिया आपकी ग़ैर-जानकारी में चलती रहती है, यह प्रकृति का आप पर बड़ा भारी एहसान है। इस एहसान की अब भी उपेक्षा करना, कृतघ्नों को ही शोभा दे सकता है। ऐसे ही अन्य कृतघ्नों का समाज और राष्ट्र यदि 'नरक' के कष्टों से परिपूर्ण न होगा तो क्या ऐसे लोगों के लिए किसी और 'स्वर्ग' की खोज की जायेगी?

सन्तुलन के साधन—श्वसन सन्तुलन के लिए निःसन्देह शुद्ध वातावरण, शुद्ध मन, शुद्ध श्वसन क्रिया और शुद्ध वायु की आवश्यकता होती है। इसके साथ ही आप में श्वास लेने की एक उचित क्षमता भी हो तथा उसकी वैज्ञानिक विधि तथा प्रक्रिया की भी आपको जानकारी होनी चाहिये।

मेरा तो मानना है कि यदि भारत की शिक्षा प्रणाली में जीवन के इन मूल तत्त्वों का आयु के अनुसार पाठ्यक्रम में समावेश कर दिया जाये तो राष्ट्र की अनेक समस्यायें स्वतः ही हल हो जायेंगी। 'योग' का मार्ग और 'योग की उचित शिक्षा' इस राष्ट्र की पहली आवश्यकता है। इस शिक्षा प्रणाली से शिक्षित व्यक्ति, अपने उचित और सर्वोपयोगी जीवन-साधन स्वयं ही निर्मित कर लेगा।

आप अपने दैनिक जीवन में प्रतिदिन, शिक्षित और अशिक्षित व्यक्तियों के जीवन स्तर का अवलोकन तो करते ही होंगे। क्या आपने कभी इनका तुलनात्मक अध्ययन कर, इनमें पाये जाने वाले गुणात्मक अन्तर का अनुभव भी किया है? बस, यही वह अन्तर है जो योग के विशेषज्ञ और जानकार गुरु आपमें भी विकसित कर सकते हैं। राष्ट्र के हर नागरिक, पुरुष और औरतें, बच्चे और बच्चियां, जब जीवन की वास्तविक शारीरिक आवश्यकताओं के बारे में सही रूप

से जान लेंगे तो उसे पाने और जीने का प्रयास भी करेंगे।

स्मरण रखिये, जिनकी शारीरिक आवश्यकताएं सहज में और उचित मात्रा में पूरी हो जाती हैं, उन्हीं का मानसिक स्तर विकसित और श्रेष्ठ बनता है। मानसिक स्तर जितना श्रेष्ठ और उन्नत होता जायेगा, उतनी ही आत्मा-परमात्मा की समझ विकसित होगी।

शुद्ध वातावरण—विश्व के चालाक, सम्पन्न और स्वार्थी व्यक्तियों ने वायु-मण्डल तथा वातावरण को जितना गन्दा और विषाक्त बना दिया है, उसे शीघ्र वापस ला सकना इतना सहज तो नहीं है, परन्तु असम्भव भी नहीं है। अतः इसके लिए यदि कम-से-कम आपमें ही संकल्प शक्ति, निरन्तर प्रयास तथा धैर्य आ जाये तो आपका अनुकरण कुछ भले और जागरूक लोग अवश्य करेंगे।

आप जानते ही हैं कि गतिशीलता की अनावश्यक शान और दिखावे का उपयोग यदि ग्रामों और नगरों से बाहर ही किया जाये तो वातावरण में धूल, धुआं और विष तो न मिलेंगे। उद्योग यदि शहर और ग्राम से दूर स्थापित करें, आवश्यकता से अधिक अपनी ख़ुशी या धार्मिकता की आड़ में स्पीकरों और हल्ले-गुल्ले को प्रोत्साहन न दें, जिसे या जितने लोगों को आप अपनी बात सुनाना चाहते हैं, उससे अधिक अनुपयोगी ध्वनि न निकालें। इससे न तो आपकी शक्तियों, श्वास, धन और प्रभाव का ह्रास होगा और न वातावरण ही दूषित होगा।

अपने घर का कूड़ा, गन्दा पानी व अन्य अनुपयोगी वस्तुएं सार्वजनिक यातायात की जगहों पर डालकर अथवा दूसरों के घरों के आसपास फेंककर अपनी अभद्रता और असामाजिकता का विज्ञापन न करें। यदि आपमें थोड़ी भी श्रेष्ठता शेष है, तो बिना झिझक के, गांधीवादी आचरण अपनाकर, व्यर्थ कचरे और गन्दे पानी के ठहराव को उसके उचित स्थान पर पहुंचा दीजिये।

पार्कों, बग़ीचों, वृक्षों या पौधों की हरियाली तथा व्यवस्था ही वातावरण की तथा वायुमण्डल की उपयोगिता एवं सन्तुलन बनाये रखना में सक्षम है। आबादी के घनत्व के अनुसार, इनकी उचित संख्या बनाये रखना आपका मानवीय कर्तव्य है। इनकी कमी या हानि से आपकी व्यक्तिगत और पारिवारिक हानि अवश्य होगी। अतः जी-जान से लगकर वृक्ष-पौधे लगाइये तथा अन्य वृक्ष-पौधों की रक्षा के लिए भी सजग रहिये।

शुद्ध मन—शुद्ध वायु की प्राप्ति के लिए कौन-कौन से तत्त्व आवश्यक हैं, इनकी पूर्ति के लिए आप कितने सजग और कर्तव्यनिष्ठ हैं, कितना श्रम और कितना व्यय कर सकते हैं और करते हैं, यह सब करने के बदले, शुद्ध वायु की आपूर्ति के अलावा अन्य कोई प्रतिदान या प्रशंसा नहीं चाहते। यही आपके शुद्ध मन की पहचान है।

शुद्ध वायु—वायुमण्डल में उपलब्ध 'ऑक्सीजन या प्राणवायु' का प्रतिशत, वायु का दबाव और आपके श्वसन यन्त्र की सक्षमता, आन्तरिक शारीरिक क्रियाओं का सन्तुलन व ताल-मेल और आवश्यकता के अनुरूप प्राणवायु की आपूर्ति कर सकने योग्य क्रियाओं का ज्ञान तथा अभ्यास आदि तत्त्व मिलकर ही आपके लिए शुद्ध वायु का पर्याय बनेंगे।

अभ्यास की सक्षमता—प्राणायाम एक अद्भुत क्षमता का नाम है। श्वासोच्छ्वास की गति को अपनी आवश्यकता के अनुरूप नियन्त्रित कर, थोड़ी-सी ऊर्जा से भी बड़े-से-बड़े काम निकाल लेना ही अनभ्यासी लोगों के समक्ष चमत्कार बन जाता है। इस क्षमता का प्रदर्शन आपको प्रतिष्ठा दिला सकता है, जबकि इसका समुचित उपयोग आपको श्रद्धा और श्रेष्ठता दिलायेगा।

आपकी शारीरिक क्रियाओं और चेष्टाओं से मन की चंचलता का गहरा सम्बन्ध है। यदि किसी दृश्य, स्थिति और चिन्तन से आपका मन कामवेग से पीड़ित हो जाये, आपको भयभीत कर दे अथवा आपको क्रोध दिला दे तो सबसे पहले आपका श्वासोच्छ्वास तीव्र, अनियमित और अनियन्त्रित हो जायेगा। इस पर से नियन्त्रण हटते ही आपकी ऊर्जा का अपव्यय होने लगेगा। उपलब्धि से अधिक अपव्यय हो जाने पर आपका पतन या हार अवश्य होगी।

इस घटना या समस्या का जिन्होंने सूक्ष्म अवलोकन ही न किया हो, वे इस अक्षमता से उबरने या इस समस्या का निदान ढूंढ़ने की ओर प्रवृत्त ही कैसे होंगे? जो लोग इस अक्षमता से बचने के लिए सतही प्रयास करेंगे, उनके बाह्य लक्षणों को ही नियन्त्रित करेंगे, उनकी दुगुनी ऊर्जा समाप्त होगी। वे यदि विजयी हुए भी, तो निःशक्त हो जायेंगे। यह तो प्रत्यक्ष हार से भी अधिक 'स्व-घाती' क़दम है।

महर्षि पतंजलि का यह सूत्र—'योगश्चित्तवृत्ति निरोधः' गहरे ध्यान में उतरने वालों की समझ में ही ठीक से आयेगा। अतः मूल मन्त्र 'ॐ' का विधिवत् जप और ध्यान करने वाला ही सक्षम 'प्राणसाधक' बन सकता है।

मलयेशिया देश के निवासी लेचीमनाह रामास्वामी तीन सन्तानों के पिता होते हुए भी इतने शक्तिशाली हैं कि 32 टन वज़न के बोइंग विमान को भी पचास फ़ीट तक खींच सकते हैं। उनके गले पर भरपूर शक्ति से किये जाने वाले कराटे प्रहार भी कोई प्रभाव नहीं दिखा पाते। दांतों और बालों के द्वारा लदे ट्रक खींच लेना तो उनका सामान्य प्रदर्शन है। अपने शरीर और अभ्यास की देख-भाल भी वे नियमित रूप से करते हैं।

श्री लेचीमनाह का कथन है कि उन्होंने यह विद्या सत्तर वर्ष की आयु में ही एक भारतीय गुरु से सीखी थी। उन्होंने यह भी बताया कि श्वास-उच्छ्वास की

अनेक विधियों द्वारा, आन्तरिक ऊर्जा को जगाकर, अपनी संकल्प शक्ति को शरीर के किसी भी भाग पर केन्द्रित कर, उसे असामान्य रूप से शक्तिशाली बनाया जा सकता है।

बहुत वर्षों पहले प्रोफेसर राममूर्ति ने भी ऐसे ही अनेक प्रदर्शन कर सारे विश्व का ध्यान भारतीय प्राणायाम पद्धति की ओर आकर्षित किया था। अनेक साधु आज भी पृथ्वी के अन्दर तीन-तीन दिन की समाधि लेते हैं।

सबसे बड़ी उल्लेखनीय बात तो यह है कि ये असाधारण शक्तिशाली लोग पूर्णतः शाकाहारी और सात्त्विक विचारों के पाये जाते हैं। इनकी आस्थाएं और दिनचर्या भी हिन्दू दर्शन से मिलती-जुलती हैं।

प्राणायाम

ऑक्सीजन, अर्थात् प्राणवायु, पृथ्वीवासी मानवों और अनेक जीवों के जीवन का आधार है। अतः अनेक योग गुरु इसी प्राणवायु के शरीर में विस्तार को प्राणायाम मानते हैं; परन्तु इस तथ्य से असहमति तो तब होती है जबकि शरीर को भरपूर प्राणवायु उपलब्ध हो रही हो, तब भी अन्यान्य कारणों से शरीर प्राणरहित हो जाता है। अतः मेरी मान्यता है कि प्राणवायु और प्राण दोनों ही अलग-अलग वस्तुएं हैं। मेरे इस मत का प्रतिपादन ही मेरे ग्रन्थों में किया गया है।

वैज्ञानिक आधार—सारे विश्व के वैज्ञानिक अभी पूर्णतः किसी निश्चित निष्कर्ष पर तो नहीं पहुंचे हैं, परन्तु कुछ वैज्ञानिक अवश्य ही इस विषय पर गहन शोध कर रहे हैं। ऐसे ही वैज्ञानिकों के एक समूह ने घोषणा की है, जिनमें एन. फ़ेदरोवा, एन. बोरोबेव, वी. ग्रिसवेको, एन. शोइस्की, एफ. गिवमदुलिन आदि नाम उल्लेखनीय हैं। इन वैज्ञानिकों की खोज है कि जीव चाहे कोई भी हो; यथा पेड़, पशु-पक्षी, कीट-पतंग या मानव, इन सबके शरीर अणुओं-परमाणुओं से निर्मित बाह्य शरीर मात्र नहीं हैं। इस दृश्य शरीर के अलावा भी इनमें एक अदृश्य शरीर विद्यमान है। इसे 'ऊर्जा शरीर' नाम दिया जाये। 'बायोलाजिकल प्लाज़्मा बॉडी' इसका विदेशी नाम है।

भारतीय प्राचीन वैज्ञानिकों ने (ऋषियों, मुनियों, मनीषियों ने) इस ऊर्जा शरीर के भी आगे 'प्राण शरीर' और 'आत्म शरीर' को खोज निकाला था। आधुनिक विज्ञान को शोध करने दें। अभी इन्हें भारतीय वैज्ञानिकों द्वारा खोजे गये निष्कर्षों तक पहुंचने में वर्षों और लग जायेंगे तथा देर-सवेर इनकी पुष्टि होती रहेगी।

किसी भी पदार्थ की शक्ति की अभिव्यक्ति उसके द्वारा घटित क्रिया-

प्रतिक्रिया, गति और स्पन्दन के माध्यम से होती है, जबकि किसी जीव या प्राणी की मूल्यवत्ता उसके आचरण, शक्ति, आनन्द और उपयोगिता के आधार पर होती है। प्राण के रहते तक ही प्राणी के शरीर का मूल्य है। निष्प्राण होते ही उसका शरीर पदार्थ मात्र रह जाता है। वह भी गलने-सड़ने और दुर्गन्ध फैलाने वाला।

प्राण के रहते, प्राणी का शरीर आपस में संगठित और शक्तिवान् रहता है, जबकि निष्प्राण होते ही वह शक्तिहीन होकर विघटित होने लगता है। प्रकृति के पांचों तत्त्व—मिट्टी, पानी, वायु, ताप आदि प्राण तत्त्व की उपस्थिति में ही सक्रिय रहते हैं। अतः प्राणवायु के पहले प्राण तत्त्व को समझना आवश्यक है।

प्राण शक्ति का विभाजन तो सम्भव नहीं है, परन्तु इस शक्ति के कार्यों का विभाजन अवश्य ही योगाचार्यों द्वारा किया गया है। प्रत्येक कार्य की सीमा, स्थान और क्रिया का निर्धारण ही हमारे अध्ययन का विषय है।

प्राण—शरीर में चेतना और सक्रियता बनाये रखने के लिए उत्तरदायी शक्ति है। छाती के मध्य स्थित (डायाफ्राम) कण्ठ नली में इसका निवास है, जो श्वास-प्रश्वास, स्वर यन्त्र और भोजननलिका से निरन्तर सम्पर्क बनाये हुए, पूरे शरीर की एक-एक कोशिका को ऊर्जा हेतु ईंधन भेजता है।

अपान—यह पाचन-प्रणाली और रक्त परिभ्रमण चेतना के लिए उत्तरदायी शक्ति है। इसका केन्द्रीय निवास नाभि के नीचे है। यह यकृत, प्लीहा, गुर्दों, अग्नाशय, आंतें और हृदय आदि अंगों को नियन्त्रित तथा नियमित करती है। इन अंगों को चेतना और व्यवस्थित कार्यक्षमता प्रदान करना इसी शक्ति के हिस्से में आता है।

समान—पाचन-प्रणाली की नियमितता के लिए उत्तरदायी शक्ति को 'समान' कहते हैं। इसका केन्द्रीय निवास हृदय और नाभि के मध्य में है। पाचनक्रिया की उत्तमता के लिए तथा भोजन को शरीर के लिए ऊर्जा निर्मित करने के लिए, जिन रसों की जितनी मात्रा आवश्यक हो, उन्हें उत्पादित और नियमित करने का कार्य यह शक्ति देखती है।

उदान—गले के ऊपर के समस्त अंगों-उपांगों का नियमितिकरण करना 'उदान' शक्ति का कार्यक्षेत्र है। देखना, सुनना, सूंघना या श्वास लेना, चबाना तथा इनके वर्गीकरण की समझदारी बनाये रखना एवं इन्हें चेतना और सक्रियता प्रदान करना इस शक्ति के कार्य हैं।

व्यान—यह शरीर के एक-एक अणु-परमाणु में व्याप्त रहने वाली शक्ति है। इस शक्ति से ही शरीर की समस्त कोशिकाएं, मांसपेशियां, अस्थियां व इनके समस्त सन्धि स्थल प्रभावित होकर सक्षम व सक्रिय बने रहते हैं। इस शक्ति का निवास

'रीढ़' का ऊपरी भाग है।

इन पांच प्राणों के अलावा भी, शरीर में पांच उपप्राणों की उपस्थिति का संकेत हमारे योगाचार्यों ने दिया है। ऊपर से दिखने वाला यह स्थूल द्रव्यों से निर्मित शरीर योग की भाषा में 'इन्द्रिय शरीर' कहलाता है, जबकि इन्द्रिय शरीर की कार्यकुशलता को निर्धारण करने वाला 'भाव शरीर' कहलाता है। भाव शरीर और इन्द्रिय शरीर का भी नियमन करना तथा चेतना बनाये रखनेवाला 'प्राण शरीर' कहलाता है।

उपप्राणों के नामकरण का उल्लेख योगग्रन्थों ने नाग, कूर्म, क्रिकर, देवदत्त तथा धनंजय के रूप में किया है। उपप्राण, प्राण शक्ति के कार्यों में आने वाली बाधाओं को दूर करने का कार्य करते हैं। मनोवैज्ञानिक इसे शरीर की 'सहज क्रिया' के रूप में मान्यता देते हैं। वे इनका शिक्षण और नियन्त्रण सम्भव नहीं मानते; जैसे पलक झपकना, छींकना, जमुहाई लेना, हिचकी आना, शरीर में अचानक तनाव या शिथिलता आ जाना आदि ही उपप्राण के कार्य हैं।

कुछ स्मरणीय तथ्य

जब हम केवल 'योगासन' अथवा 'प्राणायाम' की चर्चा कर रहे होते हैं तब सिर्फ़ स्थूल शरीर या इन्द्रिय शरीर के स्वास्थ्य लाभ से परिचित हो रहे होते हैं। यह कार्य तो कम समय और विशेष सुविधापूर्ण स्थिति में अनेक चिकित्सा पद्धतियों से चिकित्सा-कार्य में लगे चिकित्सकगण भी कर देते हैं। अतः लोगों की अरुचि या प्राथमिकता न दिया जाना योगासन के प्रति है, तो इसमें भला शिकायत कैसी?

'योग' विशेष महत्त्वपूर्ण इसलिए है क्योंकि वह इन्द्रिय शरीर और प्राण शरीर के बीच वाले 'भाव शरीर' को भी नियमित, सचेतन और स्वस्थ बनाता है। शायद विज्ञ पाठकगण ठीक से समझ रहे होंगे कि क्यों मैं 'योग' को ही इतना महत्त्व दे रहा हूं। वास्तव में मेरी गुरुदीक्षा जिस गुरु से सम्पन्न हुई थी, उनका 'आयुष्य शरीर' उन दिनों चार सौ वर्षों से भी अधिक था और वे इस योग विज्ञान के सच्चे अधिकारी गुरु थे। उनकी क्रिया क्षमताएं और ज्ञान क्षमताएं मेरे लिए तो अगाध ही थीं। उन पूज्य, प्रातः स्मरणीय गुरुदेव से मात्र एक घण्टे के लिए उपलब्ध सान्निध्य में ही मुझे क्या और कितना ज्ञान मिला था, उसका सही वितरण कर पाना भी मेरे शब्द सामर्थ्य के बाहर है। अतः जो त्रुटियां या अपूर्णताएं मुझ से हो रही होंगी, उसके लिए केवल मैं और मेरी सीमित सामर्थ्य ही उत्तरदायी है।

स्थूल शरीर चूंकि प्रकृति के मूल पंच तत्त्वों से निर्मित है, अतः इसकी सक्रियता

और सक्षमता भी इन्हीं स्थूल तत्त्वों की आपूर्ति पर निर्भर होती है। इस आपूर्त्ति का कम या अधिक हो जाना ही इसे अशक्त और अल्पायु बनाता है। यही है बीमारी और मौत।

भाव शरीर इन स्थूल इन्द्रियों को संचालित करता है। भावों की कलुषता से स्थूल शरीर प्रभावित होकर क्षीण होता है। भावों की श्रेष्ठता और सहजता से यह इन्द्रिय शरीर पुष्ट और दीर्घायु होता है। इन्द्रिय शरीर को की गयी आपूर्ति की शुद्धता और अशुद्धियां स्थूल शरीर के साथ ही भाव शरीर को भी प्रभावित करती हैं।

प्राण शरीर की उपस्थिति में ही भाव शरीर और इन्द्रिय शरीर की चेतना तथा सक्रियता सम्भव है। अतः ये तीनों शरीर एक-दूसरे के तालमेल से ही आयुष्य का निर्धारण करते हैं। यह तालमेल (योग) गड़बड़ाया कि आयु क्षीण होने लगती है और एक दिन इसका अन्त मृत्यु के रूप में होकर, प्राण, भाव तथा शरीर के तत्त्वों के विघटन का कार्य प्रारम्भ कर देते हैं। यह विघटन ही शरीरों का पुनः पंच तत्त्वों में विलीन हो जाना है।

इन तीन वर्णित शरीरों के अलावा भी प्राणी के चार शरीर होते हैं। इनकी चर्चा बाद में की जायेगी। सात शरीरों में से एक शरीर 'आत्म शरीर' भी है। अनेक परदों में छिपे हुए आत्म शरीर की उपस्थिति का आभास इसीलिए तो इतना क्लिष्ट व कष्टसाध्य है।

मौलिक अन्तर

प्राण और प्राणवायु का अन्तर तो हमारे पाठकों के समक्ष स्पष्ट हो ही चुका होगा, अतः यह समझाना और समझना कठिन नहीं है कि 'प्राणायाम' के भी दो अर्थ लगाये जा सकते हैं। आधुनिक चिकित्सकों का केवल यह मत ही नहीं, वरन् दृढ़ विश्वास भी है कि श्वास द्वारा वायु केवल फेफड़ों में ही ली जा सकती है, इसके अलावा उसका अन्य स्थानों में प्रवेश सम्भव नहीं है।

मैं यहां वाद-विवाद करने नहीं बैठा हूं, मैं तो सच्चे साधकों को इन मत-मतान्तरों के टेढ़े-मेढ़े गलियारों से निकालकर, सार्थक साधना का राजमार्ग देकर, उन्हें उत्तम स्वास्थ्य, श्रेष्ठ विचार, वास्तविक चैतन्यता, अक्षय तेज और आत्मसाक्षात्कार तक पहुंचाना चाहता हूं। यह दूसरी बात है कि सामान्य या निचले स्तर पर जीने वाले लोग निम्नतम उपलब्धियों में ही मस्त और सन्तुष्ट हैं, उन्हें और अधिक या श्रेष्ठ पाने की चाह भी नहीं है। सच है, जहां पहुंच की हिम्मत ही न हो, उसकी चाहत से भला लाभ ही क्या?

श्वास वायु का निश्चित स्थान तो फेफड़े ही हैं। यहीं उसका शोधन कर

शरीरोपयोगी ऑक्सीजन ग्रहण करने की व्यवस्था करने वाला संयन्त्र है। यहीं उसे रक्त में मिश्रित कर शरीर के एक-एक अणु-परमाणु तक पहुंचा देने की व्यवस्था भी है।

श्वासनली और भोजननली, दोनों ही अलग-अलग संयन्त्रों के मार्ग हैं। फिर भी कण्ठ में ये दोनों नलियां, एक स्थान पर, एक-दूसरे से केवल चिपकी ही नहीं हैं, बल्कि उनके बीच में दोनों नलियों में खुलने-बन्द होने वाला मार्ग भी है। नाक से ली गयी श्वास में से मिट्टी के कण व कचरा आदि छानकर पुनः बाहर धकेल देने की व्यवस्था होने से, नाक से ली गयी श्वास ही अधिक सुरक्षित होती है; जबकि मुंह से ली गयी श्वास भी फेफड़ों में भेजी तो जा सकती है, परन्तु धूल-कचरे के कारण वह हानिकर ही होगी। मुख मार्ग से ली गयी अथवा प्रविष्ट हो जाने वाली श्वास आमाशय में पहुंचकर क़ब्ज़ियत तथा गैस का निर्माण कर, शरीर के पोषण में बाधक बनती है, मनुष्य को अस्वस्थ बनाती है। इसी प्रकार वायु, शरीर के सन्धि-स्थलों तक पहुंचकर उनकी संचालनक्षमता को कम कर देती है, जो बाद में 'वात रोग, गठिया वात' आदि नामों से जानी-पहचानी जाती है।

अतः यह जानकारी आपको प्रचलित प्राणायाम की क्रियाओं में होने वाली असावधानियों और हानियों से बचायेगी।

दूसरा प्राणायाम वह क्रिया है जो श्वास-प्रश्वास से अलग, परन्तु जीवनी शक्ति से सम्बद्ध है। जीवनी शक्ति के अभाव में चाहे जितनी भी कृत्रिम श्वासें दिलायी जायें, प्राणी के शरीर में चेतना नहीं लौटेगी। इसे ही 'प्राण' निकल जाना कहते हैं। इसी 'प्राण' की शक्ति को शरीर के अंग-प्रत्यंग में बनाये रखना ही दूसरा प्राणायाम है।

इसी वास्तविक प्राणशक्ति के विकास और ठहराव के लिए संकल्पपूर्वक प्रयास किया जाता है। एकाग्रता, ध्यान और संकल्प के द्वारा प्राणकेन्द्रों को प्रखर बनाया जाता है। प्रखर प्राणकेन्द्रों का स्वामी, अद्‌भुत शारीरिक क्षमताओं, मानसिक सम्भावनाओं और सुख-दुःख को सहज ही सहन करने वाला सिद्ध पुरुष हो जाता है।

श्वास-प्रश्वास वाला प्राणायाम करने से साधक का शरीर सक्षम और सशक्त बन जाता है। सक्षम और सशक्त शरीर वाले व्यक्ति ही 'प्राणकेन्द्रों' की साधना कर सकते हैं।

प्राणकेन्द्र

इस पृथ्वी का विकसिततम प्राणी मनुष्य है। मनुष्य से निचले स्तर वाले समस्त

प्राणी केवल शरीर के स्तर पर ही जीते हैं। केवल शरीर तक ही उनकी समझ और पहुंच है। अतः केवल स्थूल शरीर या इन्द्रिय शरीर की तुष्टि के लिए जीने वाला मनुष्य मानव समाज में पशुतुल्य माना जाता है।

इन्द्रिय शरीर, भाव शरीर, चेतना शरीर, बुद्धि शरीर, तेजस शरीर, आत्म शरीर और मुक्त शरीर—ये सात शरीर क्रमशः ही उपलब्ध होते हैं।

इनमें से तीसरा शरीर, चेतना या प्राण है। स्थूल शरीर में 'प्राण' के भी सात प्रमुख केन्द्र हैं। इन्हीं केन्द्रबिन्दुओं को योगाचार्यों ने 'शक्ति केन्द्र' या 'चक्र' कहा है। इन चक्रों की सुषुप्त अवस्था में, मनुष्य की अनेक क्षमताएं और संभ्भावनाएं भी सोयी पड़ी रहती हैं। यदि इन्हें विशिष्ट साधना द्वारा जाग्रत और सक्रिय कर दिया जाये तो मनुष्य 'अद्भुत' हो जाये। इस जागरण क्रिया को ही 'कुण्डलिनी जागरण' कहा जाता है।

मनुष्य के मस्तिष्क में प्रकृति ने न्यूरॉन कोशिकाओं का जो जाल-सा बिछा रखा है, इस जाल की न्यूरॉन कोशिकाएं ही अलग-अलग क्षमताओं, आदतों, क्रियाओं, चिन्तन या विकास की सम्भावनाओं के लिए निमित्त बनती हैं। किसी भी कार्य या प्रक्रिया का स्मृतिकोष एक-एक न्यूरॉन कोशिका बनती जाती है। इन स्मृति कोषों से टेलीफ़ोन के सम्भाषण की तरह जो सन्देश प्रसारित होते हैं, वे रीढ़ की हड्डियों में से सुषुम्ना नाड़ी को वाहन बनाकर प्रवाहित होते हैं। ये सन्देश शरीर की विभिन्न ग्रन्थियों को पहुंचकर, सम्बन्धित कार्य या प्रभाव के लिए आवश्यक रसायन, ताप व वायु आदि निर्मित करने की उत्तेजना प्रदान करते हैं। इन ग्रन्थियों के नियन्त्रण और गतिशीलता के लिए हमारे प्राणकेन्द्र ऊर्जा प्रदान करते हैं।

अब आप समझ गये होंगे कि यदि इन प्राणकेन्द्रों का 'प्राण' से सम्पर्क सूत्र टूट जाये, इन केन्द्रों के सहायक या याचक अंगों में कोई ख़राबी आ जाये, तो मनुष्य अशक्त, अक्षम व रुग्ण हो जायेगा; परन्तु जीवित रहेगा। आधे से अधिक सम्पर्क सूत्रों के भंग हो जाने पर शरीर 'आत्मा' के वास के योग्य नहीं रहता। प्राणवायु और रुधिर ही सम्पूर्ण शरीर में प्राण के संवाहक बनाते हैं।

प्राण एक धारा है, एक शक्ति और ऊर्जा का प्रवाह है और यह प्रवाह तब तक ही सम्भव है जब तक कि कोई ज़बरदस्त बाधा उसका मार्ग न रोक ले। हमारा सारा प्रयास, सारी छटपटाहट, समस्त व्याकुलताएं और सम्पूर्ण क्रियाएं हैं ही इसलिए कि कहीं हमारे जीवन का यह प्रवाह रुक न जाये। सही जानकारी या बाधा का प्रकार जाने बिना ही उसको हटाने का प्रयास, भले ही अकस्मात् हट जाये, सदैव तो हटेगा नहीं। योगी वही है जो जानता है कि बाधा कैसी है और इसे हटाने की सही विधि क्या है। वह चाहता है तो इस बाधा को आसानी से

हटा लेता है। नहीं चाहता तो इसे सहजता से स्वीकार लेता है।

प्राण और परमात्मा

प्राण एक ऊर्जा-प्रवाह है। परमात्मा उस ऊर्जा का उत्पादन केन्द्र है। ज़रा ठीक से इस तथ्य को ध्यान में ले लेना—परमात्मा कोई व्यक्ति नहीं है, केवल एक शक्ति है। शक्ति केवल होती है, कुछ करती नहीं है। करती तो उसकी धाराएं हैं। शक्ति को इससे कोई मतलब नहीं है कि उसका कैसा और क्यों उपयोग किया जा रहा है। शक्ति और व्यक्ति में यही तो मौलिक अन्तर है। व्यक्ति में सोच है, समझ है। शक्ति में सोच और समझ नहीं है। बस, उसका होना ही पर्याप्त है। शक्ति के अभाव में व्यक्ति का न तो कोई व्यक्तित्व है और न कोई मूल्य ही। शक्ति है तो व्यक्ति सब कुछ है।

परमात्मा या 'शक्ति' को ज़रा दूसरे दृष्टिकोण से समझने का प्रयास करें। आग एक पदार्थ है। 'ज्वलनशीलता' इसकी शक्ति है। इस शक्ति के मार्ग में जो कुछ भी आयेगा, भस्म हो जायेगा। यदि इसी आग का समझदारी और सावधानी से उपयोग किया जाये, तो कड़ी ठण्ड में उष्णता और कच्चा भोजन सुस्वादु व पाचक बनाया जा सकता है। ज़रा-सी चूक या असावधानी हुई नहीं कि जले। यह न तो आग की कृपा है और न आग की रुष्टता ही। आग तो केवल आग है। इसका धर्म है तपाना और जलाना। यही इसकी शाश्वत शक्ति है।

ठीक इसी प्रकार न तो ईश्वर किसी पर कृपा करता है और न किसी पर कुपित होता है। जो ईश्वर का उपयोग समझ और सावधानी से करता है, उसकी ख़ुशहाली और सम्पन्नता बनी रहती है। इसका विरोध या दुरुपयोग करने वाला, इस शक्ति से मनमाना खिलवाड़ करने वाला, अपनी परेशानी और अपराजय स्वयं ही निर्मित करता है।

अतः परमात्मा की न तो कोई पूजा हो सकती है, न कोई प्रार्थना। परमात्मा के लिए इनका कोई अर्थ ही नहीं है। ये सारे अर्थ आपके हैं। इन अर्थों का आग्रह, दुराग्रह या सत्याग्रह सब बेमानी है। अपने आपसे धोखा है। परमात्मा का केवल उपयोग हो सकता है। स्वयं परमात्मा बना जा सकता है और यही हमें बनना भी है।

'शक्ति' के उपयोग के नियम होते हैं और ये शाश्वत नियम ही 'धर्म' कहलाते हैं। नियमों के पालन करने की अलग-अलग विधियां हो सकती हैं। विधियों के बदलने से नियम नहीं बदलता। नियम शाश्वत ही रहता है। विधियों का चुनाव सम्प्रदाय बनाता है।

योग का कार्य

महर्षि पतंजलि के अनुसार योग भी एक विधि है उस अनन्त शक्ति को प्राप्त करने की। अतः योग एक शास्त्र है तथा योगी एक सम्प्रदाय है।

योग की विधियां आपको शक्ति के उस अक्षय स्रोत तक पहुंचा सकती हैं। उस शक्ति के उपयोग के नियमों से आपको परिचित भी करा सकती हैं। आपके प्रयास, आपकी पात्रता कितनी है, कैसी है, यह आप पर निर्भर करता है। हो सकता है कि आपने कुछ गप्पी गुरुओं से सुनकर उस शक्ति के बारे में कुछ अनर्गल-सी कल्पनाएं कर ली हों, कुछ अटपटी-सी आकांक्षाएं पाल ली हों और वहां पहुंचने पर आपको आपके अनुरूप कुछ भी न मिले, क्योंकि 'शक्ति' का कोई निजी रूप नहीं होता है।

इस संसार में मनुष्यता के विकास के लिए 'शिक्षा' की परम्परा बनायी गयी है। यह शिक्षा प्रणाली की विशेषता है कि वह मनुष्य को उसके पूर्वस्तर से उठाकर उन्नत बना दे, उसकी असावधानियां और ग़लत हरकतें छुड़वा दे। जो जितना सक्रिय, सावधान और सामाजिक मान्यताओं के अनुसार जितनी श्रेष्ठ क्रियाओं व आचरण वाला होगा, वह उतना ही विकसित या सभ्य माना जायेगा।

इस दिशा में स्कूली शिक्षा से श्रेष्ठ शिक्षा या तो धर्मों में मिल सकती है या फिर योग में। योग की शिक्षा अपेक्षाकृत अधिक वैज्ञानिक है, क्रमिक भी है। यह शिक्षा प्रणाली शारीरिक व मानसिक आचरण सम्बन्धी सभी बाधाओं और भूलों से पार लगाने वाली भी है। इसमें किसी 'वाद' या 'धर्म' का हस्तक्षेप या आग्रह न होने से यह पूर्णतः मानवीय भी है।

प्राण साधना

शरीर में अभी कुछ 'प्राण' शेष हैं अथवा शरीर में अभी 'जान' शेष है, ये दोनों शब्द हिन्दी के ही हैं। 'जान' शब्द ज्ञान का अपभ्रंश है। इसका उपयोग शारीरिक चेतना के पर्यायवाची रूप में किया जाता है। वास्तव में यह क्रियाबोधक है। मैं पहले ही कह चुका हूं कि 'प्राण' एक शक्ति है। जब तक इस शक्ति की धारा ऊर्जा के रूप में किसी के शरीर में प्रवाहित होती रहती है तब तक वह जीवित बना रहता है।

प्राणशक्ति का सम्पूर्ण शरीर में सम्यक् प्रवाह बनाये रखने के लिए प्रकृति ने जो व्यवस्था की है, वह विद्युत् व्यवस्था से बहुत मेल खाती है। जिस प्रकार विद्युत्, उत्पादन केन्द्र से विद्युत् प्रवाह लाकर, शहरों की आवश्यकता के अनुरूप वितरण

हेतु अलग-अलग ट्रांसफ़ार्मरों द्वारा नियमित किया जाता है, वैसे ही प्राण ऊर्जा भी भिन्न-भिन्न प्राणकेन्द्रों पर नियमित की जाती है।

शरीर वैज्ञानिकों द्वारा कुछ ही वर्ष पूर्व खोजी गयी ग्रन्थियां (ग्लेण्ड्स) कुछ ऐसे अद्‌भुत रासायनिक तत्त्वों का निर्माण करती हैं, जिनके बिना शरीर शक्तिहीन, विकासविहीन और संज्ञाविहीन रह जायेगा।

इन शारीरिक ग्रन्थियों के समीप ही योगाचार्यों द्वारा वर्णित शरीर के सात चक्रों का स्थान भी है। 'कुण्डलिनी जागरण' नामक यौगिक क्रिया में 'मूलाधार चक्र' में सोयी हुई शक्ति को जगाकर 'सहस्रार चक्र' तक पहुंचाया जाता है। कुण्डलिनी जागरण के पश्चात् शरीर विशिष्ट शक्तियों से सम्पन्न हो जाता है। उन्नत योग साधक इन ग्रन्थियों व चक्रों की साधना के पश्चात् इन 'प्राणकेन्द्रों' की सक्रियता और स्वास्थ्य के लिए साधना करते हैं। इन केन्द्रों की स्थिति भी इन्हीं ग्रन्थियों और चक्रों की स्थिति से भिन्न, परन्तु अत्यन्त समीप है।

योग की गहन साधना के लिए स्वस्थ और सशक्त शरीर आवश्यक होता है। प्राणकेन्द्रों की सजगता और सक्रियता जहां आचरण की उत्कृष्टता लाती है, वहीं उन्नत भावनाओं को जन्म भी देती है। शरीर की इस नियमितता से जहां मनुष्य अद्‌भुत क्षमताओं का स्वामी बनता है, वहीं सुख-दुःख के प्रति सहिष्णु बनकर गहन साधना के योग्य भी हो जाता है। प्राणकेन्द्रों को सक्रिय और सक्षम बनाने की क्रिया में मानसिक और शारीरिक दोनों ही शक्तियां लगानी होती हैं।

जैसा कि पूर्व में बताया जा चुका है कि शरीर पांच मूल तत्त्वों से निर्मित एक मिश्रित पदार्थ है; प्राण तत्त्व के लिए इसके इस स्वरूप का संघटन होता है तथा प्राण तत्त्व के हटते ही यह शरीर पुनः पंच तत्त्वों में विघटित हो जाता है। अतः शरीर एक पदार्थ है और आत्मा एक शक्ति है। आत्मा और शरीर इन दोनों विजातीय द्रव्यों को, दो सिरों पर जोड़ने वाला तत्त्व 'प्राण' है, जो एक सतत प्रवाह है। दूसरे शब्दों में इसे हम इस प्रकार भी कह सकते हैं कि 'प्राण' का एक छोर चेतना को पकड़े है, तो दूसरा छोर पदार्थ को भी बांधे हुए है।

एक और रहस्य !

माता के गर्भ में जब किसी शरीर की निर्माण प्रक्रिया प्रारम्भ होती है तब उसका प्रारम्भिक रूप एक लघु 'बिन्दु' होता है। मां की नाभि से एक नली, इस बिन्दु को आधार प्रदान करती है, अर्थात् नौलि का एक सिरा मां की नाभि से जुड़ा रहता है, तो दूसरा सिरा गर्भस्थ शिशु के उस बिन्दुरूपी शरीर से जुड़ा रहता है। शिशु के शरीर का शेष निर्माण (हाथ, पैर, पेट व सिर आदि) इस बिन्दु के

आसपास ही यथास्थान विकसित होते रहते हैं। नौलि का दूसरा सिरा शिशु की नाभि से इस पूरे निर्माण काल में जुड़ा ही रहता है, जो जन्म के बाद ही अलग होता है।

इसका अर्थ यह हुआ कि शरीर की निर्माण प्रक्रिया में 'नाभि' ही मूल केन्द्र का कार्य करती है। तो क्या यही प्रमुख प्राणकेन्द्र भी है?

हिन्दू धर्म में प्राण के इस रहस्य को एक कल्पित कथा द्वारा संरक्षित करने का प्रयास किया गया है। इसके प्रतीकात्मक चित्र भी निर्मित किये जाते हैं। शायद ऐसा कोई चित्र कभी आपकी दृष्टि में भी पड़ा होगा—

"क्षीरसागर में भगवान् विष्णु शेषशय्या पर विश्राम कर रहे हैं। लक्ष्मीजी उनके चरण दबा रही हैं। भगवान् विष्णु की नाभि से एक नाल निकली है, जिसके दूसरे छोर पर एक सहस्रदल कमल खिला है। इस कमल पर इस सृष्टि के सृजनकर्ता ब्रह्माजी का प्रादुर्भाव हुआ है।"

वास्तव में 'नाभि' ही मुख्य प्राणकेन्द्र है। कुण्डलिनी शक्ति के चक्रों में इसे 'मणिपूर चक्र' कहा गया है। अध्यात्म योगी इसे 'तेजस केन्द्र' कहते हैं। पाचन अंगों में कोई गड़बड़ी, अपने निर्धारित स्थान से हट जाना आदि स्थितियों में नाभि अपने केन्द्र से हटी हुई मिलती है। इसे पुनः इसके केन्द्रस्थान पर वापस ले आने से पाचनक्रिया में सुधार लाया जा सकता है।

डॉक्टरों के मतानुसार केवल फेफड़े ही श्वास लेते हैं। जिस श्वास विधि में फेफड़े अधिक फूलते-पिचकते नहीं हैं, परन्तु पेट फूलता-पिचकता है, उसे 'डायाफ्रेमिक ब्रीदिंग' कहा जाता है। नवजात शिशु अपने शरीर विकास की तीव्रता के लिए यही 'पेट की श्वास' लेता है। श्वास की यही विधि प्राकृतिक है।

योगी की 'महाश्वास' भी पेट में ली और छोड़ी जाती है। इस श्वास विधि से नाभिकेन्द्र स्पन्दित और सक्रिय बना रहता है तथा चेतना तीव्र होती है।

यदि आप अपने मानसिक आवेगों का सूक्ष्म निरीक्षण करें तो यह गोपनीय रहस्य सहज ही आपकी समझ में आ जायेगा, जिसके दम पर योगी और साधक आपसे अधिक सहिष्णु और सक्षम बन जाते हैं।

निरीक्षण कीजिये कि जब आप बहुत अधिक क्रोधित हो उठते हैं तो आपकी सांस फूलने लगती है, आपके हाथ-पैरों और शरीर में कंपकंपी व्याप्त हो जाती है। जब आप बहुत डर गये हों तब भी आपकी श्वास और शरीर की यही दशा हो जाती है। जब आप बहुत कामातुर होते हैं, कामक्रीड़ा में रत होते हैं, तो भी आपकी श्वास तीव्र होकर आपको शीघ्रपतन की ओर ले जाती है।

अब इस निरीक्षण से निष्कर्ष निकालिये कि मन जितना चंचल होगा, श्वास उतना ही छोटा होगा। श्वास जितना छोटा होगा, जीवन की अवधि उतनी ही

कम होगी। इस कम अवधि वाले जीवन के मार्ग में भी अनेक रोग व बाधाएं प्रविष्ट होते रहेंगे। इस निष्कर्ष से बचने के लिए अब कोई नियम बनाइये।

मन की चंचलता नियन्त्रित की जा सकती है श्वास स्तम्भन से। श्वास गहरी, लम्बी और भरपूर लेकर शरीर को सक्षम प्राण से भरा जा सकता है। सक्षम शरीर की श्वास भरपूर ही होगी। भरपूर श्वास वाले सतत साधक का मन शान्त, आनन्दित और अद्भुत क्षमतावान् होगा। अब आप अनुभव के स्तर पर उस अत्यन्त गोपनीय रहस्य को सुलझाने में स्वयं ही सक्षम हो जायेंगे, जिनसे प्राणकेन्द्रों की अद्भुत साधना का मार्ग प्रशस्त होता है।

श्वास लेना शरीर की एक सहज प्रवृत्ति है, परन्तु श्वास का नियमन और संयम उस प्रवृत्ति से निवृत्ति में ले जाता है। जीवन चक्र को प्रवृत्ति के सहारे छोड़ देना ही पतन का मार्ग है। जिस दिन इस शरीर को निवृत्ति का अवलम्ब मिलेगा, उस दिन से ही आपके 'जन्म' को सार्थकता मिल जायेगी।

श्वास नियमन

महर्षि पतंजलि इस पृथ्वी पर एक अद्भुत घटना थे। वैसे तो इस पृथ्वी के इतिहास में ऐसी अनेक अद्भुत घटनाएं हुई हैं, परन्तु महर्षि पतंजलि उन सभी अद्भुत घटनाओं में से एकमात्र अद्भुत घटना थे। अद्भुत घटना से मेरा तात्पर्य केवल ऐसे महापुरुषों, अवतारों और धर्म-प्रवर्तकों की ओर इशारा करने मात्र से है, जो समय-समय पर इस पृथ्वी पर जन्मे हैं और जिन्होंने मानव को अगली सभ्यता का पाठ पढ़ाया है; जैसे राम, कृष्ण, महावीर, बुद्ध, क्राइस्ट, जरथुस्त्र, मुहम्मद, नानक आदि। परन्तु इन सबके उपदेश और सिद्धान्त एक धर्म या सम्प्रदाय के घेरे में बंधकर सीमित रह गये। पूरी मानवता का कल्याण करने के स्थान पर, इनके परमप्रिय अनुयायियों ने इन उपदेशों को 'वाद' का रूप देकर इतना दुराग्रह दिखाया है कि मानव जीवन ही नरक हो गया है। केवल महर्षि पतंजलि के निष्कर्ष और सिद्धान्त ही 'निर्विवाद' बने रहे और सभी धर्मों ने जाने-अनजाने ही सही, इन साधनों का भरपूर उपयोग अपने-अपने लेबिल लगाकर किया है। अतः मैं भी इन नियमों और विधियों को इतना महत्त्व दे रहा हूं।

वर्तमान युग में जिस सभ्यता का अधिकतम विकास हुआ है, उसने धन और सुविधा के साधनों की संग्रह प्रवृत्ति को बहुत महत्त्व दे रखा है। संग्रह की इस प्रवृत्ति के लिए उसने अथक शारीरिक भाग-दौड़, असीम मानसिक चंचलता को ही प्राथमिकता दे रखी है। विश्राम के अभूतपूर्व साधन जुटाकर भी उसे विश्राम नहीं मिल पा रहा है। ऐसी मृगतृष्णा के जाल में उलझा हुआ यह सभ्य प्राणी,

केवल रोगों का जीता-जागता पुतला मात्र बनकर रह गया है। मेरा मार्ग निवृत्ति का है, इनका मार्ग प्रवृत्ति का है। ये दोनों ही विपरीत ध्रुव किसी-न-किसी बिन्दु पर अत्यन्त समीप तो रहते ही होंगे। मैं वही 'बिन्दु' इस सभ्यता को देकर, उसे रूपान्तरित करने का असफल प्रयास कर रहा हूं।

श्वास नियमन एक ऐसा ही सिद्धान्त है। इसके लिए मन की चंचलता कम करना पहली शर्त है। मन की चंचलता कम होगी, तो शरीर को भी सच्चा विश्राम मिलेगा। शरीर को विश्राम मिलेगा, तो श्वास का सन्तुलन भी बनेगा तथा सन्तुलित श्वास ही लयबद्धता के अपूर्व स्वाद को चख सकेगी और लयबद्ध सन्तुलित श्वास ही सबका प्रमुख प्राणकेन्द्र है। यह प्राणकेन्द्र 'नाभि' पर स्थित है। आधुनिक सभ्यता के समस्त रोग 'नाभिस्थित' प्राणकेन्द्र की शिथिलता या उपेक्षा के कारण ही हैं। इस एक केन्द्र को जाग्रत करने से अनेक दुष्ट जानलेवा रोगों पर नियन्त्रण पाया जा सकता है, बहुत कुछ साधा जा सकता है।

नियमन विधि

शरीर और आत्मा के बीच का जो सम्बन्ध है उसके ठहराव का एक साधन श्वास भी है। श्वास की सततता शरीर की सहज प्रवृत्ति है। श्वास मार्ग की बाधा और तीव्रता, दोनों ही शरीर और आत्मा के सम्बन्ध विच्छेद का कारण बनते हैं।

श्वास द्वारा ली गयी वायु में से प्राणवायु या ऑक्सीजन के शोधन का कार्य हमारे फेफड़े करते हैं। बायें फेफड़े की एक व्यवस्था द्वारा यह ऑक्सीजन हमारे रक्त में मिला दी जाती है। शरीर के उपयोग से दूषित हुआ रक्त हृदय द्वारा खींचा जाता है। इसका रंग मटमैला और बैंगनी-सा हो जाता है। ऑक्सीजन इस मटमैले बैंगनी रंग को पुनः सिन्दूरी रंग में बदल देने की क्षमता एक सीमा तक ही रखती है। रक्त में मिला हुआ पर्याप्त ऑक्सीजन शरीर की एक-एक कोशिका, ऊतक और ज्ञान-तन्तुओं के उपयोगार्थ भेजा जाता है। पर्याप्त प्राणवायु का ईंधन पाकर ही कोशिकाएं अपना निर्धारित निर्माण-कार्य कर पाती हैं। इस निर्माण से कच्चा माल पाकर, ग्रन्थियां उचित रासायनिक द्रवों का स्राव कर पाती हैं। शरीर का स्वास्थ्य और मन का सन्तुलन—इन दोनों का आधार शरीर में निर्मित होने वाले ये रासायनिक द्रव ही हैं।

लघु और तीव्र श्वासोच्छ्वास से, गृहीत वायु में से ऑक्सीजन का पर्याप्त शोधन सम्भव नहीं होता। कम मात्रा में ऑक्सीजन शरीर की उचित देखभाल नहीं कर पाती। अतः लम्बी और गहरी सांस लेने का निरन्तर अभ्यास करें। लम्बी श्वास से वातावरण की अधिक-से-अधिक वायु खींची जा सकती है। इस वायु

को नाभि तक पहुंचाना ही गहरी श्वास है। इतने समय में अधिक-से-अधिक ऑक्सीजन शोधा जा सकता है। प्रथम श्वास के खींचने, रोकने और छोड़ने में लगायी जा सकने वाली अधिक-से-अधिक अवधि के बराबर ही दूसरी, तीसरी और आगामी अन्य श्वासों में भी लगाया जाना ही श्वास की लयबद्धता है। अतः लम्बी, गहरी और लयबद्ध श्वास लेने के लिए प्रारम्भिक अभ्यास बहुत सावधानी से करना होगा।

यह प्रारम्भिक अभ्यास जब सहजता में परिवर्तित हो जाये तो इसकी लम्बाई, गहराई और लयबद्धता की सीमा भी बढ़ाते जाइये। इस साधना को इतना अधिक कीजिये कि श्वास आये तो आये, न आये तो न आये; परन्तु आपको इसके अभाव में भी किसी प्रकार की व्याकुलता न रहे, तभी आप प्राणसाधक बन सकेंगे। दीर्घ श्वास आपके अवचेतन तक पहुंच जाये, यही है श्वास का सच्चा नियमन।

श्वास नियमन में सहयोगी अनेक विधियां हैं। इन विधियों का नामकरण ही योग का शब्द 'प्राणायाम' है। इस प्राणायाम से ही उस 'प्राण-आयाम' तक पहुंचा जा सकता है।

प्राणायाम की विधियां

योग की भाषा में श्वास को भीतर लेना, रोकना, छोड़ना और श्वास को बाहर ही रोके रहना, बिलकुल अन्दर न आने देना आदि क्रियाओं को अपनी शब्दावली दी गयी है। इन शब्दों और अर्थों से परिचित करा देने के बाद इन्हीं का प्रयोग किया जायेगा।

1. श्वास भीतर खींचने की क्रिया को 'पूरक' कहा जाता है।
2. श्वास बाहर छोड़ने की क्रिया 'रेचक' कहलाती है।
3. श्वास भरकर भीतर ही रोके रखना 'अन्तर्कुम्भक' कहलाता है।
4. श्वास पूरी तरह बाहर छोड़कर भीतर न आने देना 'बाह्य कुम्भक' क्रिया है।

इन चार क्रियाओं में से किन्हीं तीन अथवा चारों को क्रमानुसार आनुपातिक समय तक करना ही श्वास का नियमन या प्राणायाम कहलाता है। इस नियमन में भी जब विभिन्न मुख-मुद्राओं से श्वास छोड़ी या ली जाती है तब इन क्रियाओं के नामों तथा शारीरिक लाभों में अन्तर आ जाता है। इस प्रकार अब तक प्राणायाम की भी सैकड़ों विधियां विकसित हो चुकी हैं। सभी प्राणायाम सीखना 'पाण्डित्य' भले ही ले आये, पर न तो आवश्यक है और न विशेष उपयोगी ही। अतः हम अपने पाठकों को कुछ अति प्रचलित प्राणायाम महत्त्वपूर्ण सूचनाओं

सहित ही सिखायेंगे। जो और अधिक अथवा गहनतम जानकारियां चाहते हैं, वे मेरी अन्य पुस्तकों का अध्ययन कर सकते हैं।

श्वास लेने और छोड़ने वाला प्रमुख अंग नासिका या नाक कहलाता है। नाक में दो नथुने होते हैं। प्रकृति की यह भी एक अजीब व्यवस्था है कि श्वास लेने और छोड़ने का कार्य ये नथुने बारी-बारी से करते हैं। प्रत्येक नथुना दो से ढाई घण्टे तक सक्रिय रहने के बाद विश्राम करता है। जब एक नथुना अपना कार्य-भार दूसरे नथुने को सौंप रहा होता है तब दोनों नथुनों से श्वास का आना-जाना सहजता से होता है।

योग में श्वास क्रिया की इस विलक्षणता का भी सूक्ष्म अध्ययन किया गया है और इसके आधार पर 'स्वर विज्ञान' विकसित किया गया है।

स्वर विज्ञान का प्रारम्भिक परिचय लघु रूप में प्रस्तुत है।

1. जब हम अपने दाहिनी ओर के नथुने से अत्यंन्त सहजता के साथ श्वास ले और छोड़ रहे हों, तो इसे 'इड़ा स्वर' कहा जाता है। इड़ा का एक अर्थ सूर्य भी है। सूर्य का कार्य ऊष्मा देना है। जब दाहिने नथुने से सहजता से सांस आ-जा रही हो तो शरीर का पित्त प्रबल रहता है। इस स्वर के चलते हुए भोजन करना, यात्रा करना अथवा शुभ कार्य प्रारम्भ करना लाभदायक रहता है।

2. जब हम अपने बायीं ओर के नथुने से सहजता से श्वास ले और छोड़ रहे हों तब 'पिंगला स्वर' चलता माना जाता है। पिंगला का एक अर्थ चन्द्रमा भी है। चन्द्रमा शीतल होता है, अतः बायां स्वर भी शीतलता प्रदान करने वाला होता है। पिये जा सकने वाले समस्त पेय पदार्थ यदि बायें स्वर की सहजता में ही पिये जायें तो शरीर की आन्तरिक रासायनिक क्रियाएं सुगमता से सम्पन्न होती हैं।

3. प्रत्येक दो से ढाई घण्टे के अन्तराल से दोनों नथुने एक साथ ही सहजता से कार्य करने लगते हैं। यह स्थिति कुछ क्षण तक ही रहा करती है। जब तक यह सहज स्थिति रहती है, तब तक 'सुषम्ना स्वर' चलता हुआ माना जाता है। इस समय किसी भी प्रकार के खाद्य पदार्थ खाना अथवा पेय पदार्थ पीना वर्जित है। यदि इसके विरुद्ध आचरण किया जाता है तो ऐसे 'भोगी' की आयुष्य क्षीण हो जाती है। यदि इन क्षणिक क्षणों में आत्मचिन्तन, ध्यान अथवा कोई कठिन साधना प्रारम्भ कर दी जाये तो कल्पनातीत लाभ होता है। इन क्षणों में मानसिक विचार स्वतः ही शान्त हो जाते हैं। भावों की उग्रता कम हो जाती है। शरीर की समस्त रासायनिक प्रक्रियाएं भी इन क्षणों में क्षणिक विश्राम ले लेती हैं।

गहरे साधकगण अपनी दिनचर्या का निर्धारण इन्हीं स्वरों के आधार पर करते हैं। शरीर में स्थित ये लघु सूर्य, चन्द्रमा और सुषुम्ना ही 'प्राण' का नियमन करते

हैं। अतः प्राणायाम साधकों को इन सूचनाओं का सम्यक् उपयोग करना चाहिये।

योग की भाषा में रोग-निवारण के लिए 'प्राण चिकित्सा' शब्द का व्यवहार किया जाता है। आसन, प्राणायाम, आहार, संयम, नियम के माध्यम से सर्वांग उपचार सम्भव है। स्वस्थ तन और स्वस्थ मन में ही 'आत्मदर्शन' सम्भव है।

नाड़ीशोधन प्राणायाम

नामकरण—आधुनिक विज्ञान ने 'जीन्स' की खोज की है। इस खोज के बाद की समस्या अभी तक शेष है। वह है पैतृक कारणों से रोगों का सन्तान में स्थानान्तरण। योग ने इसका समाधान 'नाड़ीशोधन' द्वारा पहले ही प्रस्तुत कर दिया है—अनेक वर्तमान कारणों से रक्त के साथ बीजरूप में जन्मे रोगाणुओं का नाश करना।

लाभ—शारीरिक, मानसिक तथा पैतृक कारणों से प्राणी तन्तुओं का शोधन करता है तथा ग़लत आचरण, दोषपूर्ण खान-पान या वैचारिक दोष से उपजे रोगों के कारण का नाश करता है।

आसन—इस प्राणायाम के लिए सिद्धासन, पद्मासन या वज्रासन में से किसी एक को चुन लें। आसन की स्थिति में रीढ़ की हड्डी सीधी, परन्तु शरीर को तनावरहित रखते हुए बैठें। यदि पूर्व या उत्तर दिशा में मुख करके बैठें तो आध्यात्मिक लाभ भी प्राप्त होता है।

दाहिनी हथेली का अंगूठा दाहिने नासाछिद्र पर रखें। अनामिका (तीसरी अंगुली) बायें नासाछिद्र पर जमेगी। (पहली और दूसरी अंगुली) तर्जनी तथा मध्यमा ऊपर की ओर उठी रहकर नाक और माथे के मिलन बिन्दु पर जमेंगी। छोटी अंगुली बाहर की ओर फैली रहेगी। इस स्थिति में अंगूठा और अनामिका, आवश्यकतानुसार अपनी ओर से नासाछिद्र को बन्द करने या मुक्त रखने का कार्य करेंगे।

प्रथम विधि—जिस नासाछिद्र से आसानी से श्वास आ-जा रही हो, उससे धीरे-धीरे इस प्रकार सांस भीतर खींचिये कि वायु गले को स्पर्श करती हुई व मधुर स्वर उत्पन्न करती भीतर को उतरे। अब जितना समय श्वास भरने में लगा था, उतने ही समय में उसे बाहर निकालिये। यह क्रिया करते समय दूसरा नासाछिद्र बन्द रखिये। पांच बार इसी प्रकार सांस भरकर छोड़िये।

अब दूसरा नासाछिद्र मुक्त कीजिये व पहले को बन्द कीजिये। चूंकि यह नासाछिद्र कार्यरत नहीं था, इसलिए इससे श्वास का आवागमन थोड़ा कष्टसाध्य होगा। पहले छिद्र की भांति इस दूसरे छिद्र से श्वास भीतर खींचिये। उतना ही समय लगाते हुए श्वास बाहर भी निकालिये। इस छिद्र से भी पांच बार यही क्रिया

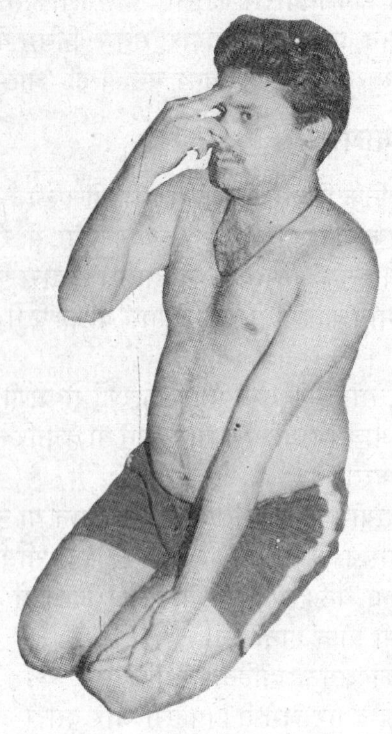

चित्र–12

दोहराइये।

स्मरण रखिये, सांस भरते-छोड़ते समय वायु के आने-जाने का लययुक्त आभास हो, परन्तु किसी प्रकार की ध्वनि न निकले। दोनों छिद्रों से पांच-पांच बार श्वास लेने-छोड़ने से नाड़ीशोधन प्राणायाम का मात्र एक ही चक्र पूरा होगा। प्रतिदिन लगातार ऐसे पच्चीस चक्र पूरे करने तथा पन्द्रह दिन तक अभ्यास जारी रखने की सलाह दी जाती है।

द्वितीय विधि—उपर्युक्त आसन और सहज स्थिति में बैठकर दाहिना नासाछिद्र बन्द कीजिये। बायें नासाछिद्र को मुक्त रखते हुए धीरे-धीरे सांस को भीतर खींचिये। उतने ही समय में सांस उसी नथुने से बाहर निकालिये। तीन से पांच सैकण्ड तक बाह्य कुम्भक कीजिये। अब बायां नथुना दबाकर, दाहिना नथुना मुक्त कीजिये। दाहिने नथुने से धीरे-धीरे पूरक कीजिये। इतने ही समय में रेचक हो।

बाह्य कुम्भक भी पहले के बराबर रहे। यह एक चक्र होगा।

उपर्युक्त विधि के ऐसे ही पच्चीस चक्र पूरे कीजिये। पन्द्रह दिन तक अभ्यास जारी रहे। पूरक व रेचक का समय समान हो।

तृतीय विधि—पहले सूक्ष्म परीक्षण कर लीजिये कि सुगमता से किस नथुने से श्वास आ-जा रही है। जो नथुना सहजता से चल रहा हो, श्वास का क्रम उससे ही प्रारम्भ किया जाये।

यदि सुषुम्ना स्वर हो, अर्थात् सहजता से दोनों ही नथुने चल रहे हों, तो ऐसी स्थिति में बायें नथुने से यह क्रिया प्रारम्भ की जाये।

पहले चालू नथुने से धीरे-धीरे पूरक कीजिये। जितना समय पूरक करने में लगा हो, उससे दूनी अवधि तक अन्तर्कुम्भक कीजिये। फिर इतनी ही अवधि में धीरे-धीरे रेचक कीजिये। रेचक दूसरे नथुने से किया जाये। अब पुनः इसी रेचक वाले नथुने से पूरक कीजिये। दूना अन्तर्कुम्भक कीजिये। नथुना बदलकर रेचक कीजिये। यह एक चक्र पूर्ण हुआ।

इस विधि के भी पच्चीस चक्रों का अभ्यास लगातार पन्द्रह दिन तक जारी रखा जाये। नाड़ीशोधन की इस विधि में अभ्यासी अपनी शक्ति या अभ्यास के अनुसार पूरक, कुम्भक व रेचक का अनुपात 1:2:2 अथवा 1:4:2 में से एक चुन सकते हैं। कुछ गहरा अभ्यास हो जाने पर साधक प्राणवायु के उत्तम संग्रह के लिए 1:6:2 अथवा 1:8:6 का अनुपात भी रखते हैं।

यदि तात्कालिक शारीरिक अस्वस्थता के कारण उपर्युक्त अनुपातों में कोई कष्ट अनुभव करते हों तो इसे साधारण विधि से भी किया जा सकता है।

निषेध—1. जिस साधकों ने अन्तर्कुम्भक का अच्छा अभ्यास न किया हो, वे बाह्य कुम्भक का हठपूर्वक अभ्यास न करें, अन्यथा कभी-कभी फेफड़े या उनके अनेक प्रकोष्ठ चिपके ही रह जाते हैं। इससे दमा या सांस फूलने का रोग सम्भावित है।

2. खुले बदन, खुले मैदान, बन्द या कम प्रकाश वाले कमरे में, नदी या समुद्र के किनारे, कड़ी धूप अथवा वृक्ष के नीचे बैठकर नाड़ीशोधन प्राणायाम कदापि न करें।

सावधानियां—1. नाड़ीशोधन प्राणायाम ऐसी जगह पर ही प्रारम्भ करें, जहां शुद्ध वायु का पर्याप्त आवागमन होता हो।

2. नये साधकों के लिए प्रारम्भिक अभ्यास हेतु शरद् ऋतु उत्तम है।

3. यदि अभ्यास करते समय किसी कारणवश श्वास की गति अनियमित प्रतीत होने लगे तो अभ्यास बीच में ही छोड़, गहरी सांसें लेकर, कुछ विश्राम अवश्य कर लें।

4. सभी साधक अपने अभ्यास की समाप्ति के बाद कुछ गहरी श्वासें अवश्य ही लें।

कुछ अन्य उपयोग—प्राणायाम की अन्य विधियों की अपेक्षा नाड़ीशोधन प्राणायाम विशेष महत्त्वपूर्ण होने से ही मैंने इसे प्रथम स्थान प्रदान किया है, क्योंकि आज का वातावरण, स्थितियां तथा दूषित वायुमण्डल प्रत्येक नागरिक को प्रभावित कर रहा है। क़ब्ज़, मधुमेह, रक्तचाप, अंगों की असमय शून्यता, हृदय रोग आदि विकार तेज़ी से उभरते जा रहे हैं। अधिक श्रम करने व ऊंची सीढ़ियां अथवा ऊंचाई पार करने में औसत शहरी की सांसें फूलने लगी हैं। मानसिक तनाव अथवा चाहे जब चक्कर-सा आ जाना, गहरी नींद अथवा नींद न आना जैसी शिकायतें भी अब आम बीमारी बन चुकी हैं। शरीर में सुस्ती बने रहना भी अब आम बात है।

'सौ रोगों की एक दवा' वाली कहावत नाड़ीशोधन प्राणायाम पर शत-प्रतिशत खरी उतरती है। मैं आज के युग के प्रत्येक व्यक्ति के लिए नाड़ीशोधन जैसे सर्वकल्याणकारी प्राणायाम को अपनी अनिवार्य दिनचर्या में जोड़ लेने की ज़ोरदार सिफ़ारिश करता हूं।

उज्जायी प्राणायाम

श्वास लेने, प्राप्त वायु में से प्राणवायु का चूषण करने व अनावश्यक पदार्थों और गैसों को शरीर से बाहर निकालने का महत्त्वपूर्ण कार्य हमारे शरीर में केवल फेफड़े ही करते हैं। शरीर के रोग, दूषण, वायुमण्डल में व्याप्त प्रदूषण आदि इन फेफड़ों को प्रभावित कर इनकी कार्यक्षमता को कम कर देते हैं। श्वास यन्त्र की जड़ से सफ़ाई का काम यह उज्जायी प्राणायाम कर सकता है।

लाभ—1. प्रदूषित वायुमण्डल से शुद्ध वायु और ऑक्सीजन प्राप्त करने की उत्तम विधि है।

2. हृदय तथा फेफड़ों के विकार दूर कर अनावश्यक ताप का शमन करता है।

3. रक्तचाप को नियमित करता है तथा नाड़ी-संस्थान को सशक्त बनाता है।

4. बढ़े हुए टांसिल्स, खांसी व ज़ुक़ाम की विकृतियां दूर करने वाला उत्तम योग है।

5. श्लेष्म रोग को दूर कर, श्वास में दुर्गन्ध से मुक्ति दिलाता है।

6. जठराग्नि को तीव्र कर अजीर्ण, आमवात, क्षय, खांसी, ज्वर व प्लीहा रोगों से मुक्ति दिलाता है।

7. सम्पूर्ण शरीर में शक्ति का संचार करता है तथा स्वर में माधुर्य उत्पन्न

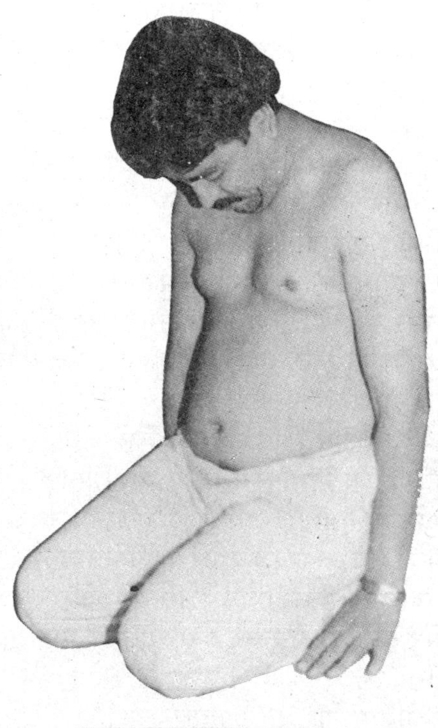

चित्र–13

करता है।

8. मानसिक तनावों और चिन्ताओं से मुक्त कर साधना हेतु स्थिर चित्तता प्रदान करता है।

विधि—उज्जायी प्राणायाम की गम्भीर साधना के इच्छुक अभ्यासी पहले 'जालन्धर बन्ध' का अच्छा अभ्यास कर लें। गहरा और भरपूर पूरक करने के बाद अन्तर्कुम्भक की स्थिति में अपनी ठोढ़ी नीचे लाकर, इसे कण्ठकूप में इस प्रकार टिका दें कि अन्दर रोकी गयी वायु बाहर न निकलने पाये। इस प्रकार की मुद्रा को 'जालन्धर बन्ध' कहा जाता है।

उज्जायी प्राणायाम के साथ ही 'खेचरी मुद्रा' बनाना भी आवश्यक है। इसका भी अच्छा अभ्यास पहले से ही कर लेना चाहिये। जीभ को आगे की ओर बढ़ाते हुए, बीच से ऊपर की ओर मोड़कर, जीभ के अग्र भाग से तालू को स्पर्श किये रहना ही खेचरी मुद्रा है। ऊपरी जबड़े में गले के पास का ऊपरी भाग मुलायम

व पिलपिला-सा होता है। इसे ही तालू कहा जाता है। खेचरी मुद्रा में इस क्रिया से, गले में एक मधुर रस-सा टपकने लगता है। कुछ योगी और तपस्वी इसे 'आनन्द मदिरा' भी कहते हैं। इसका रसपान करने से शरीर और मन शक्ति तथा आनन्द से भरपूर रहता है।

आइये ! अब योग के पारम्परिक शब्दों तथा क्रियाओं को समझ लेने के बाद उज्जायी प्राणायाम का सफल और सही अभ्यास प्रारम्भ कीजिये।

पद्मासन, सुखासन, सिद्धासन या वज्रासन में से कोई एक आसन चुनकर सुविधाजनक स्थिति में बैठ जाइये। खेचरी मुद्रा बना लीजिये। गले के पास श्वासनलिका को इच्छाशक्ति के सहारे सिकोड़-सा लीजिये। अत्यन्त शान्त भाव से धीरे-धीरे पूरक कीजिये। पूरक करते समय गले के पास से स्पर्श करती हुई श्वास ऐसी मधुर ध्वनि करती हो, जो कानों को स्पष्ट सुनायी पड़े। स्मरण रखें कि सांस नाक से ही खींची जायेगी, परन्तु अनुभव ऐसा हो कि जैसे श्वास मुंह से खींची जा रही हो। इस विधि से पूरक किये जाने पर किसी शिशु के हंसने जैसी मधुर ध्वनि निकलना ही इस क्रिया की पूर्णता है।

पूरक द्वारा फेफड़ों तथा पेट तक भरपूर श्वास भरी जाने के बाद जालन्धर बन्ध लगाया जाये। यदि आवश्यक समझें तो नाड़ीशोधन की तरह दोनों नासाछिद्र बन्द कर दें। यथाशक्ति जितनी देर श्वास को भीतर रोके रख सकें, रोककर अन्तर्कुम्भक करें। अन्त में जालन्धर बन्ध खोलकर बायें नासाछिद्र से धीरे-धीरे रेचक कीजिये।

उज्जायी प्राणायाम का भी लगातार अभ्यास करते जाना चाहिये। इस प्राणायाम का अपनी सुविधानुसार तीन मिनट से तीस मिनट तक अभ्यास किया जा सकता है।

भस्त्रिका प्राणायाम

नामकरण—'भस्त्रिका' संस्कृत भाषा का शब्द है। पुराने समय में लोहार लोहा गलाने या तपाने के लिए पशुओं के चमड़े से मशक के आकार की धौंकनी का इस्तेमाल करते थे। इसे भाथी कहा जाता था। योगियों ने भाथी की हवा भरने और भट्ठी की ओर भेजने की क्रिया का अध्ययन कर 'भस्त्रिका प्राणायाम' विकसित किया था। संस्कृत का भस्त्रिका शब्द, हिन्दी के भाथी शब्द को व्यक्त करता है।

अपने शाब्दिक अर्थ की तरह ही यह प्राणायाम शारीरिक अग्नि को प्रदीप्त करता है। योगी इस प्राणायाम की सहायता से हिमालय की बर्फ़ीली ठण्ड का भी सहजता से मुक़ाबिला करने में सक्षम हो जाते हैं।

निषेध—1. नये अभ्यासी इस प्राणायाम का अभ्यास ग्रीष्म या वर्षा ऋतु में

प्रारम्भ न करें। पुराने अभ्यासी भी ग्रीष्म काल में यह प्राणायाम अधिक मात्रा में न करें।

2. कुछ अशक्त अभ्यासियों को भस्त्रिका प्राणायाम से होने वाले चमड़ी पर आघात के कारण, कभी-कभी चमड़ी की कोशिकाओं से रक्त बाहर आ जाने की शिकायत हो जाती है। अतः योग्य गुरु का निर्देशन प्राप्त कर लें, तो उत्तम रहेगा।

3. यदि भस्त्रिका प्राणायाम करते समय नाक में और सांस में रुकावट-सी प्रतीत होती हो तो पहले जलनेति के अभ्यास से श्वास मार्ग की रुकावट दूर करें। नासाछिद्रों में दो-तीन बूंद गाय का घी टपकाकर गहरी सांसें खींचने से नाक की भीतरी चमड़ी मुलायम हो जाती है तथा त्वचा से रक्त आने की शिकायत भी नहीं होती।

4. यदि अभ्यास करने से अधिक पसीना निकले, चक्कर-सा आने लगे अथवा आंखों के आगे अंधेरा-सा छाने लगे तो अभ्यास तत्काल बन्द कर गुरु से निर्देश लें।

सावधानियां—भस्त्रिका प्राणायाम का अभ्यास प्रारम्भ करने से एक सप्ताह के भीतर ही शरीर में अत्यधिक ताप की वृद्धि होने लगती है। शरीर खुश्क और खुरदरा-सा होने लगता है। अतः शरीर का प्राकृतिक सन्तुलन तथा सौन्दर्य बनाये रखने के लिए आवश्यकतानुसार घी, दूध व मक्खन की बढ़ी हुई मात्रा का दैनिक भोजन में समावेश करते जायें।

शीत ऋतु में भस्त्रिका प्राणायाम की शुरुआत करना निरापद होता है, परन्तु अभ्यासी को छाती पर कोई गरम वस्त्र भी धारण करना चाहिए, क्योंकि बढ़े हुए ताप के बाद वातावरण की ठण्डक शरीर पर विपरीत प्रभाव डाल सकती है।

भस्त्रिका प्राणायाम का गहन और सूक्ष्म अभ्यास करने वाले साधकों के शरीर में अभ्यास के समय इतना हलकापन आ जाता है कि साधक का शरीर पृथ्वी के गुरुत्वाकर्षण के विरुद्ध ऊपर उठने लगता है। अतः यह अभ्यास केवल गुरु के सान्निध्य में ही करें।

लाभ—1. भस्त्रिका प्राणायाम का अच्छा अभ्यास कर लेने पर, विचलित वीर्य को पुनः वाष्प में बदलकर शरीर की चमक और चेहरे का ओज बढ़ाने की क्षमता आ जाती है।

2. इसके अभ्यास से साइनस, सर्दी, स्नोफ़ीलिया तथा नाक और सीने के अनेक रोग स्वयमेव ही लुप्त होने लगते हैं।

3. इस प्राणायाम से अपच, मन्दाग्नि, रक्त में बढ़े हुए कोलस्ट्रोल तथा शक्कर का अंश कम होता है।

4. चित्त की निर्मलता बढ़ाकर शक्ति का जागरण करता है। रक्तनाड़ियों का शोधन भी करता है।

योगासन—वैसे तो प्रारम्भिक अभ्यास के लिए ध्यान के बैठक वाले किसी भी आसन को चुन सकते हैं, परन्तु इस प्राणायाम में शीघ्र और सुविधाजनक आसन खड़े होना ही है।

दोनों पैर लगभग एक या डेढ़ फ़ुट दूर रखकर खड़े हो जायें। घुटनों तथा धड़ को थोड़ा आगे की ओर झुका लें। दोनों हाथ आजू-बाज़ू में स्वतन्त्रतापूर्वक झूलते हुए छोड़ दें, जो तीव्र श्वासोच्छ्वास के समय तेज़ी से हिलते हुए शरीर को सन्तुलित करते रहेंगे।

विधि—योग विशेषज्ञों ने भस्रिका प्राणायाम की अनेक विधियां विकसित कर रखी हैं। अतः इनमें कुछ मत-मतान्तर भी हैं। कुछ योगी नाड़ीशोधन प्राणायाम की तीसरी विधि को तीव्र गति से करने की क्रिया को ही भस्रिका कहते हैं। प्रत्येक विधि में कुछ-न-कुछ अन्तर तो अवश्य ही है। अतः मैं इनमें से कुछ का वर्णन कर, चुनाव की स्वतन्त्रता साधक को ही देता हूं।

1. पूरक और रेचक, बिना रुके गतिपूर्ण स्थिति में चार से दस बार तक करें। इसके बाद पूरा रेचक करें। कुछ क्षण तक बाह्य कुम्भक करें। फिर दाहिने नथुने से पूरक कर अन्तर्कुम्भक करें। पुनः रेचन करें। इस प्रकार चक्रों की संख्या तीन से बढ़ाते हुए इक्कीस तक ले जायें।

2. भस्रिका प्राणायाम का सामान्य अभ्यास बिना कुम्भक के ही करना चाहिये। इसमें पूरक व रेचक इतनी तीव्र गति से किये जाते हैं कि फेफड़ों तथा पेट की आंतों में खलबली-सी मच जाती है। नाभि पर हर बार लयबद्ध चोट, श्वास-प्रश्वास के वेग से मारी जाती है। इसमें शारीरिक गति कुछ इस प्रकार की होती है, जैसे कोई व्यक्ति साइकिल पम्प से ट्रक के ट्यूब में तेज़ी से हवा भरते समय करता है। इस अवधि में अभ्यासी की सांस लोहार की धौंकनी के समान चलने लगती है। इस समय ऐसा अनुभव होना भी अत्यावश्यक है, जैसे कि वायुमण्डल तथा शरीर के अन्दर की वायु दोनों मिलकर एकाकार हो गयी हों, शरीर की सीमाएं और बाधाएं बीच में से हट गयी हों। केवल वायु-ही-वायु रह गयी हो। सांसों की आवाज़ इतनी तीव्र हो उठती है, जैसे बाहर कहीं आंधी और तूफ़ान चल रहा हो। सांस लेने व सांस छोड़ने के सिवाय कुछ नहीं। हर बार नाभि पर श्वास की चोट। झूमता हुआ शरीर और गति में सहयोग देते हाथ, जैसे प्रतीक मात्र हों।

ओशो रजनीश द्वारा विकसित 'सक्रिय ध्यान' में यही श्वास प्रयोग होता है। इसी ध्यान के तीसरे चरण में श्वास-प्रश्वास की गति तो यही बनी रहती है। इसके

साथ ही 'हू··· हू··· हू··· हू' की लयबद्ध ध्वनि के साथ नाभि पर चोट करते हुए कुण्डलिनी जागरण का प्रयास किया जाता है। अन्त में भूमि पर सीधे लेटकर शवासन और योगनिद्रा का अभ्यास शरीर को विश्राम देता है। मन की कुण्ठाएं प्रथम चरण में ही निकाल देने के लिए, बिलकुल दीवानों या पागलों की तरह झूमना, नाचना, गालियां बक देना, अजीब-अजीब मनमानी हरकतें करते रहना इस ध्यान की विशेषता है। वैसे ध्यान की यह प्रणाली अटपटी अवश्य है, परन्तु आधुनिक सभ्यता के अनुरूप भी है और आवश्यक भी। मैं इसकी सिफ़ारिश नहीं करता, फिर भी साधकों को चुनाव का अवसर देता हूं।

3. विधि क्रमांक 2 के समान तीव्र श्वासोच्छ्वास लगभग बीस तक की संख्या के बाद गहरा पूरक कर कुछ क्षण तक अन्तर्कुम्भक करना चाहिए। पूरक और रेचक में समान समय सीमा बनाये रखें। फिर से पूर्व क्रम प्रारम्भ करें और कुम्भक पर समाप्त करें। यह एक पूर्ण चक्र माना जाता है। ऐसे चक्रों की संख्या बढ़ाते हुए बारह तक पहुंचा दें।

4. भस्त्रिका का एक प्रयोग अनुलोम-विलोम प्राणायाम क्रम की विधि से भी किया जाता है। नाड़ीशोधन प्राणायाम की तरह तर्जनी उठी हुई, अंगूठा दाहिने नासाछिद्र पर तथा अनामिका बायें नासाछिद्र के ऊपर रखी जाती हैं। दाहिना नासाछिद्र अंगूठे से दबाकर, बायें छिद्र से पूरक करें। अब बायें को बन्द कर दाहिने से रेचक करें। तत्काल बाद ही इसी से पूरक करें और अब दाहिने छिद्र को दबाकर बायें से रेचक कर पुनः पूरक कर लें। इस प्रकार का अनुलोम-विलोम क्रम तीव्र गति से दोहराये जाने पर समवृत्ति भस्त्रिका प्राणायाम बन जाता है। इस विधि से की गयी भस्त्रिका की अवधि तीन से पांच मिनट की रखी जाती है।

5. भस्त्रिका प्राणायाम की यह विधि भी हलके से फेरबदल के साथ है। जो नथुना खुला हो अथवा बायें नासाछिद्र से लगभग बीस बार जल्दी-जल्दी पूरक और रेचन कर दीजिये। अन्तिम बार गहरा पूरक करके दोनों नासाछिद्र बन्द कर, जालन्धर बन्ध तथा मूल बन्ध भी लगा लिया जाये। अब इसी स्थिति में अन्तर्कुम्भक यथासमय तक किये रहें। रेचक की इच्छा होने पर पहले मूल बन्ध, फिर जालन्धर बन्ध और अन्त में नासाछिद्र खोलते हुए, वेग से सांस बाहर निकाल दीजिये। यह एक चक्र है। ऐसे बारह चक्र तक किये जा सकते हैं।

इस विधि की कुछ अपनी ही विशेषताएं हैं। अतः इसके अभ्यास के साथ ही कुछ सावधानियां और भी जुड़ती हैं—1. चेहरा पूरे समय सौम्य बना रहे। 2. पूरक-रेचक करते समय नासापुट फैलने-सिकुड़ने न पाये। 3. श्वास-प्रश्वास का प्रवाह तीव्र वेग से और बिना किसी विलम्ब या रुकावट के होना चाहिये। 4. कुम्भक के पहले का पूरक तथा बाद में किया जाने वाला रेचक काफ़ी गहरा

होना चाहिये।

मूल बन्ध—प्रारम्भिक पाठकों के लिए 'मूल बन्ध' शब्द का अर्थ बताना मैं अपना कर्तव्य मानता हूं। योग में 'मूलाधार चक्र' की शरीर में स्थिति का वर्णन है। मूत्र और मल त्याग के लिए प्रकृति ने हमारे शरीर में दो अतिरिक्त छिद्रों की व्यवस्था की है। इन दोनों इन्द्रियों के बीच के स्थान में समतल चमड़ी है। चमड़ी के इसी भाग को सम्पुट (सिकोड़) कर भीतर की ओर खींचा जाना ही 'मूल बन्ध' कहलाता है।

सूर्यभेदी प्राणायाम

नामकरण—शरीर में सूर्य जैसी ऊष्मा का निर्माण करने वाली यह श्वासोच्छ्वास क्रिया ही सूर्यभेदी प्राणायाम कहलाती है।

लाभ—1. वातरोग, आंतों के रोग और नाक के विकारों को दूर करता है।

2. अभ्यासी के रोमकूपों में जमा हुआ अवरोध, स्वेदकणों द्वारा निकालकर उसे चर्मरोगों से मुक्त करता है।

3. कुष्ठ रोग तथा रतिज रोगों के रोगाणुओं का रक्त में से सफ़ाया करता है।

4. मनुष्य की आयु तथा शारीरिक बल में वृद्धि करता है।

5. मनुष्य की नाभि के समीप स्थित मणिपूर चक्र वाली सूर्य शक्ति को प्रदीप्त कर, उसे सुषुम्ना मार्ग से सहस्रार चक्र तक पहुंचाने में सहायक प्राणायाम है।

योगासन—पद्मासन, सिद्धासन, वज्रासन या सुखासन में से कोई भी आसन चुन लीजिये।

विधि—अपनी बैठक की सुविधानुसार किसी भी आसन में बैठकर शरीर सीधा, पर शिथिल रखिये। नाड़ीशोधन प्राणायाम की स्थिति में दाहिना अंगूठा और अनामिका नासाछिद्रों पर रखकर, ध्यान मुद्रा में नेत्र बन्द कर, ध्यान अपनी नाभि पर केन्द्रित कीजिये।

पिंगला स्वर को बन्द रखिये। इड़ा स्वर से (दाहिने नासाछिद्र से) ख़ूब गहरा पूरक कीजिये। अब दोनों स्वर बन्द कर जालन्धर बन्ध लगाइये। इसके बाद मूल बन्ध भी लगाकर अन्तर्कुम्भक कीजिये। लगातार प्रतिदिन कुम्भक का समय बढ़ाते हुए, इतना बढ़ा लें कि कुम्भक की स्थिति में शरीर के रोमकूपों से पसीने की बूंदें निकल पड़ें।

जब कुम्भक की स्थिति में सांस रोके रखना सम्भव प्रतीत न हो, तो पहले मूल बन्ध छोड़ें, फिर जालन्धर बन्ध छोड़ें। अब नासाछिद्र स्वतन्त्र कर दाहिने स्वर से ही रेचक कर दें। इस प्रयोग के प्रारम्भ में साधकों की सांस फूल-सी जाती है। अतः इड़ा स्वर से ही तीन-चार बार गहरे पूरक और रेचक करके श्वास का

सन्तुलन बना लीजिये। यह एक पूर्ण चक्र हुआ। ऐसे ही तीन चक्रों से बढ़ाते हुए बारह चक्रों तक अभ्यास ले आइये।

कपालभाथी प्राणायाम

नामकरण—सिर के सामने वाले भाग को कपाल कहा जाता है। भाथी का अर्थ है आग की भट्ठी। इस प्राणायाम से सिर के सामने वाला ललाट तपकर लाल-सा हो जाता है। इसलिए ही इसका नामकरण कपालभाथी प्राणायाम किया गया है। कुछ योगियों को मैंने इसका नाम 'ललाटज्वाला प्राणायाम' भी लेते हुए सुना है।

'घेरण्ड संहिता' नामक ग्रन्थ में इस प्राणायाम को तीन विभिन्न विधियों से करना बताया गया है। अतः इन विधियों के अनुसार ही इसे 1. वातक्रम कपालभाथी, 2. व्युतक्रम कपालभाथी और 3. शीतक्रम कपालभाथी आदि नामों से पुकारा जाता है।

लाभ—1. कफ़जनित लगभग सभी रोगों से मुक्ति दिलाता है।

2. स्मृति दोषों को दूर कर, मस्तिष्क की धारणा शक्ति को विकसित करता है।

3. मुखमण्डल की कान्ति और आभा में वृद्धि कर, चेहरे पर सम्मोहक आकर्ष लाता है।

व्यवस्था—नामकरण के अन्तर्गत दिये गये नामों की क्रम संख्या को ही आध मानकर तीनों विधियां प्रस्तुत की जा रही हैं। साधक अपनी आवश्यकतानुस ही चयन कर अभ्यास करें। इसके बाद की क्रम संख्याओं पर सर्वप्रचलि कपालभाथी की विधि दी गयी है।

कुछ योगीगण इसे प्राणायाम न मानकर 'हठयोग' के षट्कर्मों में से एक कर्म मानते हैं। 'हमें आम खाने से मतलब है, पेड़ गिनने में समय क्यों लगायें?' वाली कहावत का ही मैं यहां मूक अनुसरण कर रहा हूं। मेरे पाठक भी यही मार्ग अपनायें।

आसन—इस प्राणायाम के प्रारम्भिक साधकों के लिए पद्मासन ही श्रेष्ठ और सहायक सिद्ध होता है।

विधि—1. बायें नथुने से पूरक कर दायें नथुने से बाहर निकालना तथा दूसरी बार दायें नथुने से पूरक कर बायें नथुने से रेचक करना है। बार-बार यही क्रम बदलते जाना 'वातक्रम कपालभाथी' है।

2. श्वास के स्थान पर, पानी को बारी-बारी से, एक-एक नथुने से खींचकर मुंह से बाहर निकाल देने की क्रिया को 'व्युतक्रम कपालभाथी' कहा जाता है।

3. होंठों को सामने की ओर सिकोड़कर आगे बढ़ाते हुए मुखमार्ग को छोटा और गोल-सा आकार दे दिया जाता है, फिर सीत्कार की ध्वनि करते हुए वायु पूरक किया जाता है। वायु को बाद में दोनों नथुनों से रेचन कर देते हैं। हर बार यही क्रिया दोहराना 'शीतक्रम कपालभाथी' है।

4. कपालभाथी की यह बहु प्रचलित क्रिया विशेष सावधानीपूर्वक ही करनी चाहिए। इस क्रिया में वक्षस्थल की पेशियां बराबर संकुचित ही बनी रहती हैं, परन्तु उदर की पेशियों में लगातार तीव्र हरकत होती रहती है। पूरक और रेचक में 3 : 1 का अनुपात रखते हुए इतनी तीव्र गति से किये जाते हैं कि इनकी संख्या एक मिनट में 120 तक पहुंच जाती है।

भस्त्रिका और कपालभाथी की विशेषता उनकी तीव्र गति ही है। इनके अभ्यास के बीच विराम का न रह जाना ही इसकी सफल साधना है। अतः प्रारम्भिक अभ्यासियों को सलाह दी जाती है कि वे इनका अभ्यास अपनी शक्ति के अनुसार एक से तीन मिनट तक ही निश्चित करें। प्रति सप्ताह एक-एक मिनट का समय बढ़ाते हुए ही इच्छानुसार बढ़ायें।

कपालभाथी प्राणायाम में जल्दी-जल्दी श्वासोच्छ्वास होना चाहिए। पूरक और रेचक में लगने वाली अवधि का तथा उदर की पेशियों का सूक्ष्म अवलोकन करते रहें। दोनों नथुनों से यथातीव्र गति से पूरक कर मुख द्वारा उसे केवल एक-तिहाई समय में रेचन कर दीजिये। बिना किसी विराम के यही क्रम दोहराते जाइये। इस क्रिया में इतनी अधिक शक्ति लगती है कि शीघ्र ही पसीना आना तथा माथे के ताप में वृद्धि हो जाना आदि लक्षण प्रकट हो जाते हैं।

विशेषताएं—इस क्रिया से श्वासनली, माथा और नाक की इतनी अच्छी सफ़ाई हो जाती है, जो अन्य किसी भी चिकित्सा पद्धति से सम्भव नहीं है। उदर की पेशियों, आंतों तथा अन्य पाचनग्रन्थियों की सर्वोत्तम मालिश होकर, वे अधिक सक्षम व स्वस्थ हो जाती हैं। तापयुक्त ऑक्सीजन की शरीर में वृद्धि होने से यह रक्त के रोगाणु और अशुद्धियों को नष्ट करने में भी सक्षम है।

कपालभाथी तथा भस्त्रिका प्राणायामों की एक विशेषता यह भी है कि इनसे 'अग्निसार' क्रिया स्वतः ही हो जाती है, जिसके लिए योगासन और हठयोग विशेष अभ्यास कराता है।

कुम्भक प्राणायाम

जैसा कि आपको पहले ही बताया जा चुका है कि श्वास लेना, छोड़ना, रोकना आदि क्रियाएं तो प्रायः सभी लोग करते हैं और सच कहा जाये, तो यह क्रिया आप नहीं करते, यह तो स्वाभाविक रूप से स्वयं ही घटित हो रही है। अनजाने

ही यह क्रिया करते रहने के बावजूद भी आप अस्वस्थ हैं। वास्तव में अज्ञान के कारण ही दोषपूर्ण विधियां आपको अस्वस्थ बना देती हैं।

आवश्यकता—अपने ही शरीर की क्रियाओं, स्थितियों व घटनाओं के प्रभाव का सूक्ष्म अवलोकन न करने तथा उनमें अपेक्षित सुधार न कर पाने की मूर्खता के कारण ही आप अस्वस्थ होते हैं। उस पर भी हास्यास्पद स्थिति तो यह है कि जब आप बीमार पड़ते हैं या परेशान होते हैं, तब लुटेरे चिकित्सकों के आप शिकार बनते हैं। ऊपर से बेशर्मी यह कि लुट-पिटकर भी आप बड़े अहंकार से अपने रोग का बखान करते हुए उस पर हुए ख़र्च की धौंस जमाते हैं।

यदि कोई योगी या सिद्ध पुरुष, आपकी इस अज्ञानता के कारण आपके साथ स्नेहपूर्ण व्यवहार करता है तो आप उसे भी हानि पहुंचाने या अपमानित करने के उपाय खोजते हैं।

सूक्ष्म अवलोकन, उसके दोष-गुण का चिन्तन-मनन, आवश्यकतानुसार उस क्रिया के प्रभाव का समय-निर्धारण, संयम और धैर्यपूर्वक अपने निष्कर्षों का पालन करने की तत्परता आपमें आ जाये तो आप भी योग्य गुरु बन सकते हैं, पुराने लुप्त ज्ञान-भण्डारों को पुनरुज्जीवित कर सकते हैं तथा नये-नये आविष्कार कर धन, पद व प्रतिष्ठा भी प्राप्त कर सकते हैं।

आपने अनुभव किया होगा कि जब आप कोई बहुत भारी वस्तु हटाना या उठाना चाहते हैं और वह आपकी शक्ति से भी भारी हो, तो ऐसी स्थिति में आप अपनी श्वास को भीतर ही रोककर अपने शरीर में कड़ापन ले आते हैं। यह अतिरिक्त व्यवस्था या शक्ति लगाकर आप आसानी से उसे उठा लेते हैं। यदि आपको क़ब्ज़ है अथवा आपकी इच्छानुसार पेट साफ़ नहीं हो पा रहा है तो आप सांस रोककर, अपनी आंतों को मल-विसर्जन के लिए विवश कर देते हैं।

लाभ—शरीर की आन्तरिक या बाह्य क्रियाएं कुशलतापूर्वक सम्पन्न कराने में कुम्भक प्राणायाम का योगदान बहुत ही प्रभावकारी सिद्ध होता है। यह जीवन की आवश्यकता है।

नामकरण—संस्कृत में कुम्भ का अर्थ है 'घड़ा'। इस प्राणायाम में पेट को घड़े की तरह फुलाना अथवा फूटे घड़े को खपरी की तरह पिचकाने की क्रिया की जाती है। इसलिए ऋषियों ने इस क्रिया को 'कुम्भक प्राणायाम' के नाम से विभूषित किया है।

विधि-भेद—इस क्रिया के नामकरण के अन्तर्गत दो विपरीत क्रियाएं सम्पन्न की जाती हैं। इसलिए इसके दो भेद किये गये हैं—1. आभ्यन्तर अथवा अन्तर्कुम्भक, 2. बाह्य कुम्भक।

1. पूरक और रेचक क्रियाओं के बीच में श्वास-विराम की वह स्थिति बनाये

रखना, जिसमें श्वास की वायु भीतर से बाहर न निकल पाये, 'अन्तर्कुम्भक' प्राणायाम कहलाता है।

2. रेचक करने के तत्काल बाद श्वास-विराम की वह स्थिति क़ायम रखना, जिसमें श्वास की वायु बाहर से भीतर न घुस पाये, 'बाह्य कुम्भक' प्राणायाम कहा जाता है।

विशेषता—हम सांसारिक जंजालों में उलझे हुए मानव आत्मा के बारे में बहुत कुछ जानने का पाखण्ड किया करते हैं। हमने आत्मा के बारे में जो कुछ भी पढ़ा या सुना है, उसमें अपना कपोलकल्पित पाण्डित्य मिलाकर, आत्मा के सम्बन्ध की भ्रान्त धारणाएं गढ़ने में भी आगे रहते हैं। आत्मसम्मान, आत्मप्रशंसा, आत्मनिर्णय जैसे बड़े-बड़े शब्द भी हम बड़ी ही बेशर्मी से प्रयोग करते हैं। जबकि वास्तविकता यह है कि 'आत्मा' को न तो हमने आज तक देखा है, न जाना है, न पहचाना है। हम केवल अपने शरीर को ही देख पाते हैं। शरीर को भी ठीक से कहां देख पाये हैं हम ! इसका भी केवल बाहरी रूप ही हमें दिखा है। शरीर द्वारा स्थापित और वांछित सम्बन्धों तक ही हमारा संसार सीमित है। शरीर हमारा और हमारे शरीर के अन्दर की रचनाएं, उनकी क्रियाएं और सम्बन्धों के बारे में हमें रत्ती-भर भी ज्ञान नहीं है। इनकी सक्रियता के लिए उत्तरदायी प्राणकेन्द्र, भावनाकेन्द्र, क्रियाकेन्द्र, मन और आत्मा तो हमें ज्ञात ही नहीं हैं।

यदि कुम्भक प्राणायाम किसी योग्य गुरु के निर्देशन में किया जाये तो इन सब अज्ञात सीढ़ियों को पार करते हुए 'आत्मदर्शन' की यात्रा सम्भव है।

कुम्भक प्राणायाम का उपयोग 'स्तम्भन शक्ति' के लिए भी किया जाता है। इससे शारीरिक इन्द्रियों की तथा मन की अनपेक्षित क्रियाओं को तत्काल रोका जा सकता है।

आध्यात्मिक लाभ—पूरक-रेचक के बीच अचानक क्रिया को रोक दें। यह कुम्भक होगा। इस कुम्भक का शारीरिक क्रियाओं पर क्या प्रभाव पड़ा है, इन्हें क्रियान्वित कीजिये। इन प्रभावों का सूक्ष्म निरीक्षण कर किसी सरलतम विधि की खोज कर, भावी पीढ़ियों के लिए कुछ ज्ञान छोड़ जाइये। गुरु-ऋण से मुक्ति पाइये।

शीतली प्राणायाम

नामकरण—शरीर में शीतलता लाने के लिए उत्तम प्रयोग है। अतः प्रभाव तथा कार्य के अनुरूप ही इसे 'शीतली प्राणायाम' कहा गया है।

लाभ—1. शीतली प्राणायाम के निरन्तर अभ्यास से शरीर के समस्त पित्त विकार दूर होते हैं।

2. न्यूनाधिक रक्तचाप का शमन कर हृदय रोगों से मुक्ति दिलाता है।

3. शरीर पर विष तथा संक्रामक कीटाणुओं के प्रभाव की रोकथाम करता है।

4. शरीर का बढ़ा हुआ ताप (बुख़ार) कम करने के लिए सहायक क्रिया है।

5. मानसिक, शारीरिक व वैचारिक उत्तेजनाओं को शान्त करने का अनुभूत प्रयोग है।

6. श्रम, मौसम या स्थितिजन्य अभाव के कारण कैसी भी प्यास लगी हो, यह प्राणायाम शरीर में जल की आपूर्ति और शीतलता ला सकता है। केवल गहरा अभ्यास चाहिये।

पूर्व तैयारी—इस प्राणायाम से अपेक्षित लाभ प्राप्त करने के लिए जीभ तथा मुंह को एक विशेष आकृति में बदल लेने का पूर्वाभ्यास अवश्य कर लीजिये। श्वास का पूरक जितने सही ढंग से होगा, उतनी शीघ्र अपेक्षित लाभ भी उठाया जा सकेगा।

शीतली प्राणायाम की वैज्ञानिक विशेषता यह है कि इस क्रिया में मुंह व जीभ

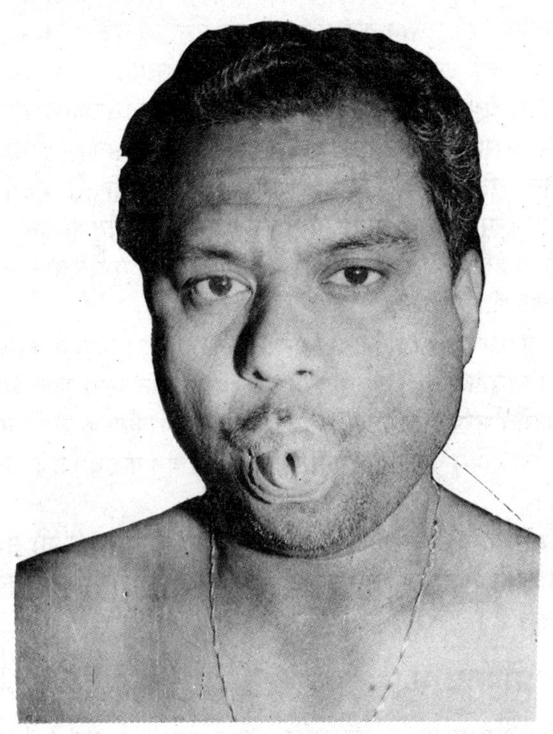

चित्र–14

की विशेष आकृति एक ऐसे प्राकृतिक यन्त्र में बदल जाती है, जो पूरक द्वारा खींची गयी श्वास वायु को दो सौ पौण्ड प्रति वर्ग सेण्टीमीटर का दबाव देकर, वायु को तरल द्रव में बदल देने की सामर्थ्य रखता है। यदि साधक इस क्रिया को शत-प्रतिशत सही ढंग से न कर पाता हो, तो भी उसे शीतलता तो प्राप्त हो ही जाती है।

विशेष मुद्रा—इस प्राणायाम का लाभ इसकी इस मुद्रा की कुशलता पर ही निर्भर है। जीभ को मुंह से यथासम्भव बाहर निकालिये। जीभ के आज़ू-बाज़ू के किनारों को बीच से मोड़ते हुए बीचोंबीच एक अत्यन्त सँकरी और पोली नली-सी बनाइये। होंठों को भी आगे बढ़ाते हुए ऐसा गोल कर लीजिये कि बीच में एक छोटा-सा छिद्र छूटा रह जाये। साथ ही होंठ जीभ की गोलाई को बांधे रहने का सफल दायित्व भी निभायें। कौए की चोंच से मिलती-जुलती मुखाकृति का हलका-सा पोलापन ही शीतली प्राणायाम की विशेष मुद्रा है।

विधि—पद्मासन, सुखासन या वज्रासन में से किसी एक में भी सुस्थिर बैठे रह सकने वाले आसन का चुनाव कर लीजिये। हाथ घुटनों पर न रखकर, जांघों पर ही रखिये। मुख की उपर्युक्त विशेष मुद्रा बना लीजिये।

शान्त मन से धैर्यपूर्वक तथा पूर्ण सजगता से सूक्ष्म निरीक्षण करते हुए, इस विशेष मुद्रा में श्वास भीतर खींचिये। श्वास मार्ग जितना संकीर्ण होगा और श्वास का वेग जितना तीव्र होगा, उतनी ही ध्वनि करती सीटी-सी बजेगी। साथ ही श्वासवायु पर भरपूर दबाव भी बनेगा। फलस्वरूप यह वायु शीतल, अतिशीतल होते हुए, तरल द्रव रूप में भी परिवर्तित हो सकेगी। मुंह, श्वास-नलिका, पेट आदि में काफ़ी शीतलता का अनुभव होगा।

इस विधि से भरपूर पूरक किया जाये। पूरक के द्वारा फेफड़ों का प्रत्येक भाग भर लीजिये। डायाफ्राम या तनुपट भी भर जाये। पेट ऐसा फूल जाये कि घड़े जैसा लगने लगे। भरपूर होने पर पूरक रोककर अन्तर्कुम्भक कीजिये। जब तक सामर्थ्य हो, रोके रहिये, फिर दोनों नासाछिद्रों से रेचन कर दीजिये। यही शीतली प्राणायाम है।

कालावधि—श्वास भरने और अन्दर रोके रखने की आपकी जो सहज क्षमता है, उस अवधि को निरन्तर अभ्यास द्वारा बढ़ाते हुए पांच मिनट तक आसानी से ले जा सकते हैं।

शीतकारी प्राणायाम

नामकरण—इस प्राणायाम की विधि और प्रभाव में अन्तर है, फिर भी लाभ लगभग शीतली प्राणायाम की तरह ही हैं। इस प्राणायाम को इसी मूलभूत अन्तर

के कारण, शीतल करने वाला कहा गया है। एक और अन्तर यह भी है कि इस प्राणायाम को करते समय सीत्कार जैसी ध्वनि निकलने से कुछ योग विशेषज्ञ इसे 'सीत्कारी प्राणायाम' कहना पसन्द करते हैं।

लाभ—1. पित्त प्रकृति कुपित होने पर रोगी यह प्राणायाम अवश्य ही करें।

2. चेहरे पर सौम्यता, शरीर में कान्ति और मन की शान्ति में वृद्धि करता है।

3. शरीर का बढ़ा हुआ अतिरिक्त ताप कम करता है। प्यास को कुछ देर शान्त रख सकता है।

4. यह प्राणायाम सड़क पर चलते-चलते या काम करते हुए भी किया जा सकता है।

विशेष मुद्रा—शीतली प्राणायाम की मुद्रा से बिलकुल भिन्न मुद्रा इसमें बनती है। यह मुद्रा अपेक्षाकृत बहुत आसान है। जो लोग शीतली प्राणायाम वैज्ञानिक विधि से व सही ढंग पर नहीं कर पाते हैं, उन अभ्यासियों के लिए यह प्राणायाम विधि वरदानस्वरूप है।

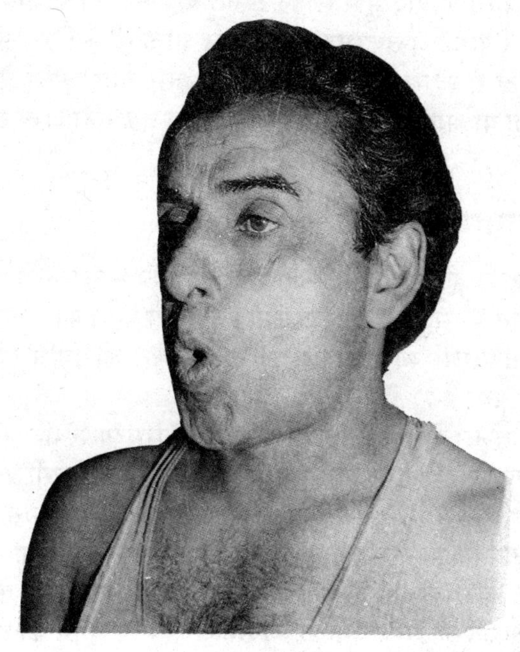

चित्र–15

1. कुछ विशेषज्ञ जीभ के अग्र भाग को दांतों के हलके से दबाव से दबाये रखकर व होंठों को गोल कर, बीच में छोटा-सा छिद्र छोड़कर, धीरे-धीरे पूरक करने को कहते हैं।

2. मेरी राय में जीभ को मोड़कर इसके अग्र भाग से तालू का स्पर्श कर, दांतों को आपस में हलका-सा स्पर्श कराये रखकर, होंठ गोल करने चाहिये। होंठों के बीच में छोटा-सा छिद्र जैसा स्थान रखा जाये। इससे श्वास भरते समय अधिक शीतलता आती है।

साधक दोनों में से कोई भी मुद्रा अपनी सुविधानुसार चुनें।

विधि—सुखासन, पद्मासन या वज्रासन में से सुविधाजनक स्थिति चुन लें। अभ्यास हो जाने के बाद आवश्यकतानुसार किसी भी स्थिति में करें। आसन की स्थिति में दोनों हाथ जांघों पर ही रखकर बैठें। जीभ, दांत व होंठों को विशेष मुद्रा व आकृति दें। धीरे-धीरे पूरक द्वारा श्वास इस प्रकार भीतर खींचिये कि वायु के टकराकर भीतर जाने से सीत्कार जैसी ध्वनि निकलने लगे। यह सीत्कार ध्वनि जितनी लयपूर्ण, धीमी गति में और स्पष्ट सुनाई देने वाली होगी, मुंह तथा शरीर के अन्दर उतनी ही ठण्डक बढ़ेगी।

भरपूर पूरक करने के बाद मुद्रा छोड़कर होंठ बन्द कर लें। खींची गयी श्वास को अच्छी तरह रोककर अन्तर्कुम्भक करें। सहन शक्ति की अन्तिम सीमा आते ही दोनों नासापुटों से श्वास का रेचन कर दें। दो-चार गहरी सांसें लेकर थोड़ा विश्राम लें। इच्छा या आवश्यकता के अनुसार अवधि तक यही अभ्यास दोहराते जायें।

भ्रामरी प्राणायाम

नामकरण—भंवरे को संस्कृत में भ्रमर कहते हैं। सदैव भ्रमण करते रहना तथा हर समय भन-भन की मधुर ध्वनि निकालते रहना इस पतंगे की आदत है। इसी आदत और विशेषताओं का समावेश कर, श्वास लेने की विधि को 'भ्रामरी प्राणायाम' कहा गया है।

विशेषता—पातंजल योग में मनुष्य की सहजतम शारीरिक स्थिति और स्वास्थ्य के उन्नयन के लिए जिस प्रकार योगासनों की रचना की गयी है, उसी प्रकार श्वास लेने के उन्नत ढंग और समस्त सम्भावित श्वास चेष्टाओं के लिए श्वास प्राणायाम आविष्कृत किये गये हैं। भ्रामरी प्राणायाम के माध्यम से गायन प्रतिभा का विकास करने, लय और स्वरों का सन्तुलन बनाये रखने तथा नादस्वरम् के नये-नये अनुसन्धान कर सकने की सम्भावनाओं का सहजतम मार्ग चुनने की सुविधा हेतु ही यह विधि प्रस्तुत की गयी है। भ्रमर का गुंजन मधुर, आकर्षक और मनमोहक

भी होता है, यह आप अभ्यास से ही जान पायेंगे।

लाभ—1. गायन प्रेमियों में प्रतिभा और कुशलता का विकास करता है।

2. संगीत निर्देशकों को नयी-नयी लय बनाने में सहयोग करता है।

3. सामान्य अभ्यासियों की श्वासक्षमता में आश्चर्यजनक वृद्धि कर, वायु से ऑक्सीजन निचोड़ लेने की शक्ति प्रदान करता है। श्वास को दीर्घता और स्थिरता देता है।

4. वाणी की मधुरता और उच्चारण को स्पष्टता प्रदान करता है।

5. चित्त की चंचलता को शान्त कर, धैर्य और ध्यान का मार्ग प्रशस्त करता है।

विशेष मुद्रा—नाड़ीशोधन प्राणायाम के अन्तर्गत आसन तथा अंगुलियों का उपयोग केवल प्रारम्भिक अवकाश काल में ही आवश्यक है। बाद में इच्छाशक्ति से ही काम चलायें।

विधि-1. अन्य प्राणायामों की तरह सुविधापूर्वक बैठक का कोई भी योगासन चुन लें। अंगूठे व अनामिका को नाक के नथुनों पर सहजता से जमायें, नासापुट अवरुद्ध न करें। कुछ दबे से दाहिने नथुने से पूरक द्वारा श्वास धीरे-धीरे खींचें। कुछ ही क्षणों का अन्तर्कुम्भक कर रेचक द्वारा श्वास इस प्रकार बाहर निकालें कि वायु गले और कण्ठ का धीमा स्पर्श करती हुई भंवरे की तरह मधुर गुंजन करती हुई ही बाहर निकले। रेचक बहुत लम्बी अवधि का हो।

2. भ्रामरी की दूसरी विधि थोड़ी-सी भिन्न है। इसमें किसी सुखमय आसन में सीधे बैठकर अपने दोनों हाथों के अंगूठों से दोनों कानों के छिद्र बन्द किये जाते हैं। दोनों मध्यमा अंगुलियां नासापुटों पर रखी जाती हैं। तर्जनी (प्रथम अंगुली) से आंखें ढांपी जाती हैं। अनामिका और छिंगुली से ऊपर-नीचे से होंठ संभाले जाते हैं। इसे शाम्भवी मुद्रा भी कहा जाता है।

दोनों नासाछिद्रों को हलका-सा दबाव देकर धीरे-धीरे भरपूर पूरक किया जाये। अब रेचक करते समय दांत पर दांत हलके-से स्पर्श किये रहें, जो ध्वनि के साथ कम्पन कर सकें। नासाछिद्र ज़रा से अधिक दबाव से और भी संकीर्ण कर दिये जायें। फेफड़ों में श्वास वायु घूमती-सी रहकर, गले तथा कण्ठ में हलका कम्पन पैदा कर, हलकी ध्वनि तथा मन्द गति से रेचन द्वारा पहले मुख से, फिर शेष वायु नासाछिद्रों से निकाली जाये।

ध्यानपूर्वक श्वास की इस ध्वनि क्रिया का अवलोकन करते हुए रेचन की अवधि में क्रमशः वृद्धि करते जायें। लय और ताल के अनुसार गुंजन ध्वनि को उतार-चढ़ाव दें। ध्वनि की निरन्तरता बनाये रखते हुए, उसे कभी तेज़, तो कभी स्पष्ट धीमी सुनाई पड़ती हुई बनाइये। ध्वनि में अधिक-से-अधिक माधुर्य और सरसता भरिये।

अवधि—भ्रामरी प्राणायाम का एक चक्र, विशेषतः रेचन क्रिया की दीर्घता का विस्तार करें। प्रतिदिन नौ चक्रों का अभ्यास अवश्य करें। इनकी संख्या और अवधि में वृद्धि अपनी रुचि तथा आवश्यकतानुसार एक-एक चक्र बढ़ाते हुए ही करें।

प्लावनी प्राणायाम

नामकरण—इस प्राणायाम की स्थिति में पेट तथा शरीर फूलकर गुब्बारे की तरह हलका हो जाता है। अतः संस्कृत भाषा के अनुसार यह प्लावनी स्थिति ही इसे यह नाम देती है।

लाभ—1. तैराकों तथा तैरना सीखने वालों को श्रम व थकान से बचाने वाला अद्‌भुत प्राणायाम है।

2. पाचक अग्नि को तीव्र कर व क़ब्ज़ की प्रवृत्ति दूर कर, आंतों को स्वास्थ्य

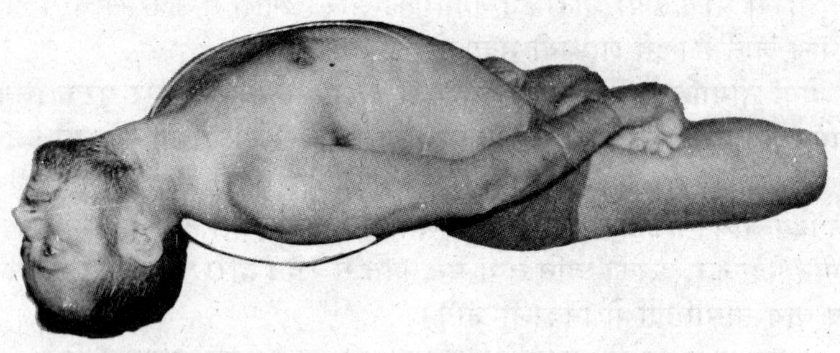

चित्र–16

प्रदान करता है।

3. इसका अच्छा अभ्यास कर लेने वाला बहुत दिनों तक निराहार भी रह सकता है।

4. 'मणिपूर चक्र' नामक प्राणकेन्द्र को इस प्राणायाम से उत्तेजना मिलने के कारण, अभ्यासी की आन्तरिक क्रियाएं व्यवस्थित व स्वस्थ रहती हैं।

विधि—प्रारम्भिक अभ्यास के लिए सुविधाजनक बैठक का कोई भी आसन चुन लें। केवल मेरुदण्ड को सीधा, परन्तु तनावरहित रखें। पूरक करते समय दोनों नासाछिद्रों से श्वास भीतर खींची जा सकती है। फेफड़ों तथा डायाफ्राम में इतनी अधिक श्वास भरी जाये कि पेट गुब्बारे की तरह फूल जाये। अन्तर्कुम्भक द्वारा श्वास को यथाशक्ति समय तक अन्दर ही रोके रखें। निश्चेष्ट व बिना हिले-डुले बैठे रहें। जब श्वास रोकने की शक्ति क्षीण होती प्रतीत हो तो दोनों नासाछिद्रों से बहुत धीरे-धीरे ही रेचक करें।

कालावधि—पूरक, कुम्भक और रेचक की विधिवत् क्रिया सम्पन्न होने पर इस प्राणायाम का एक चक्र पूर्ण होता है। एक चक्र पूर्ण करने में अपने अभ्यास और क्षमताओं के अनुसार आपको जो समय लगता है, उसमें प्रति सप्ताह थोड़ी-थोड़ी वृद्धि करते हुए पांच मिनट तक लायें।

विशेष—इस प्राणायाम की स्थिति में तैरने का अभ्यास करने के इच्छुक साधकगण यदि सुप्तपद्मासन और मत्स्यासन का भी अभ्यास कर लें तो उन्हें अधिक सुविधा होगी।

किसी भी प्राणायाम का अच्छा अभ्यास हो जाने पर प्रारम्भिक निर्देश और सावधानियां 'सजगता' में बदल जाती हैं। अतः सिद्धजन इन नियमों से ऊपर उठकर अपने योग्य नियम या सुविधाएं स्वयं ही सृजन कर लेते हैं।

मूर्च्छा प्राणायाम

नामकरण—श्रेष्ठ योगसाधक कभी-कभी इस संसार की स्थितियों, वातावरण और लोगों की वृत्तियों से बिना भयभीत हुए, कुछ समय के लिए विलग रहना चाहते हैं। इस प्रकार असंपृक्त कि उन्हें शारीरिक, बौद्धिक और मानसिक विश्राम मिल सके। अतः कृत्रिम रूप से साधी गयी यह मूर्च्छा, कछुए की तरह का सुरक्षा उपाय है। इसीलिए इसे मूर्च्छा प्राणायाम कहते हैं।

लाभ—1. 'भगोड़ा' न कहलाते हुए भी, संसार से क्षणिक पलायन की उत्तम विधि है।

2. प्रत्येक मूर्च्छा प्राणायाम का प्रभाव हटते ही, शरीर एक नवस्फूर्ति से जीवन कार्यों में लौटता है।

3. 'श्वास आये तो आये, न आये तो न आये,' जैसी निश्चिन्तता प्राप्त होने से मृत्यु का भय छूटता है।

विधि—इस प्राणायाम के लिए शवासन ही सर्वोत्तम और निरापद शारीरिक स्थिति है, क्योंकि अचेत होने पर शरीर क्षतिग्रस्त भी हो सकता है। उज्जायी प्राणायाम विधि के समस्त निर्देशों को अच्छी तरह हृदयंगम कर लीजिये। चाहें तो मुद्राओं और बन्धों का भी उपयोग कीजिये।

सामान्य अवस्था में किये जाने वाले पूरक-रेचक करते हुए ही उज्जायी प्राणायाम की भांति, अत्यन्त गहरा और गम्भीर कुम्भक कीजिये। इस स्थिति में शरीर की आन्तरिक क्रियाशीलता, जो कार्बन डाईऑक्साइड गैस निर्मित करती है, उससे वास्तविक मूर्च्छा भी आ जाती है। मूर्च्छा के पूर्व ध्यान आज्ञाचक्र पर केन्द्रित रहे। चेतना सजग रहे। निर्विचार (निर्विचार होने का विचार भी न रह जाये) साधना करते रहें। सिद्ध गुरु के निर्देशन में ही करें।

सावधानी—कुम्भक की अधिकता से शरीर में कुछ ऐसे रासायनिक परिवर्तन होते हैं, जो 'नशे' जैसी हालत पैदा कर देते हैं। नशे की स्थिति में कृत्रिम नींद आ जाती है।

यदि कुम्भक द्वारा रोकी गयी श्वास कण्ठ से ऊपर चढ़ जाये, तो वास्तविक मूर्च्छा आ जायेगी। अतः कुम्भक का अभ्यास धीरे-धीरे ही तथा अत्यन्त सावधानीपूर्वक एवं सिद्ध गुरु के निर्देशन में ही बढ़ाना चाहिये, अन्यथा मृत्यु या विकलांग होने का भय बना रहेगा।

पानवताश प्राणायाम

नामकरण—धार्मिक कथाएं कहती हैं कि पार्वतीजी ने भगवान् शंकर को पतिरूप में प्राप्त करने के लिए कठोर तप किया था। भूख-प्यास की व्याकुलता से 'पानवताश' क्रिया द्वारा मुक्ति पाकर ही उनकी साधना पूर्ण हो सकी थी। विद्वज्जन 'पानवताश' का अर्थ इस प्रकार बताते हैं—वर्षा ऋतु में पानी बरसते समय भूमि पर एकत्र जल में जो फुग्गे से पड़ते और फूटते रहते हैं, उन्हें ही पानवताश कहते हैं, अर्थात् पानी में उठने वाले बुलबुलों के बीच की 'हवा' का भोजन ही उनका जीवन-आधार था। पान = पानी। वताश = बुलबुला, वायु का अंश।

वर्तमान युग के पढ़े-लिखे लोग इस कथा की इस वास्तविकता पर अनेक शंकाएं उठाते हैं। शंकाएं स्वाभाविक भी हैं, क्योंकि इस प्रयोग की विधि खो जाने से यह घटना एक अनसुलझा रहस्य बनकर रह गयी है।

पार्वतीजी का 'पानवताश' प्रयोग ही प्राणायाम विधि में यहां प्रस्तुत है।

आवश्यकता—कुछ मूर्ख, ज़िद्दी अथवा दिलजले लोग योग का विरोध करते हुए ताने देते हैं—"क्या आपका योग हमें खाना-पीना दे सकता है? यदि नहीं, तो हमें नहीं सीखना।" उनके इस ताने का उत्तर प्राणायाम के इस प्रयोग में निहित है।

मनुष्य जीवन में आकस्मिक रूप से गले आ पड़ने वाली मुसीबतों का कोई हिसाब नहीं है। यदि ऐसी कोई मुसीबत आ ही जाये तो इस अनमोल प्रयोग को आप अनावश्यक कहकर यों ही अनदेखा नहीं कर सकते।

मुसीबत कैसी होगी, कब होगी, जब होगी तब देखा-सीखा जायेगा, तो सुनिये। ईश्वर न करे कि आप बाढ़ में घिर जायें, भूकम्प से बेसहारा हो जायें, बेरोज़गारी या भुखमरी के शिकार हो जायें, ट्रेन बीच जंगल में रुक जाये, आपका शानदार वाहन निर्जन में बिगड़ जाये, आप किसी दुष्ट द्वारा अपहृत कर भूख-प्यास के लिए विवश कर दिये जायें; वैज्ञानिक खोज, साहित्य साधना या योग साधना के कारण भूख-प्यास मिटाने में समय ख़र्च न करना चाहें, परदेश में किसी आपराधिक घटना के कारण धनाभाव अथवा वहां के लोगों के द्वेष-भाव का शिकार होकर भूखे रहना पड़ जाये आदि-आदि किसी भी सम्भावना से हो, यह प्रयोग सीखना प्रत्येक व्यक्ति के लिए आवश्यक है।

एकान्त में गुप्तवास करने वाले सिद्ध पुरुषों का आविष्कार यह प्राणायाम प्रयोग उन्हें इच्छित समय तक निराहार रहने की शक्ति प्रदान करता है। अतः आपके लिए यह विधि उपयोगी वरदान सिद्ध हो, इसी आशा में मैं इसे बांटना चाहता हूं।

शंका समाधान—शरीर वैज्ञानिकों का कथन है कि वायु भरने का स्थान केवल फेफड़े ही हैं। अन्य अंगों में वायु प्रवेश सम्भव ही नहीं है। आयुर्वेद अवश्य ही इस तथ्य की पुष्टि करता है कि यदि शरीर के अन्यान्य अंगों में वायु पहुंच जाये या रुकी रह जाये, तो वह अंग 'वात रोग से पीड़ित' हो जायेगा; जबकि 'योग' का दावा है कि प्राणायाम के द्वारा 'वायुदाब' से वह किसी भी अंग में इच्छानुसार प्रभाव उत्पन्न कर सकता है। आप इन तथ्यों का अवलोकन करें, शास्त्रार्थ नहीं।

कण्ठ के पास श्वासनलिका और भोजननलिका के मार्ग एक 'परदे' के इस या उस ओर हटने से आपस में मिलते हैं। फलस्वरूप पानी पीते समय या भोजन करते समय शीघ्रता करने से कभी-कभी फन्दा-सा लगकर श्वास या भोजन क्रिया अवरुद्ध हो जाती है।

भोजन के साथ मिलकर वायु का कुछ अंश आमाशय या आंतों में पहुंचकर, गुड़गुड़ाहट के साथ यहां-वहां घूमता रहता है। यही वायु डकार या अपान के

रूप में निकलती है। अधिक मात्रा में यही अधोवायु विभिन्न रोगों का कारण बन जाती है। अतः पेट में वायु पहुंचाना सम्भव है।

सहायक अभ्यास—पानवताश प्राणायाम का अभ्यास थोड़ा-सा कठिन अवश्य है, परन्तु असम्भव नहीं है। निरन्तर अभ्यास और इच्छाशक्ति का सावधानी से प्रयोग कर, इसे साधा जा सकता है।

प्रारम्भ में आप अपने मुंह में पानी भरकर रोकिये। दांत व होंठ इच्छी तरह बन्द रखिये। अब इस पानी को एक साथ ही, सप्रयास तीव्र दाब बनाकर भोजन-नलिका में धकेल दीजिये। इस प्रकार धकेला गया पानी का घूंट, घुट्ट जैसी तेज़ ध्वनि करेगा। ध्वनि उत्पन्न करने की यह प्रक्रिया ही हमारे पूर्वाभ्यास का उद्देश्य है। इसका अच्छा अभ्यास कर लीजिये।

विधि—किसी भी सुखमय बैठक के आसन में तनावरहित, परन्तु सीधे बैठिये। होंठों को आपस में इस तरह मिलाइये कि मुख से ज़रा-सी भी वायु भीतर प्रविष्ट न हो सके। पूरक-रेचक क्रिया को बीच में ही रोककर, फेफड़े भी यथासम्भव ख़ाली ही रखिये। अब होंठ बन्द रखे हुए ही, दोनों जबड़ों को ऊपर-नीचे उठाकर मुंह में रिक्त स्थान निर्मित कीजिये।

जिस तरह पानी को कुल्ले के रूप में मुंह में हिलाते-डुलाते हैं, ठीक वैसी ही क्रिया बहुत तीव्रता के साथ कीजिये। कुछ ही दिनों के इस अभ्यास से आप पायेंगे कि आपके रिक्त मुख में शरीर के अन्दर की वायु भर गयी है। इस वायु को दांत आपस में मिलाकर तथा जीभ से घेरते हुए कण्ठ में गोल के समान एकत्रित कीजिये। फ़िर एकदम से इस वायु को सप्रयास गुटक जाइये। ध्वनि करती हुई वायु भोजनलिका से आमाशय में पहुंच जायेगी।

इसी प्रकार की बार-बार क्रिया करते हुए, कम-से-कम दस घूंट भरपूर पेट में पहुंचाना तथा प्रतिदिन एक-एक घूंट बढ़ाते हुए पेट भरने तक का अभ्यास बढ़ा लीजिये।

कुछ योगीगण इस प्राणायाम को 'क्षुधानिवारिणी श्वास क्रिया' भी कहते हैं। इस क्रिया से चार-पांच घण्टे तक पेट भरा रहता है, फिर यह वायु डकार या अपान वायु के रूप में पेट से स्वयं ही बाहर निकल जाती है। पेट का ख़ालीपन ही भूख का आभास कराता है। अतः कृत्रिम रूप से पेट को भरकर, ख़ालीपन की अनुभूति से बचा जा सकता है।

सावधानी—यदि वात रोगियों तथा गैस बनने की बीमारी से पीड़ित लोगों को इस वायु की वृद्धि से कष्ट प्रतीत होने लगे तो धनुरासन, पश्चिमोत्तानासन या दोलासन द्वारा अतिरिक्त वायु को मलमार्ग द्वारा निष्कासित किया जा सकता है।

शरीर में प्रकृति ने लगभग नब्बे दिनों तक की भोजन शक्ति का संचय किया होता है। अतः आप तीन माह तक निराहार तो रह ही सकते हैं। भूख के भयावह एहसास तथा शक्तिक्षीणता से बचने के लिए 'पानवताश प्राणायाम' अत्यन्त उपयोगी विधि है।

निषेध—पानवताश प्राणायाम के बाद सीधे भोजन ग्रहण नहीं करना चाहिये। शरीर की रासायनिक क्रियाएं सुव्यवस्थित बनाने के लिए पहले भर-पेट जल ग्रहण कीजिये। जब इस जल का पर्याप्त अंश शरीर से बाहर हो जाये, तो तरल खाद्य पदार्थ ही खाइये। फिर धीरे-धीरे ठोस भोजन करना चाहिये। यह सावधानी केवल उनके लिए है, जिन्होंने एक दिन या अधिक दिनों तक पानवताश पर ही गुज़ार दिये हों।

लाभ—इस प्राणायाम के उपशीर्षक 'आवश्यकता' के अन्दर लगभग सभी लाभ बता दिये गये हैं। शेष ये हैं—ध्यानाभ्यासी साधकों को उदर-पूर्ति की समस्या से तथा ग़रीब गृहस्थों को अन्नाभाव से उत्पन्न समस्या से मुक्ति दिलाने वाला मूल्यवान् प्रयोग है।

प्राणायाम के अन्य महत्त्वपूर्ण प्रयोग

केवल कुछ पुस्तकों और क्रियाओं को पढ़कर आप कितना भी शब्द-ज्ञान या पाण्डित्य का अभिमान जुटा लें, परन्तु बिना इनको अपने जीवन-व्यवहार में उतारे, न तो ये लाभदायी हैं और न इनकी वास्तविक सम्भावनाओं और शक्तियों का परिचय ही आपको मिल पायेगा। ऐसा कोई भी ज्ञान, जिससे जानने वाले को स्वयं ही कोई लाभ न मिले, दो कौड़ी का भी नहीं है। जीवन के मूल्यवान् क्षण ऐसे पठन-पाठन में न खोयें।

योगासन और प्राणायाम के कुछ अनुभूत और अद्‌भुत प्रयोग मुझे गुरु-परम्परा से मिले हैं। वे ही आपके उपयोगार्थ, मनमाने नामों सहित प्रस्तुत हैं। इन्हें सुबोध और सहज अभ्यास योग्य बनाने के लिए लगभग सभी सूचनाएं उनमें दी गयी हैं। फिर भी यदि आपको कोई कठिनाई या अपरिचित शब्द मिल जाये तो मेरी अन्य पुस्तकों के सहारे आप उसे आसानी से हल कर सकेंगे। मेरे पास पहुंचे बिना भी आप इन्हें सीख सकते हैं। आयुर्वेद के मतानुसार शरीर के तीन दोष हैं। वात दोष, पित्त दोष, कफ दोष। यदि किसी कुशल वैद्य के निदान द्वारा इनमें से किसी दोष का पता आप को लग जाये तो स्वतः ही आप अपना उपचार बिना दवा के ही कर लें। इस तरह धन का अपव्यय, शरीर के कष्ट और मानसिक व्याकुलता से आपको बचा कर मैं 'समाज-ऋण' चुका सकूंगा।

नाड़ी अवरोधक श्वास

आवश्यकता—प्रकृति ने मानव शरीर में अतुल शक्ति, क्षमताओं और सम्भावनाओं का अक्षय भण्डार भरकर ही हमें पृथ्वी पर जन्म दिया था। यह तो हमारी काहिली, मूर्खता और कंजूसी ही है कि हम एक महान् शक्तिसम्पन्न सम्राट् की तरह जनमे तथा बेचारे, असहाय और अशक्त बनकर जी रहे हैं।

आपकी कार्यपरिधि में कभी-न-कभी ऐसे कार्य तो आये ही होंगे जब आप अपने आपको सबल बाहुओं, शक्तिशाली पैरों और विशाल वक्षस्थल का स्वामी न होने के कारण कोसते ही रह गये हों; परन्तु अब निराश रहने की आवश्यकता नहीं है। महर्षि पतंजलि का उठा हुआ वरद्हस्त, किसी के भी जीवन में, किसी भी आयु और शारीरिक स्थिति में बदलाव ला सकता है।

सावधानी—1. मैं अपने पाठकों को एक गुप्त और गम्भीर चेतावनी देना चाहता हूं। सावधान! कोई भी सहज-सुलभ-सी लगने वाली वस्तु मिलना उतना ही सहज नहीं हुआ करता। योग के क्षेत्र में धांधली और धोखेबाज़ी से वस्तु को हठपूर्वक हथियाने वाले लोग क्रूरतम दण्ड के भागी बनते हैं। अतः श्रेष्ठ गुरु का निर्देशन ले लेने से कोई हेठी नहीं होने वाली है।

2. इस गम्भीर अभ्यास के प्रारम्भिक काल में कभी-कभी, कुछ समय के लिए रक्तप्रवाह इतना अधिक सक्रिय और रुका रह जाता है कि वह अंग काला-नीला-सा पड़ जाता है। ऐसी स्थिति में बलात् रोकी हुई श्वास को, नासिका मार्ग से रेचन द्वारा निकालकर रक्तप्रवाह को व्यवस्थित कर लेना चाहिये तथा उस अंग की मांसपेशियों को तेल की मालिश द्वारा सजग और सक्रिय कर लेना चाहिये। इससे रक्तप्रवाह तीव्र होकर व्यवस्थित हो जायेगा।

3. अभ्यास के प्रारम्भिक काल में श्वास रोकने की अवधि प्रतिदिन केवल 1-1 या 2-2 सैकण्ड ही बढ़ायें। शक्ति और आत्मविश्वास धीरे-धीरे ही विकसित होते हैं।

लाभ—1. इस प्राणायाम को साध लेने वाला सिद्ध पुरुष किसी भी प्रकार से शरीर में प्रविष्ट विष तथा सांप-बिच्छू आदि के दंश के प्रभाव को तत्काल उसी स्थान पर रुके रहने को विवश कर सकता है।

2. यदि इसका साधक किसी दुर्घटना में फंसकर क्षत-विक्षत हो भी जाये तो अपने उन अंगों से होने वाले अवांछित रक्तप्रवाह को रोककर, शीघ्र स्वास्थ्य लाभ कर सकता है।

3. प्रदर्शन के लिए, चिकित्सकों और शरीर वैज्ञानिकों को चमत्कृत करने के लिए, अपने इच्छित अंग का रक्तप्रवाह रोककर, नाड़ी अवरोध कर सकता है।

4. शरीर में रक्त के साथ मिलकर, रोग उत्पन्न करने वाले अथवा संक्रामक

रोगाणु व वायु दूषण आदि को शरीर से बाहर धकेल देने की इच्छा का स्वामी बन सकता है।

5. शरीर के इच्छित अंगों अथवा पूरे शरीर को इतना शक्तिशाली बना सकता है कि सामान्य लोगों के लिए असम्भव लगने वाला शक्ति प्रदर्शन, अधिकतम बोझ उठा लेना, चाहे जैसी चोट या धक्का बरदाश्त कर जाना, पैने-से-पैने हथियारों को भी शरीर में प्रविष्ट न होने देना आदि अनेक चमत्कार दिखा सकता है। शरीर पर अभूतपूर्व कान्ति और तेज ला सकता है।

विधि—प्रारम्भिक अभ्यास के लिए सुखमय बैठक का कोई योगासन चुन लें तो बहुत सुविधा रहेगी। बाद में चाहे जिस स्थिति, स्थान या समय का उपयोग किया जा सकेगा। अतः किसी आसन में बैठकर, हाथों की मुट्ठियां बांधकर, दोनों घुटनों पर जमा लें। केवल श्वास क्रिया काल में दाहिने हाथ के अंगूठे-अंगुलियों का उपयोग, नासाछिद्रों को बन्द रखने या खोलने के लिए करें।

दाहिना नासापुट अंगूठे से बन्द कर दें। बायें नासापुट से, धीमी गति का पूरक करते हुए दोनों फेफड़े व तनुपट आदि इतने भर लें कि श्वास का भरपूर दबाव नाभि, उदर और मूलाधार चक्र को प्रभावित करने लगे। अब जालन्धर बन्ध लगाकर हाथ हटा लें। आंखें खोलकर अपने दाहिने हाथ को कन्धे से नाखूनों तक घूर कर देखें। इच्छाशक्ति केन्द्रित कर कुम्भक द्वारा रोकी गयी श्वास वायु को, अपने दाहिने हाथ की शिराओं, अस्थियों व मांसपेशियों में प्रविष्ट होने के लिए बाध्य करें। थोड़े से सफल प्रयास से ही आपको आशातीत सफलता मिलने लगेगी। सफलता का प्रभाव आप इस प्रकार कर सकते हैं कि आपके दाहिने हाथ की नाड़ियां और मांसपेशियां फूलती हुई सख़्त होती जायेंगी। आपको अपना यह अभ्यास क्रमशः इतना बढ़ाना है कि आपका यह हाथ, साधी हुई प्राण स्थिति में लकड़ी या पत्थर की तरह कड़ा, मज़बूत व शक्तिशाली बन जाये।

अब यही प्रयोग बाह्य कुम्भक के साथ में उलटी विधि से साधिये। इच्छाशक्ति और शरीर की आन्तरिक सक्रियता के सहयोग से आपकी रक्तवाहिनी नलिकाएं तथा नस-नाड़ियां अपना काम बन्द कर, मृतक की भांति हो जायें। कुछ समय के धैर्य व निरन्तर अभ्यास से शरीर के अंगों को आपकी इच्छाशक्ति तथा आदेशों के अनुरूप कार्य करना ही पड़ता है। यही है सिद्धि, जिसे पाने के लिए हर व्यक्ति लालायित है।

एक अंग पर इच्छाशक्ति का स्वामित्व प्राप्त करने के बाद, दूसरे अंगों को भी ठीक इसी प्रकार के प्रभाव हेतु अभ्यस्त करें। बाद में लेटकर, खड़े होकर व झुककर चलते हुए भी अपने इच्छित अंगों को इन्हीं प्रभावों का अभ्यस्त बना लें। अपने सहयोगियों की मदद से अपने अंगों को मरोड़ने, चुभाने, चोट पहुंचाने अथवा

वज़न उठाने के परीक्षण भी करते जायें। जब आपका शरीर इच्छानुसार शक्तिसम्पन्न बन जाये, तभी प्रदर्शन करें।

कोई भी शक्ति एक बार मिल जाने के बाद, निरन्तर अभ्यास द्वारा संरक्षित करना न भूलिये, वरना यह शक्ति प्रमाद और असावधानी से क्षीण होने लगती है। शक्ति-वृद्धि के साथ ही शरीर को आवश्यक पौष्टिक खाद्य पदार्थ देना भी ज़रूरी होता है।

विशेष—दाहिने नासापुट से श्वास भरकर भी यह अभ्यास किया जा सकता है, परन्तु इससे शरीर में दाह उत्पन्न हो जाना, उष्णता बढ़ जाना जैसे उपद्रव होने लगते हैं।

चमत्कारी श्वास प्रयोग

आवश्यकता—भारत की ऐतिहासिक और धार्मिक कथाएं दया और परोपकार के उदाहरणों से भरी पड़ी हैं। अतः अर्द्धशिक्षित या धर्मभीरु लोगों का विश्वास है कि सन्तों और योगियों के हाथों में वह शक्ति है कि वे स्पर्श मात्र से लोगों के रोग और कष्ट दूर कर सकते हैं। लोगों के इस अन्धविश्वास का लाभ उठाने के लिए, झाड़-फूंक का दिखावा कर, ठगों ने साधु वेष तथा साधना शक्ति को ही बदनाम करके रख दिया है। आप यदि योग साधक बनेंगे तो भोले-भाले नर-नारी आप से भी यह आशा तो कर ही सकते हैं।

कभी-कभी आप भी किसी को कष्ट में देखकर, सहज मानवीय करुणावश उसकी सहायता करने को व्याकुल हो उठते हैं। ऐसे ही अवसरों के लिए आपको अपने आपमें किसी ऐसी अदृश्य शक्ति की कमी महसूस होती होगी। फिर तो ज़ोरों से जुट जाइये।

मुख्य बिन्दु—आपके ध्यान की एकाग्रता, श्वास की स्तम्भन शक्ति और इच्छाशक्ति की प्रबलता जितनी अधिक मात्रा में साधी हुई होगी, आपके द्वारा रोगी को उतनी ही मात्रा में लाभ होगा। किसी रोगी का उपचार करते समय यदि आपको ज़रा भी यह अहंकार आया कि आप अपनी शक्तिक्षमता से उपचार कर रहे हैं, तो आपका प्रभाव तत्काल क्षीण हो जायेगा। ऐसा चमत्कारी उपचार करने वाला, प्रकृति की अदृश्य शक्तियों के प्रति इतने समर्पित भाव वाला व्यक्ति ही हो सकता है, जो रोगी का कष्ट और रोग अपने आप पर ले लेने के लिए प्रस्तुत हो।

पाश्चात्य देशों में अनेक प्रयोगों तथा परीक्षणों के बाद इस क्रिया को विज्ञानसम्मत ठहरा दिया गया है। इसके पाठ्यक्रम निर्धारित हैं। सफल व्यक्तियों को तो बाक़ायदा प्रमाण-पत्र और मान्यता दी जाने लगी है। भारत की तो यह

प्राचीन विद्या ही है। विदेशों में इसे 'नेचर हीलिंग', 'डिवाइन हीलिंग', 'सम्मोह चिकित्सा' आदि विभिन्न नामों से जाना जाता है। इसमें सफलता का प्रतिश बढ़ाना और इसे प्रभावशील बनाना पूरी तरह से आपकी साधना-क्षमता पर ह निर्भर है।

प्रभाव क्षेत्र—1. श्रेष्ठतम साधक इस प्रयोग द्वारा तीव्र ज्वर, विषम ज्वर प्राणघातक रोग से मुक्ति दिला सकता है।

2. पुराने दुष्ट रोगों, चर्म रोगों या अज्ञात रोगों की भी सफल चिकित्सा सम्भव है

3. सर्प-बिच्छू या अन्य विषैले जीवों के दंश से फैलते विष को यथास्थान रोक जा सकता है।

4. अल्पबुद्धि, मन्दबुद्धि, विक्षिप्त मस्तिष्क, सनकीपन या भुलक्कड़पन जैसे मस्तिष्क विकारों को भी दूर किया जा सकता है।

5. किसी व्यक्ति पर, किसी दुष्ट सम्मोहनकर्ता द्वारा लादे गये आदेशों का प्रभाव नष्ट किया जा सकता है। सृजनात्मक आदेश से रोगी को प्रभावित किया जा सकता है।

6. इस प्रयोग द्वारा साधक अपनी इच्छाशक्ति (विलपावर) तथा शारीरिक सहनशीलता को बहुत अधिक मात्रा तक विकसित कर सकता है।

7. आकस्मिक व अज्ञात भूत-प्रेत बाधा, हिस्टीरिया, मृगी, प्रलाप अथवा अद्‌भुत रोगों का उपचार कर, रोगी को राहत पहुंचायी जा सकती है।

सहयोगी अभ्यास—प्रारम्भिक अभ्यास के लिए बैठक के विशेष योगासन से एकाग्रता आती है।

प्रथम—भूमि पर कम्बल बिछाकर अथवा लकड़ी के किसी तख़्त पर बैठिये। दोनों पैर सामने इस प्रकार फैला लीजिये कि दोनों पैरों के पंजे पर्याप्त दूरी पर हों। अब पहले बायां पैर घुटने से मोड़ते हुए बायें पादतल को दाहिनी जंघा से इस प्रकार सटाइये कि दाहिना घुटना मोड़ते समय वह पूरी तरह दाहिने पैर की गिरफ्त में रहे। ठीक इस पादतल के समान ही, दाहिने पादतल को भी सप्रयास बायीं जंघा छूते हुए, बायें पैर की गिरफ्त में लाया जा सके।

इस योगासन में बैठकर मेरुदण्ड तनावरहित व सीधा रखिये। दोनों हाथों की हथेलियां इस प्रकार खुली-उठी रखें, जैसे कि किसी को आशीर्वाद दे रहे हों। अब इसी स्थिति में हाथ घुटनों की ओर बढ़ाते हुए, कलाइयां घुटनों पर टिका लें।

श्वास के पूरक-रेचक की ओर ध्यान दिये बिना ही, श्वास जहां की तहां रोककर, जितना दीर्घ कुम्भक साधे रह सकें, साधे रहिये। अभ्यास से कुम्भक की अवधि में वृद्धि करते जाइये।

द्वितीय—उपर्युक्त योगासन और प्राणायाम बिना किसी शारीरिक कष्ट से यदि

आधे घण्टे तक करते रहने का अच्छा अभ्यास हो जाये तो यह द्वितीय अभ्यास भी साध लीजिये—

बैठने का योगासन वही रहेगा। अंगूठे से दायें नासापुट को दबाकर, बायें नासाछिद्र से इतने धीरे-धीरे पूरक कीजिये कि किसी भी प्रकार की हलचल का रंचमात्र भी आभास न हो। श्वास द्वारा तनुपट और पेट को फुलाकर अन्तर्कुम्भक कीजिये। कुम्भक की स्थिति में पहले जालन्धर बन्ध फिर मूल बन्ध लगाइये।

जब कुम्भक किये रहने की शक्ति चुकती प्रतीत हो तो पहले मूल बन्ध और बाद में जालन्धर बन्ध खोलिये। अब बायें नासापुट को अंगुली से दबाकर दाहिने नासाछिद्र से रेचक कीजिये। अच्छी तरह रेचक करने के बाद बाह्य कुम्भक कीजिये। यथाशक्ति श्वास भीतर न जाने देने की अवधि में वृद्धि हेतु अभ्यास बढ़ाते जाइये। हर बार दो-तीन गहरी श्वास लेकर ही ऊपर के क्रम को दोहराइये। जब इस दूसरे प्राणायाम का अभ्यास बढ़ जाये, तब तीसरा प्रारम्भ कीजिये।

तृतीय अभ्यास—प्रथम दो, अर्थात् योगासन और प्राणायाम का अच्छा अभ्यास हो जाये तब आज्ञाचक्र पर एकाग्र शक्ति और प्रभावित आदेशक्षमता को भी विकसित कर लीजिये। इसकी विधि इस प्रकार है—

दोनों भौंहों के बीच में, नाक की सीध में ऊपर की ओर, माथे की ऊपरी सतह से लगभग पांच सेण्टीमीटर अन्दर की ओर आज्ञाचक्र केन्द्रित है। योग की दृष्टि से यह वह बिन्दु है, जो मस्तिष्क की सोच-समझ और क्रियाशीलता वाली कोशिकाओं को उत्तेजना और सक्रियता प्रदान करता है। आप जानते हैं कि शरीर के सभी अंग जब अलग-अलग कार्य कर रहे होते हैं तो आपकी शारीरिक और मानसिक शक्तियां विभाजित हो जाती हैं। जब ये सारी शक्तियां किसी एक ही कार्य को सम्पन्न कर लेने के लिए संगठित होकर, सम्मिलित रूप से कार्य करती हैं, तब असम्भव लगने वाले कार्य भी सहज रूप में हो जाते हैं। अतः इस अभ्यास में अपनी एकाग्रता और इच्छाशक्ति से इसी आज्ञाचक्र को जगाना होता है।

पहले चरण में आज्ञाचक्र पर एकाग्रता का अभ्यास करने के लिए उपर्युक्त आसन में बैठ कर, कथित विधि से प्राणायाम साध कर, बन्द आंखों से अपने सभी मानसिक विचारों द्वारा आज्ञाचक्र पर एकाग्र होना सीखिये। अन्य कोई विचार या चेतना इस एकाग्रता को भंग न करे।

कुछ दिनों के सफल अभ्यास के बाद गुलाब के (अन्य फूल भी चुन सकते हैं) फूलों का ताज़ा गुलदस्ता अपनी आंखों की सीध में, लगभग पन्द्रह इंच दूर रख लीजिये। उपर्युक्त आसन, प्राणायाम और मानसिक एकाग्रता से इन फूलों को मुरझाने का सशक्त एवं मौन आदेश दीजिये।

जिस दिन आप की यह आज्ञा शीघ्र फलदायी हो जाये, उसी दिन इन मुरझाये

हुए फूलों को फिर से ताज़ा हो जाने का आदेश दीजिये। यदि आपने निर्देशों को ठीक से समझा है और आपकी मानसिक शक्तियां जाग्रत हो चुकी हैं, तो निःसन्देह फूलों को प्रभावित होना ही पड़ेगा।

प्रमुख कार्यविधि—उपर्युक्त अभ्यास पूर्ण हो जाने पर, अपनी शक्तियों का परीक्षण अन्य स्थानों पर, कीटाणुओं पर, पशु-पक्षियों पर, बच्चों और वृद्धों पर, नींद में सुलाने-जगाने सम्बन्धी अवश्य कीजिये। विपरीत और विकट स्थितियों में भी जब आपको सफलता मिलने लगे, तभी आप इस शक्ति का प्रदर्शन कीजिये। कृपया ठगी और दुष्टता के लिए इस शक्ति का उपयोग न करें, अन्यथा आपका अन्त इतनी बुरी तरह से होगा कि लोग घृणा से भर उठेंगे।

एक बात स्मरण रखें कि कुम्भक की स्थिति में अपनी समस्त आन्तरिक और मानसिक शक्तियां एकाग्र कर, अपने किसी भी एक हाथ में बहने के लिए आदेशित कीजिये। मरीज़ को सुविधापूर्वक लेटने अथवा बैठने को कहिये। यदि वह होश में है, तो आपके आज्ञाचक्र पर, उसे ध्यान केन्द्रित करने को कहिये। उस मरीज़ से कहिये कि आपके मुख से निकले हुए शब्दों के अलावा न तो वह अन्य ध्वनियां सुने और न उनके बारे में सोचे। मरीज़ जितना अधिक आप से सहयोग करेगा, उतनी ही शीघ्रता से स्वास्थ्य लाभ भी करेगा।

यदि आपका उद्देश्य पवित्र और निःस्वार्थ है तो वायुमण्डल में विचरण करती हुई श्रेष्ठ अशरीरी आत्माएं भी आपसे सहयोग करती हुई मरीज़ को लाभ पहुंचायेंगी। इस प्रकार आप समाज और मानवता का ऋण तो चुकायेंगे ही, साथ ही उज्ज्वल कीर्ति भी आपको मिलेगी। इस परोपकार में यदि उपचार के बदले किसी प्रकार की आर्थिक मांग न की जाये तो आपकी दैनिक आवश्यकताओं की पूर्ति या उदर पूर्ति श्रद्धालुजन स्वयं ही करते हैं। इस प्रकार स्वयं ही प्रचार-प्रसार चलता रहता है। भारत की यही धार्मिक विशेषता है।

एक बात और ! जब आप किसी रोगी के किसी शारीरिक रोग अथवा कष्ट का निवारण कर रहे हों तो अत्यन्त स्नेह भाव से उसके सिर से लेकर पैर तक, हलके स्पर्शयुक्त हाथ इस प्रकार फेरते रहिये, जैसे रोग या कष्ट को पोंछकर बाहर कर रहे हों। इस क्रिया में आपकी स्पर्श विद्युत् से रोग या रोगी का अंग तो प्रभावित होता ही है, साथ ही दर्शकों और उसके रिश्तेदारों पर भी अच्छी प्रतिक्रिया होती है।

मानसिक विकारनाशक प्राणायाम

उपयोगिता—वैज्ञानिक शिक्षा-प्रसार के साथ ही अब यह सर्वविदित रहस्य है कि भोजन करते समय अथवा कोई अन्य कार्य करते समय हमारे मन में कोई विकार हो तो न पाचन ठीक से होता है और न किये गये कार्य में उचित सफलता ही मिलती

है। अतः निर्विवाद रूप से यह स्वीकर किया जा सकता है कि हमारे जीवन की असफलताओं के लिए हमारे मन का क्रोध, शोक, चिन्ता, घृणा, द्वेष, ईर्ष्या, लोभ, घमण्ड, कामवेग, भय या अन्य उत्तेजनाएं भी हमारे शत्रु जैसा कार्य करती हैं। इन्हीं मानसिक विकारों के कारण हमारी प्रतिष्ठा धूमिल होती है। हमारा भविष्य भी इनके कारण ही दुःखमय बनता है। श्वास-प्रश्वास की यह विधि इन मानसिक विकारों को नष्ट करने में आपके प्रयासों के अनुरूप सुखद परिणाम देगी।

विश्व का कोई भी राष्ट्र अथवा व्यक्ति अपने बाहरी शत्रुओं द्वारा अज्ञात आक्रमणों से बचाव के लिए कितना चिन्तित और सजग रहता है, कितने उपाय और फ़ुज़ूलख़र्ची करता है, यदि इनके वास्तविक आंकड़े आप एकत्र कर सकें, तो इनकी निरर्थकता का ज्ञान होते ही आप ठगे से रह जायेंगे। निराशा तो आपको तब और भी अधिक होगी, जब इन सामर्थ्यवानों की हार के पीछे, आपको किसी आन्तरिक शत्रु, विद्रोही या कमज़ोरी का पता लगेगा। तब तो आपके पैरों के नीचे की ज़मीन ही सरक जायेगी।

मैं आपका ध्यान किस महत्त्वपूर्ण तथ्य की ओर आकर्षित करना चहता हूं, आप समझ ही गये होंगे ! तब भी बताना मेरा कर्तव्य है। तो स्पष्टतः ही समझ लीजिये।

किसी राष्ट्र की हार उसके ही छिपे हुए 'ग़द्दारों' से होती है, और व्यक्ति की हार उसके ही 'विकारों' से होती है। यदि 'ग़द्दार' और 'विकार' नियन्त्रण में रखे जा सकें तो विश्व की किसी भी आधुनिक या बलशाली सेना वाले शत्रु के दांत भी खट्टे किये जा सकते हैं। यह नियन्त्रण क्षमता आप में कितनी है, यही आपकी शक्ति और सामर्थ्य का मापदण्ड होगा।

कम्प और ताल—कम्प का अर्थ होता है—हिलना, कांपना या थरथराना। ताल का अर्थ होता है—एक समय सीमा में निश्चित एकरूपता, लयबद्धता। जैसे पृथ्वी का अपनी धुरी पर घूमते हुए ही सूर्य के चारों ओर चक्कर काटना, चन्द्रमा का पृथ्वी के चारों ओर चक्कर काटते रहना, ज्वार-भाटा का आना, ऋतुओं का बदलना, पूर्णिमा को चन्द्रग्रहण और अमावस्या को सूर्यग्रहण पड़ना आदि क्रियाओं का एक निश्चित लय के अनुसार 'ताल नियमों' के अन्तर्गत होते रहना।

प्रकृति की समस्त गतियों या परिवर्तन में एक निश्चित 'तालबद्धता' पायी जाती है। अतः यदि दूसरे शब्दों में व्यक्त करें तो इसे इस प्रकार भी कह सकते हैं कि हमारा जीवन चक्र, हमारे विचार, हमारा शरीर और उसका स्वास्थ्य, सब कुछ इसी 'ताल नियम' के अनुवर्ती है।

'योगी' की श्वास विधि अथवा 'श्वास विज्ञान' भी प्रकृति के इसी 'ताल नियम' के आधार पर ही सुनियोजित किये जाने से, अभीष्ट परिणाम लाये जाते हैं। देखा

तो यहां तक गया है कि बेला नामक वाद्य यन्त्र को यदि एक विशेष ताल में बराबर बजाया जाये अथवा सैनिकों की टुकड़ी 'मार्च' करती हुई ही किसी पुल पर से गुज़रे, तो पुल बरबाद हो जायेगा।

अतः ग़रीब की बार-बार की 'हाय', सिद्ध योगी का कोप, माता का विलाप आदि से उत्पन्न 'ताल' क्या-क्या बरबाद कर सकते हैं, आप अनुमान भी न लगा सकेंगे। यही 'तालबद्धता' कौन-कौन से सुपरिणाम ला सकती है, आप इसकी भी कल्पना नहीं कर सकते।

छोड़िये उदाहरण तथा बातों का जमा-ख़र्च और सीखिये वह विधि, जो कल्पनातीत है। एक बात और—पहली कक्षा की छात्र-अवस्था में ही, विश्व-विद्यालय के आचार्य योग्यता का प्रश्न-पत्र हल करने न बैठ जाना, वरना आप अपने ही कारण मात खा जायेंगे। ऐसी मात खाये हुए दम्भी ही 'प्राणायाम' को बदनाम करते हैं। अभ्यास के लिए अभ्यास बढ़ाइये। परिणाम के लिए अभ्यास बढ़ायेंगे तो परिणाम और अभ्यास, दोनों ही छूट जायेंगे।

श्वास ताल—इस ताल के चार उतार-चढ़ाव हैं, चार लय गतियां हैं। समझकर कीजियेगा। (1) धीरे-धीरे, परन्तु भरपूर मात्रा का पूरक कीजिये। पूरक की समय अवधि यदि छः इकाई के तुल्य है, तो (2) तीन इकाई के तुल्य का अन्तर्कुम्भक कीजिये। (3) अब पुनः छः इकाई के तुल्य का रेचक धीरे-धीरे, पूरी तरह कीजिये। लक्ष्य लय न टूटे, तेज़-धीमी या बेसुरी न हो। (4) अब पुनः तीन इकाई के बराबर का बाह्यकुम्भक किये रहिये। यह एक चक्र हुआ।

तालबद्धता के लिए स्वर-लय के उतार-चढ़ाव में समय सीमा का अनुपात तो उपर्युक्त ही रखना होगा, अर्थात् 6 : 3 : : 6 : 3 का, इसे चाहे जितना तीव्र या धीमा करते जायें, यह अनुपात न बिगड़े। बस, इच्छित 'ताल' सीख जायेंगे और इच्छित परिणाम भी पायेंगे।

विशेष निर्देश—जो लोग स्वतः ही अपने शारीरिक आचरण में अथवा मानसिक विकार में परिवर्तन चाहते हैं, उन्हें यह अभ्यास बहुत ही निष्ठापूर्वक तथा पूर्ण विधिपूर्वक ही करना होगा। निष्ठा या विधि के तालमेल में ज़रा-सी चूक हुई कि असफल हुए। भले ही यह सब पढ़ने और सुनने में आपको अत्यन्त आसान लगता हो, वास्तव में इतना आसान नहीं है। कठिनतम परिणामों के लिए कठिनतम और उचित ढंग का प्रयास ही वांछित है।

श्वास और फेफड़े—इस अध्याय के अन्त में फेफड़ों की कार्यक्षमता और श्वास लेने के ढंग पर भी बता देने से आप बहुत कुछ समझ और सुधर सकते हैं।

आधुनिक वैज्ञानिक परीक्षणों से तथ्य प्राप्त हुए हैं कि सामान्यतः मनुष्य प्रति मिनट पन्द्रह से सत्रह बार श्वासोच्छ्वास करता है, अतः उसकी आयु 60 से 80

वर्ष के बीच ही रहती है। अन्य जीव, जो प्रति मिनट इससे कम श्वासें लेते हैं, वे और अधिक वर्ष जीते हैं। जो अधिक लेते हैं, वे अल्पायु होते हैं।

हमारे फेफड़ों में लगभग 65 करोड़ श्वास प्रकोष्ठ हैं, जिनमें छः लीटर के बराबर आयतन की श्वास वायु समा सकती है। इस वायु से ऑक्सीजन छानने और अन्य गैसें निकालने हेतु दस-बारह सैकण्ड तो चाहिए ही। हमारी कंजूसी और अनभिज्ञता से हम इतनी छोटी श्वास लेते हैं कि मुश्किल से पांच-सात करोड़ श्वास प्रकोष्ठ ही सक्रिय हो पाते हैं। अतः इसके बीच भी तालमेल बनाइये।

*

मुद्राएं और बन्ध

कुशलतापूर्वक प्राणायाम करने तथा अपेक्षित परिणाम पाने के लिए कुछ सहयोगी क्रियाएं भी हैं। इनका परिचय इस अध्याय में दिया जा रहा है।

आप जानते हैं कि 'ज्ञान' का अन्त नहीं है, अतः पुस्तक का अन्त हो जाने पर भी विषयवस्तु का अन्त नहीं हो जायेगा। मैं अपने जीवन के अन्तिम क्षणों तक भी लिखता रहूं तो भी योग की सभी विधियां, उपलब्धियां, अनुसन्धान और पाठकों के शंका-समाधान का समावेश अपने ग्रन्थों में नहीं कर पाऊंगा। अतः आप नये साहित्य की खोज करते ही रहें।

परिचय

शब्द 'भ्रम' उत्पन्न करते हैं। आप अपने अनुभवों के आधार पर ही तो शब्दों के अर्थ गढ़ते रहते हैं। साहित्य में उसका समावेश क्यों और कब हुआ होगा, उसका 'भाव' क्या है, इन बातों से भला आपको क्या लेना-देना है? यही वह मूल कारण है कि योग और अध्यात्म ने अपने आपको 'शब्दातीत' घोषित किया हुआ है। फिर भी मेरी हिमाकत देखिये कि मैं उन्हीं शब्दों के माध्यम से 'योग' सिखा देने के लिए, ग्रन्थ-पर-ग्रन्थ लिखे जा रहा हूं।

अध्यात्म प्रेमी हो या योगी, है तो वह भी अन्ततः मानव ही। हर मानव की अपनी शारीरिक-मानसिक सीमा होती है। शारीरिक सामर्थ्य की यह सीमा ही उस योगी को सफलता के मार्ग में एक निश्चित बिन्दु से आगे नहीं जाने देती। ऐसे समय पर यदि कोई वाहन या साधन मिल जाये, तो पथिक कुछ यात्रा और भी तय कर सकेगा।

प्राणायाम से प्राणकेन्द्रों पर स्वामित्व पाने की विजययात्रा में, ये मुद्राएं और बन्ध आपके साधन और सैनिक बन सकें, तो मेरा यह ज्ञान-दान सार्थक हो सकेगा।

प्रभाव

अनेक पाठक जानते हैं, जो नहीं जानते थे, वे भी बहुत कुछ जान चुके हैं,

फिर भी विषय की सरलता के लिए आपको पुनर्स्मरण कराना मेरा कर्तव्य है। आप जानते हैं कि हमारा शरीर हड्डियों के एक सुगठित ढांचे के दम पर ही हमें और हमारे शरीर को संभाले है। ऊपर से ढकी हुई मांसपेशियों का सिकुड़ना और फैलना ही इस शरीर को उठना-बैठना, इच्छित-अनिच्छित कार्य करने, चलने-फिरने-दौड़ने की क्षमता प्रदान करता है। शरीर के अन्दर भी अनेक यन्त्र हैं। इन यन्त्रों के कार्य अलग-अलग हैं—श्वास लेना, भोजन पचाना, पाचनक्रिया की सहजता के लिए तरह-तरह के रस-रसायन निर्मित करना, रक्त-निर्माण करना, रक्त को पूरे शरीर में निरन्तर प्रवाहित करते रहना, शरीर के भीतर और बाहर की टूट-फूट तथा बाह्य आक्रमण को रोककर उसका सुधार करना, व्यर्थ पदार्थों को शरीर से निकालना तथा आन्तरिक स्वच्छता बनाये रखना यादि।

इस प्रकार हमारे शरीर के भीतर भी एक विशाल विश्व की संरचना है। इस विश्व के हम सम्राट् हैं, स्वामी हैं। सम्राट् की इच्छानुसार सभी काम हों, उसकी इच्छा या नियन्त्रण के अन्तर्गत ही उसके निर्देशानुसार कार्य सम्पन्न होते रहें, तभी उसके 'स्वामित्व' की विशेषता है। यदि कुछ भी उसकी मर्ज़ी के विरुद्ध हो रहा हो और उसे सुधारने में उसका कोई नियन्त्रण न रह जाये, तो ऐसे सम्राट् का स्वामित्व जल्द ही छिन जायेगा।

महर्षि पतंजलि ने अपनी योग विद्या द्वारा ऐसे ही क्षमतावान् 'स्वामी' बनने का मार्ग प्रशस्त किया है। धूर्तता और ठगी के इस युग में, आज कोई भी गेरुए वस्त्र पहनकर 'स्वामी' बनने और कहलाने का ढोंग करता है। भला आप ही सोचिये, स्वामित्व के बिना 'स्वामी' का अस्तित्व ही क्या है? इनका मूल्य और महत्त्व ही कितना है?

सन्दर्भ : उपयोग

हमारे शरीर द्वारा बाह्य शारीरिक क्रियाएं सम्पन्न करने के लिए, बाह्य इन्द्रियों की व्यवस्था प्रकृति ने कर ही दी है। प्रत्यक्ष तो इन पर हमारा स्वामित्व है ही। ये इन्द्रियां हमारे अनुशासित चाकर ही तरह (केवल स्वस्थ अवस्था में ही) हर पल, हर क्षण, हमारा हर आदेश मान लेती हैं; परन्तु हम पाते हैं कि ये इन्द्रियां सदैव हमारी आज्ञाओं का अक्षरशः पालन नहीं करतीं, क्योंकि इन इन्द्रियों के वास्तविक नियन्त्रणकर्ता हम नहीं हैं, बल्कि भीतर बैठा हुआ कोई दूसरा ही इनका वास्तविक स्वामी है। इस दूसरे स्वामी, इस रहस्यमय विरोधी को जीते बिना हमारा सम्राट् कहलाना 'दो कौड़ी' का भी नहीं है।

'योग' हमें सिखाता है कि वह रहस्यमय गुप्त विद्रोही या अज्ञात नियन्त्रणकर्ता ही तो 'कुण्डलिनी शक्ति' है, जो सर्प की तरह कुण्डली मारे अपने बिल में छिपी

बैठी है, जो चाहे जब हमारे 'स्वामित्व' के विरुद्ध सफलतम विरोध कर सकने की सार्थक सामर्थ्य रखती है। इसी 'कुण्डलिनी शक्ति' को अपने अधीन कर लेने वाली विजययात्रा ही सच्चा 'योग' है।

इस विजययुद्ध के लिए जो सैनिक क्षमता और साज़ो-सामान चाहिए, उसमें से बहुत-सा इन 'मुद्राओं और बन्ध' की दूकान पर बिकता है, ख़रीद लीजिये। युद्ध में अपेक्षित सफलता के लिए, इस साज़ो-सामान की पूरी उपयोगिता का दोहन करने के लिए, इनकी सार-संभाल तथा अभ्यास की कुशलता प्राप्त कर लीजिये। सैनिक शक्ति को जुझारू और अनुशासित बना लीजिये तथा स्वामित्व की विजययात्रा पर निकल पड़िये।

यह कुण्डलिनी शक्ति शरीर के मल-मूत्रादि इन्द्रियों के मध्यवर्ती स्थल की सीध से तथा रीढ़ की समीपस्थ कशेरुकाओं से समान दूरी के मध्य स्थान में, कुण्डली के रूप में बिखरी पड़ी है। इसे जगाकर वशीभूत करना है। इससे वे सारे कार्य अपनी इच्छानुसार कराने हैं, जो यह हमारी बेख़बरी में मनमाने ढंग से सम्पन्न करती रहती है। इसका कार्यक्षेत्र और प्रभावक्षेत्र, इसके रीढ़ की गुरियों के बीच के सुषुम्ना मार्ग से मस्तिष्क तक फैले हुए हैं। इसके सभी स्थानीय क्षेत्राधिपतियों के रूप में कार्यरत इन्द्रियों, अवयवों और ग्रन्थियों को भी दासानुदास बना लीजिये, वरना विजययात्रा अधूरी रह जायेगी।

उपयोग

'योग' हमारी मुख्य क्रिया है। 'उपयोग' उसकी पूरक या सहायक क्रिया है। अध्यात्म में 'मुद्रा' का अर्थ है—शरीर और प्राण के बीच सम्बन्ध स्थापित कराना। प्राण और आत्मा के बीच की रुकावटों या अवरोधों को दूर करने के लिए रखी गयी सुरक्षा-व्यवस्थाओं को हम 'बन्ध' नाम से पुकार सकते हैं। ये मुद्राएं और बन्ध ही कुण्डलिनी शक्ति को बांधे रखकर हमारा 'स्वामित्व' बनाये रखने में सहायक होंगी।

मुद्राओं और बन्धों का कुछ बाह्य क्रियाओं में भी चमत्कारी उपयोग सम्भव है। आन्तरिक क्रियाओं की सम्भावनाओं व विधियों की जानकारी प्राप्त कर, अचेतन इच्छाशक्ति को वश में किया जा सकता है। इसके माध्यम से बाह्य शक्तियों को अपने अनुसार बदलने या कार्य करने को विवश किया जा सकता है।

किसी जासूसी लेखक का एक मुहावरा उपयोग में ला रहा हूं—"जूता जितना बड़ा होगा, पॉलिश भी उतनी ही ख़र्च होगी।" यानी उद्देश्य जितना बड़ा होगा, उसके अनुसार ही साधना भी उतनी ही गहरी करनी पड़ेगी। कम श्रम के मूल्य में बड़े मूल्य की वस्तु नहीं मिलेगी।

जब मुद्राओं और बन्धों की चर्चा हो रही होती है तब शरीर के बाहर की प्रमुख पांच इन्द्रियां पहले सामने आती हैं—(1) स्पर्श-बोध, (2) रस-बोध, (3) गन्ध-बोध, (4) दृश्य-बोध और (5) स्वर-बोध। विश्व में पाये जाने वाले प्राणी, इनमें से जितने कम साधना-सम्पन्न होते हैं, उतने ही क्षुद्र माने जाते हैं। जिनके पास ज्ञान प्राप्त करने के जितने अधिक और उन्नत साधन होते हैं, वे उतने ही श्रेष्ठ माने जाते हैं। इन अर्थों में 'मनुष्य' इस प्रकृति का सर्वश्रेष्ठ प्राणी है।

शरीर की आन्तरिक या अचेतन में होने वाली स्वचालित क्रियाएं भी हैं। इनके लिए अनेक स्थूल अवयव या संस्थान हैं। सूक्ष्म ग्रन्थियां (ग्लैण्ड्स) हैं। प्राणकेन्द्र हैं और बहुत से 'चक्र' हैं। शरीर वैज्ञानिकों की खोज और विश्लेषण अभी इन चक्रों से बहुत दूर है।

इन्द्रियां और चक्र

हमारा पूरा शरीर चमड़े की बहुत ही पतली झिल्लियों से पूरी तरह ढंका हुआ है। शरीर के अन्दर जाने और बाहर आने वाले पदार्थ जिन मार्गों का उपयोग करते हैं, उन्हें ही हम 'इन्द्रियों' के नाम से जानते हैं। चमड़े की बाहरी परत भी स्वयं एक इन्द्रिय ही है, जो स्पर्श-बोध द्वारा ठण्डा-गरम, चिकना-खुरदरा, गीला-सूखा, घातक-उपयोगी आदि की जानकारी के साथ ही पास या दूर हटने के चुनाव की सुविधा प्रदान करती है।

शेष समस्त इन्द्रियां मांस और अस्थियों की सुरक्षा के बीच बने सुविधाजनक गड्ढों में स्थित होती हैं, इसीलिए योगियों ने इन्हें शरीर के 'दस दरवाज़े' कहा है।

पहली इन्द्रिय चमड़ी है, जो स्पर्श क्रिया हेतु है। प्रकृति ने कुछ प्राणियों को सिर्फ़ एक यही इन्द्रिय देकर अपना जीवन-चक्र पूरा करने की सीमा में बांध दिया है। वृक्ष, गीली मिट्टी, बहता हुआ जल, अग्नि, वायु और पर्वतीय चट्टानें आदि 'एक इन्द्रिय' प्राणी ही हैं।

दूसरी इन्द्रिय है जीभ। यह भी चमड़े की पर्त से ढकी है। अतः स्पर्श ज्ञान के साथ ही इसके पास रस ज्ञान भी है। यह खट्टा, मीठा, चरपरा, खारा, कड़वा, कसैला आदि षट्रसों की पहचान कर, इच्छित रस का चुनाव कराकर, भोजन को सुस्वादु बनाती है। 'मुख' नामक गड्ढे में बैठी यही जीभ, होंठों और तालू के सहयोग से तरह-तरह की ध्वनियां भी निकाल लेती है।

पता नहीं, प्रकृति ही कंजूस है या इन प्राणियों का प्रयास ही इतनी प्राप्ति का था। अतः इन प्राणियों की दूसरी श्रेणी में 'दो इन्द्रिय' जीव भी हैं। केंचुआ ऐसा ही एक जीव है, जिसके पास शरीर के अलावा केवल 'मुख' ही है। प्रकृति ने मुख

वाले प्राणियों को अपना भोजन स्वयं ही ढूंढ़ने, पाने व पचाने का दायित्व भी उन्हें सौंप दिया है। केवल उनकी शारीरिक क्षमता के अनुसार 'पाचन प्रणाली' दे दी है। इस प्रणाली के साथ ही मल-मूत्र त्याग करने के लिए, दो उप इन्द्रिय मार्ग भी दिये हैं। अतः इनके शरीर में तीन छिद्र या द्वार हैं।

इन दो इन्द्रिय प्राणियों की प्रजननक्षमता के लिए कोई उप इन्द्रिय सहायक नहीं है। अतः प्रकृति ने इन्हें एक कोशीय प्राणी जैसा गुण दिया है। इनके शरीर का कोई भी भाग किसी भी घटना या दुर्घटना का शिकार होकर, शरीर से अलग हो जाये तथा इसे अनुकूल स्थितियां मिलें, तो यह अलग हुआ भाग भी पूर्ण केंचुआ बन जायेगा और इसकी वंशवृद्धि चलती रहेगी।

लगता है इन दो इन्द्रिय जीवों में, किसी-न-किसी रूप में कभी अपनी इस हीन अवस्था के प्रति असन्तोष जागा होगा। निरन्तर प्रयासों की सघनता से उसने तीसरी इन्द्रिय 'नासिका' द्वारा गन्ध के माध्यम से अपनी वांछित भोज्य सामग्री तक पहुंचने के लिए पैर प्राप्त किये होंगे। बस, जीवन थोड़ा और सुलभ-सहज बन गया होगा। ऐसे तीन इन्द्रिय जीवों की श्रेणी में चींटी, खटमल, जूं, मकोड़ा आदि प्राणी आते हैं।

चौथे क्रम पर आने वाली इन्द्रिय है 'आंख'। प्राणियों को भोजन-प्राप्ति के प्रयास का दायित्व मिला, तो अवश्य ही अनेक बाधाएं भी मिली होंगी। शत्रुओं से बचाव की ज़रूरत भी पड़ी होगी। साधना और प्रयास से 'आंख' विकसित हुई। पंख भी विकसित हुए होंगे।

कीटों की श्रेणी से अगला विकास 'पतंगे' के रूप में हुआ। इन दृश्यक्षमता वाले चार इन्द्रिय प्राणियों में मक्खी, टिड्डे, ततैया और भौंरे आते हैं। रंग और प्रकाश इनके प्रमुख आकर्षण हैं। इनके शरीर भी चटकदार रंगों से सजे रहते हैं। तितली इनमें सबसे मासूम है।

प्राणियों की आकांक्षाओं का अन्त नहीं है। किसी भी सुविधा पर ठहर जाना उसका धर्म नहीं है। 'धर्म' तो वही है, जो निरन्तर प्रगति की ओर ले जाकर 'प्राण' और 'आत्मा' का मिलन करा दे। इस मिलन का ही दूसरा नाम 'योग' है।

प्राणियों में असन्तोष तथा अपनी स्थितियों से उबरने के जो क्रान्तिकारी प्रयास और चुनावक्षमता थी, शायद उसका परिणाम थी यह पांचवीं—इन्द्रिय— सुनने की क्षमता। कर्णरूपी इस इन्द्रिय के विकास के बाद इस पृथ्वी पर एक लम्बा, दीर्घकालीन 'विराम' लग गया है। चौपाये पशु, बड़े पक्षी और मनुष्य ही पांच इन्द्रिय प्राणी हैं, जो विकसित हैं।

मनुष्य ने सोचने-समझने तथा अपने लिए कृत्रिम सुविधा-सामग्रियां सृजन करने की क्षमता का विकास कर, पृथ्वी पर अपने आपको सर्वश्रेष्ठ सिद्ध कर दिया

है। वैसे, अब मानव समाज में भी श्रेष्ठता मापने के अलग-अलग मापदण्ड निर्धारित हो रहे हैं।

श्रेष्ठता मापने के कितने भी मापदण्ड हम क्यों न बना लें, परन्तु ज्यों-ज्यों उपयोगिता के आधार पर हमारे ज्ञान और अनुभूतियों का विस्तार होता जाता है, त्यों-त्यों पुराने सभी मापदण्ड ध्वस्त होते जाते हैं और नये मापदण्ड निर्धारित होते जाते हैं। इस तरह मानव के सभी वर्ग, सभी जातियां, सभी धर्म और सभ्यताएं, एक-दूसरे के लिए ऊंच-नीच के विवादों में, चुनाव का विषय बनी रह जाती हैं।

भारतीय योगियों और ऋषियों ने अपने अनुभवों के आधार पर ज्ञान की गहराइयों में इतना गहरा गोता लगाया है कि विश्व की सारी मान्यताएं और श्रेष्ठताएं उनकी उपलब्धि के सामने फीकी रह गयीं। इसलिए वे ऋषि निर्वस्त्र, भूखे-प्यासे, असुरक्षित व अकेले रहकर भी हमारे लिए सम्राटों से भी अधिक पूज्य और आदरणीय बने हैं। यह मापदण्ड कैसा है?

चक्र

प्रत्येक प्राणी का शरीर, उस 'प्राणवान्' का अस्थायी 'घर' है। शरीर की आवश्यकताओं की पूर्ति, शरीर की ही पांच मुख्य इन्द्रियों और पांच ग्रन्थियों द्वारा भली-भांति की जा सकती है। अपेक्षाकृत उन्नत प्राणी ये शारीरिक आवश्यकताएं पूर्ण करने के सरल-से-सरल मार्ग खोजकर शीघ्र या कम समय में ही पूर्ति कर लेते हैं, परन्तु शारीरिक पूर्तियों पर ही सन्तुष्ट हो जाने वाले प्राणी 'पशुतुल्य' हैं।

शारीरिक पूर्तियों की बाहुल्यता के बाद जो रिक्तता आती है, वह मानसिक है। यह 'मन' ही इन्द्रियों का प्रेरक है। इसलिए पौराणिक कथाओं में मन को 'इन्द्र' नाम दिया गया है। यदि मन अपनी शक्ति और अधिक सुविधा की विविधताएं खोजने और जुटाने में लगा दे, तो उसकी वास्तविक प्रगति रुक जायेगी और वह भौतिकता या 'मनोरंजन' से आगे नहीं जा सकेगा।

किसी-न-किसी दिन यह भौतिकता और मनोरंजन भी तो संग्रह प्रवृत्ति के कारण, आवश्यकता से अधिक हो ही जायेगा। जब यह अधिक होगा तो भार होगा, विरक्ति पैदा करेगा। इसके बाद का रिक्त समय काटे नहीं कटेगा। तब मनुष्य समय काटने के नये साधन खोजेगा, क्योंकि उसे पता है कि यह भौतिकता का स्वामित्व किसी-न-किसी दिन उससे छिनने वाला ही है। भौतिकता ही क्यों, इस अस्थायी स्वामित्व वाला यह शरीर भी तो उससे छीन लिया जायेगा।

अब तक की सारी प्रगति, समस्त उपलब्धियां रेत के घरौंदों की तरह नष्ट

हो जायेंगी, यह विचार उस सम्राट् या धनवान् को कितना व्याकुल कर सकता है, आप उस पीड़ा की कल्पना भी ठीक-ठीक नहीं कर सकते। जिसने भी यह पीड़ा सही है, उसके लिए यही 'प्रसव पीड़ा' बन गयी है और इस पीड़ा के बाद जन्मी है 'यश कामना'। यह यश कामना भी मानव अस्तित्व को कुछ अधिक काल तक पृथ्वी पर टिकाये रखने की एक विधि है।

सारी भौतिकता और शारीरिक सुविधाएं लुटाकर भी यदि सच्चा 'यश' मिल जाये तो यह भी जीवन यात्रा का एक 'पड़ाव' बन जायेगा। हमने इस पड़ाव के बारे में पढ़ा है, सुना है, केवल वहां तक पहुंचकर उसे पहचाना नहीं है। उस तक पहुंचकर उसे भोगने के आनन्द से हम वंचित हैं। जिन ऋषियों-मुनियों ने इस 'पड़ाव' का आनन्द भोगा है, एक दिन उनके लिए यह आनन्द भी तुच्छ रह जाता है, क्योंकि अपने इस अस्तित्व के द्रष्टा वे स्वयं न रहेंगे। उनके वंशज भी उनके इस 'यश' को सहारा न दे सकेंगे। यह भी नष्ट हो जायेगा।

सामान्य मनुष्य एक बड़े ही विकराल 'चक्रव्यूह' में फंसा है। छटपटा रहा है निकलने के लिए। उसके पास जो कुछ है, जितना भी है, भले ही वह कितना भी तुच्छ क्यों न हो, बिना छीने छोड़ना ही नहीं चाहता। यह भार निरर्थक है। बिना बोझ-मुक्त हुए वह इस चक्रव्यूह से नहीं निकल पायेगा। उसका शरीर भी इन प्रयासों की असफलता में छूट जायेगा। बार-बार इसी चक्रव्यूह में विभिन्न रूपों में जन्म लेकर, बार-बार नये-नये विकास मार्ग खोजेगा। इतने पर भी यह भोला भटकने वाला यात्री आश्वस्त नहीं है।

इस विश्व में अब तक चार सौ पैंतीस धर्मों का पता लग चुका है। इनमें से प्रत्येक किसी एक धर्म को श्रेष्ठ मानकर उसका अनुयायी बना हुआ है। धर्मों का काम ही है मनुष्य को आश्वस्त करना, परन्तु ईमानदारी से सोचकर उत्तर दीजिये कि क्या आप आश्वस्त हो पाये हैं? क्या आप भारमुक्त होकर इस 'यशचक्र' से भी आगे 'आत्मचक्र' में प्रविष्ट होने के लिए तैयार हैं?

अलग-अलग योगियों ने अलग-अलग चक्र देखे हैं, पार किये हैं। हो सकता है उन्हें और भी बहुत से चक्र मिले होंगे। मैंने शायद कम चक्कर काटे हैं, इसलिए मैंने 'अपने मार्ग' के चक्कर तो गिना दिये। अब आप भी इन चक्रों के चक्कर काट लीजिये।

यदि किसी पदार्थ को निश्चित ताप, अनुकूल रसायन और अपेक्षित अवधि का संयोग मिले तो वह 'पदार्थ शक्ति' के रूप में परिवर्तित हो जाता है। इस पदार्थ शक्ति को 'प्राण शक्ति' में परिवर्तित करने के लिए रासायनिक क्रिया नहीं, बल्कि 'प्राणक्रिया' अपेक्षित है। शरीर की ग्रन्थियां रासायनिक द्रव्यों का उत्पादन करती हैं। विभिन्न शरीर संस्थानों में पहुंचकर ये द्रव चयापचय क्रिया द्वारा ऊर्जा निर्मित

कर, रक्तनलिकाओं के द्वारा, इसे चक्रों या प्राणकेन्द्रों तक पहुचाते हैं। ऐसे प्राणकेन्द्र अथवा चक्र कहां-कहां स्थित हैं, उन्हें जान लीजिये।

दोनों पैरों के तलवे में, एड़ी के मध्य में शक्तिकेन्द्र होता है। मल-मूत्र द्वार के मध्य से रीढ़ के अन्तिम गुरिये यानी पुच्छास्थित के ऊपरी सिरे से यदि सीधी रेखा खींचें, तो उसके मध्य में प्रजनन और स्वास्थ्य केन्द्र होता है। इसे ही मूलाधार या मूल चक्र कहा जाता है। इससे भी ऊपर जहां नाभि स्थित है तथा कमर का वह अन्तिम गुरिया पेल्विस नामक अस्थि को जोड़ता है, उसकी सीधी रेखा में नाभि के समीप तेजस केन्द्र स्थित है। इसे ही 'मणिपूर चक्र' भी कहा जाता है। इसका क्रम तीसरा है।

मणिपूर चक्र तथा मूलाधार चक्र के मध्य में स्थित है 'स्वाधिष्ठान चक्र'। इसके बाद के ऊपरी कुछ चक्र रीढ़ के समीप स्थित हैं। शरीर के बायें भाग में, बायें स्तन के नीचे हृदय स्थित है। हृदय से थोड़ा हटकर 'आनन्द केन्द्र' है। हृदय की स्वयं ही धड़कते रहने की प्रक्रिया चौथे 'अनाहत चक्र' द्वारा सम्पन्न होती है। चोट (आहत करने से) अथवा धक्के से पदार्थों में जो कम्पन या ध्वनि होती है, उसे आहत स्वर कहा जाता है। बिना किसी चोट या धक्के से जो ध्वनि या कम्पन पैदा हो, वही 'अनाहत स्वर' है और ऐसा अनाहत स्वर उत्पन्न करने वाली केवल हृदय की मांसपेशियां ही हैं। यह आश्चर्यजनक क्षमता उत्पन्न करने वाले प्राणकेन्द्र को 'अनाहत चक्र' कहा गया है। यह जीवन का 'आनन्द केन्द्र' है।

गले और छाती के मिलनबिन्दु को कण्ठ कहा जाता है। श्वासनलिका और भोजननलिका के बीच में, कण्ठ के पीछे ही विशुद्धि केन्द्र या 'विशुद्धि चक्र' स्थित है।

विशुद्धि चक्र और आज्ञाचक्र (नाक और माथे का जोड़ तथा दोनों भौंहों का मध्य बिन्दु) के बीच भी कुछ प्राणकेन्द्रों के प्रमुख द्वार हैं। इनमें से मुख को 'ब्रह्म केन्द्र', नाक के नासाछिद्रों को 'प्राणकेन्द्र' तथा आंखों को 'चाक्षुष केन्द्र' कहा जाता है। आज्ञाचक्र को 'दर्शन केन्द्र' कहा जाता है।

सम्मोहन क्रिया-विज्ञ और त्राटक के अभ्यासीगण इसी आज्ञाचक्र पर साधना कर, कुछ अनहोने और असम्भव से लगने वाले कार्य कर दिखाते हैं। इसके द्वारा ही इच्छाशक्ति जाग्रत की जाती है। श्रेष्ठतम कलाकर, वैज्ञानिक और साहित्यकारों की सृजनात्मक शक्ति का केन्द्र यही है।

नवजात शिशु से लेकर, प्रथम दन्त उद्गम तक की शैशवावस्था में, खोपड़ी में एक पिलपिला-सा भाग रहता है, जो दांत निकल आने पर कड़ा और ठोस हो जाता है। इसी स्थान पर 'सहस्रार चक्र' नामक अन्तिम और सातवां चक्र होता है। इसे 'ज्ञान केन्द्र' भी कहते हैं।

आज्ञाचक्र और सहस्रार चक्र के मध्य में 'ज्योति केन्द्र' और 'शान्ति केन्द्र' होते हैं। अन्य शास्त्रों में, अन्य योगियों द्वारा बताया गया है कि आज्ञाचक्र के बाद की यात्रा में बिन्दु, अर्धेन्दु, निरोधिका, नाद, महानाद, शक्ति, व्यापिका, समनी, उन्मनी आदि शक्तियों के प्राणकेन्द्रों के साथ ही अन्त में 'गुह्यचक्र' भी स्थित होते हैं। सबसे अन्त में सहस्रार चक्र आता है।

उपर्युक्त स्थिति वर्णन में मैंने बहुत कुछ गिना दिया है। कुछ चक्रों और प्राणकेन्द्रों के उपयोग और विशेषताएं भी बता दी हैं। हम सभी मानव इन चक्रों और केन्द्रों की सुप्तावस्था के वक्रव्यूह में फंसे हैं। अनेक जन्मों के सतत प्रयास से कुछ लोगों के प्राणकेन्द्र और कुछ लोगों के चक्र जाग गये हैं। अतः भूले-भटके इनका प्रभाव भी उनके जीवन में दिख जाता है। इनका वास्तविक ज्ञान न होने से, इन पर उनका नियन्त्रण या आधिपत्य स्थापित नहीं हो पाया है। अतः सफलता-असफलता भी उन्हें 'भाग्य' या 'विधि का विधान' कहकर चुप करा देती है।

प्राणकेन्द्रों और चक्रों को जगाने के लिए, प्राणायाम की विधिपूर्वक साधना तथा प्रबल इच्छाशक्ति का सम्मिलित प्रयोग किया जाता है। प्राणवायु को पादतल से प्रत्येक केन्द्र तथा चक्रों से होते हुए, होशपूर्वक प्रत्यक्ष अनुभव से, सहस्रार चक्र तक पहुंचाकर पुनः पादतल तक लाया जाता है। ऐसी ही आवृत्तियां निश्चित संख्या में प्रतिदिन की जाती हैं।

चक्रों के जागरण या आपके द्वारा नियन्त्रण सूत्र हाथ में लिये जाने पर ये केन्द्र अपने नाम के अनुरूप 'परिणाम' देने लगते हैं। अधिक मूल्य की वस्तु हाथ लगने ार ही, कम मूल्य की वस्तु के प्रति 'तिरस्कार भाव' उत्पन्न होता है और बिना ायास किये ही उसके प्रति आग्रह, दुराग्रह या सत्याग्रह सब छूट जाता है। यही ेष्ठता की सीढ़ियां हैं।

अब मैं मुद्राओं और बन्धों के नाम और विधियां बताना चाहूंगा।

ुद्राएं व बन्ध

आपके घर में मेहमान हों और उनकी दृष्टि से छिपाकर आप कोई आदेश ाने पुत्र, पत्नी या अन्य व्यक्ति को देना चाहते हों, तब आप अपनी आंखों, मुंह नासापुटों की विभिन्न आकृतियां बनाकर उन्हें समझा देते हैं। ये क्रिया ही द्रा' या 'भाव मुद्रा' कही जाती है। भाव मुद्रा केवल चेहरे के भावों या विकृति ही नहीं, बल्कि हाथ-पैरों के इशारे से भी व्यक्त होती है। अतः 'मुद्रा' शब्द का योग, शरीर के विभिन्न अंगों की निश्चित क्रिया के लिए किया जाता है। नृत्य : अभिनय में भी ऐसी मुद्राएं सहयोगी होती हैं। शरीर की समस्त इन्द्रियों

का उपयोग 'मुद्रा' में किया जा सकता है। ऐसी मुद्राओं का 'योग साधना' में बहुत बड़ा योगदान है।

'बन्ध' का अर्थ है बांधना अथवा कड़ा करना। शरीर की पांचों प्रमुख इन्द्रियां वर्तमान अभ्यास के अनुसार योग साधना में बाधक हैं। अतः इच्छित साधना में जब ये बाधक प्रतीत होती हैं, तब इन्हें बांध दिया या बन्द कर दिया जाता है। यही क्रिया 'बन्ध' है।

काक मुद्रा

नामकरण—कौए के समान चेष्टाएं करने से ही इसे 'काक मुद्रा' कहा गया है। प्राणायाम में इसका महत्त्व शरीर में शीतलता और स्थिरता लाने में सहायक है।

लाभ—मुख मार्ग की भीतरी दीवारें, इस प्रकार से प्रविष्ट शीतल वायु से प्रभावित होकर व ग्रन्थियों को उत्तेजित कर, महत्त्वपूर्ण रस-स्राव करने को विवश करती हैं। इस रसों के मेल से पाचनक्रिया पूर्णता से प्राण तत्त्व निर्माण हेतु रसायन निर्मित करती है। फलस्वरूप बुढ़ापे के असामयिक लक्षण तथा शारीरिक शिथिलता दूर होती है। मुख और गले के कैंसर पर भी इसके स्वास्थ्यदायी परिणाम होते हैं।

विधि—सुविधा और सन्तुलन दे सकने वाला कोई भी योगासन लगाकर बैठ जाइये। दोनों हाथों का दबाव घुटनों पर बनाये रखिये। दोनों होंठों को यथासम्भव आगे बढ़ाकर, कौए की चोंच के समान गोल और नुकीला बनाइये। होंठों के बीच छोटा-से-छोटा छिद्रमार्ग रहने दीजिये (चित्र 15)।

दोनों आंखों की दृष्टि नाक के अगले उठे हुए भाग (नासिकाग्र) पर केन्द्रित रखिये। आपका सम्पूर्ण ध्यान श्वास खींचने, उसकी शीतलता में वृद्धि करते जाने, कण्ठ, फेफड़ों और तनुपट तक पहुंचने का सूक्ष्म निरीक्षण करता हो। खींची गयी वायु की मात्रा, अवधि और प्रभाव पर भी आपका ध्यान और निरीक्षण केन्द्रित रहे।

भीतर की ओर सीटी बजाने जैसा मधुर स्वर उत्पन्न करते हुए धीमी गति की भरपूर पूरक क्रिया कीजिये। पर्याप्त मात्रा में पूरक हो जाने पर यह वायु नासारन्ध्रों से रेचन कर देना चाहिये।

शाम्भवी मुद्रा

नामकरण—शंकरजी को पतिरूप में पाने के लिए पार्वतीजी ने व्याकुलता में कैसी-कैसी चेष्टाएं की होंगी, उनमें से एक महत्त्वपूर्ण मुद्रा होने से, उनके ही एक

नाम पर इसे 'शाम्भवी मुद्रा' कहा जाता है। वैसे कुछ योगी इसे 'भ्रूमध्य ध्यान मुद्रा' कहना भी पसन्द करते हैं। शिवजी को शम्भू भी कहते हैं। अतः शम्भू की पत्नी को शाम्भवी कहकर पुकारा जाता है।

लाभ—इससे नेत्रों की दृष्टिक्षमता का विकास होता है तथा त्राटक और सम्मोहनकर्ताओं की शक्ति-वृद्धि में सहायक है।

विधि—इसके लिए वज्रासन एक सुखद और आरामदायी योगासन है। इस आसन में बैठकर दोनों हाथ घुटनों के पास रखकर, इन्हें सीधा और कड़ा करके कन्धों को पीछे की ओर स्थिर रखिये। रीढ़ की हड्डी अपनी आकृति के अनुसार ही, आरामदायक स्थिति में ऊपर खिंची रहे। अपने दाहिने हाथ के अंगूठे का नाख़ून आंखों की सीध में, हाथ की यथा लम्बाई वाली दूरी पर स्थित कीजिये। दोनों नेत्रों की दृष्टि इस नाख़ून पर केन्द्रित किये हुए ही, अंगूठे का नाख़ून धीरे-धीरे नेत्रों के समीप लाते जाइये। दृष्टि नाख़ून पर से न हटे। अब यह नाख़ून भौंहों के बीच, नाक और माथे के सन्धिस्थल पर स्पर्श करा दीजिये। सिर इतना स्थिर रहे कि ज़रा भी न हिले। इस स्थिति में आपके दोनों नेत्र-गोलक नाक के पास सिमटकर, ऊपर की ओर खिंचे हुए 'भ्रूमध्य' की ओर केन्द्रित हो जायेंगे।

यही भ्रूमध्य ध्यान यथावधि तक केन्द्रित रख पाना ही शाम्भवी मुद्रा है।

ताड़ना मुद्रा

नामकरण—हम अपने पुत्रों, पशुओं और नौकरों पर किसी कार्यविधि से जब रुष्ट होते हैं, तो उन्हें घूरकर रोषपूर्वक देखते हैं, डांटते हैं, दो-चार हाथ भी जमा देते हैं। यही ताड़ना या पीड़ा पहुंचाना है। ऐसी ही क्रियाएं, अपने शरीर के उन अंगों या इन्द्रियों के साथ करना, जो सहज वश में नहीं आते, योग की भाषा में 'ताड़ना मुद्रा' कहलाता है।

लाभ—अपने आधिपत्य और स्वामित्व प्रदर्शन की यह स्थिति मनोवैज्ञानिक दृष्टि से भले ही उचित न हो, परन्तु हमारे प्रभुत्व को मनवाने का सहज मार्ग है। दुष्ट प्रवृत्ति या बुद्धिहीन लोग केवल 'दण्ड' की भाषा ही समझते हैं और सीधा रास्ता पकड़ते हैं।

1. कुण्डलिनी शक्ति जागरण की शीघ्र विधि है।
2. शरीर में स्फूर्ति, शक्ति और तेज के दर्शन होते हैं।

विधि—यह मुद्रा सफलतापूर्वक साधने के लिए सभी बन्धों का अच्छा अभ्यास कर लेना चाहिये। पद्मासन इस मुद्रा के लिए सर्वोत्तम योगासन है। अन्तर केवल इतना ही है कि हाथ गोद में न रखकर शरीर के आजू-बाज़ू, जंघाओं के समीप ही पृथ्वी पर टिकाते हैं।

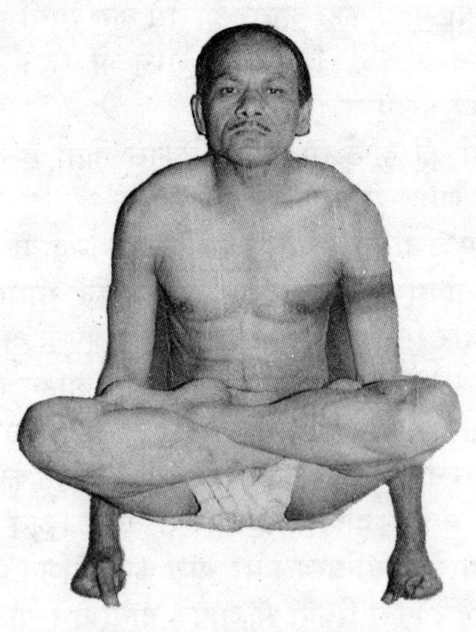

चित्र–17

पद्मासन में बैठकर पूर्वोक्तानुसार हाथ शरीर के आजू-बाज़ू टिकाइये। नथुनों से भरपूर पूरक कर, पेट और छाती में ही रोक लीजिये। सबसे पहले जालन्धर बन्ध लगाइये। अब मूलाधार को भीतर की ओर खींचते हुए मूल बन्ध भी लगा लीजिये। दोनों हथेलियों पर पद्मासन की स्थिति में ही शरीर को सन्तुलित रखते हुए पूरा शरीर, नितम्ब और पैर ज़मीन से ऊपर उठा लीजिये।

सभी स्थितियां यथावत् रखते हुए ही नितम्बों को ज़मीन पर पटकिये। इसी प्रकार जब तक कुम्भक और दोनों बन्ध साधे रख सकें, तब तक बार-बार शरीर को उठाते और पटकते रहें। जब सांस छोड़ने और बन्ध खुलने की स्थिति में आने लगें, तो नीचे रुककर पहले मूल बन्ध खोलें, फिर जालन्धर बन्ध खोलकर नथुनों से ही रेचक कर दें। तीन-चार बार गहरा श्वासोच्छ्वास करें।

थोड़े विश्राम के बाद यही क्रियाएं दोहरायें। पांच मिनट से अभ्यास बढ़ाते हुए धीरे-धीरे आधे घण्टे तक ताड़ना क्रिया का सफल अभ्यास कर लें।

खेचरी मुद्रा

विशेषता—कुछ योगी इसे 'आकाशी मुद्रा' भी कहते हैं। इस मुद्रा में शरीर की सूक्ष्म चेतना निकलकर आकाश में भ्रमण करने योग्य हो जाती है। कुछ लोग इस मुद्रा में कण्ठ से टपकने वाले विचित्र रसायन को अमृत रस या आनन्द मदिरा

का भी नाम देते हैं। गहन अभ्यास और कठोर साधना के बाद, सिद्ध योगी खेचरी मुद्रा में ही, अपने शिष्यों की सुरक्षा में, अपना यह स्थूल शरीर छोड़ देते हैं। इसके बाद उनका सूक्ष्म शरीर कहीं भी घूम सकता है अथवा दूसरे निष्प्राण शरीरों में भी सीमित अवधि के लिए प्रविष्ट हो सकता है।

सावधानी—साधारण अभ्यास या उपलब्धियों के लिए ही इस मुद्रा का अभ्यास करें। यदि आपका उद्देश्य किसी विशिष्ट लाभ के लिए हो, तो केवल सिद्ध गुरुओं के निर्देशन में ही इसे करें।

यहां दी गयी विधि केवल साधारण अभ्यास के लिए ही है। विशिष्ट सिद्धियों के लिए इस मुद्रा के साथ ही अन्य मुद्राओं को मिलाकर, कुछ गूढ़ क्रियाएं भी की जाती हैं, जिन्हें सिखाने से पहले सिद्ध योगी अपने शिष्यों के आचरण और प्रवृत्तियों का सूक्ष्म परीक्षण भी करते हैं।

निषेध—यदि आपका शरीर श्रम-भार से थका हो अथवा आपको कोई चिन्ता या मानसिक तनाव हो तो यह अभ्यास कदापि नहीं करना चाहिये। दैनिक क्रियाओं की निवृत्ति करने के बाद प्रातःकाल ही करें।

यदि नाक के ऊपरी भाग से कण्ठ में कड़वा या कसैला रस टपकता हो तो तत्काल ही इसे रोक दें, अन्यथा इस रसायन के प्रभाव से शरीर में कष्ट, रोग या विकृतियां उत्पन्न हो जायेंगी।

लाभ—1. यदि राष्ट्रीय या विश्वस्तर का खिलाड़ी बनना हो, श्रेष्ठ गायक या योगी बनना हो, तो इस मुद्रा का अभ्यास लाभदायी सिद्ध होगा; क्योंकि इस मुद्रा के अभ्यासी में कम ऑक्सीजन पूर्ति में भी अधिक श्रम करने की क्षमता विकसित हो जाती है।

2. इस मुद्रा का अच्छा अभ्यास हो जाने पर, कण्ठ में टपकने वाले अमृत रस या आनन्द मदिरा के कारण बहुत दिनों तक निराहार रहकर भी कठोर श्रमयोग्य सक्षम शरीर बनता है।

3. आंतों की कमज़ोरी और बवासीर के रोगियों के लिए उत्तम लाभ की स्थिति बनाता है।

4. कुण्डलिनी शक्ति जागने पर उसे विशुद्धि चक्र से आगे पहुंचाने में सहायक मुद्रा है।

विधि—वज्रासन में रीढ़ की हड्डी को सीधा, परन्तु तनावरहित रखते हुए बैठ जाइये। अपनी दोनों आंखों को नाक के बिलकुल समीप लाकर दृष्टि को भ्रूमध्य की ओर 'आज्ञाचक्र' पर केन्द्रित कर लीजिये। जीभ को ऊपर की ओर दोहरा मोड़ते हुए, जीभ की अगली नोक से जबड़े के ऊपरी भाग को छूते हुए, निरन्तर कण्ठ तक पहुंचा देने का अभ्यास कीजिये। यदि ऊपर-नीचे की दन्तपंक्तियों को

भी आपस में सटाकर रखेंगे तो अभ्यास में आशातीत सफलता मिलेगी।

पूर्वोक्त स्थिति में बैठे रहकर ही, नाक के नथुनों को स्वप्रेरणा से भीतर दबाते हुए पूरक करें। इसी प्रकार का पूरक उज्जायी प्राणायाम में भी किया जाता है। चूंकि नाक के नथुने पतली पेशीय रचना के होते हैं और भीतर दबाये गये हैं, अतः श्वास खींचते समय फड़फड़ायेंगे। इस प्रकार भीतर प्रविष्ट होने वाली श्वास और नथुनों की फड़फड़ाहट मिलकर 'सिसकने' जैसी ध्वनि उत्पन्न करेंगे। इसी प्रकार ठीक सिसकने जैसी क्रिया सहित भरपूर पूरक कर, अन्तर्कुम्भक भी कर लीजिये।

खेचरी मुद्रा की विशेष उपलब्धि 'जीभ की स्थिति' है। यदि अन्तर्कुम्भक के बाद जालन्धर बन्ध भी लगाया जाये तो कुम्भक की अवधि बढ़ जाती है।

उपर्युक्त समस्त शारीरिक स्थितियां कुशलतापूर्वक बनाये रखकर, गले से टपकने वाले रसायन के स्वाद का निरीक्षण करते रहिये। आप जानते हैं और छहों रसों का स्वाद भी लेते रहते हैं। ये छहों रस हमारे शरीर में भी निर्मित होते हैं। यदि इनमें से केवल मीठा-सा रस ही टपके तो अभ्यास जारी रखिये। न टपके तो अभ्यास बन्द कर दीजिये। अभ्यास और परीक्षण प्रतिदिन करते रहिये। कभी-न-कभी तो रस-ग्रन्थियां स्वस्थ होकर यह मधुर रस टपकायेंगी ही।

आवृत्तियां—उपर्युक्त विधि में लगने वाली सम्पूर्ण अवधि ही खेचरी मुद्रा की एक आवृत्ति है। अपेक्षित परिणाम आने पर प्रारम्भिक अभ्यास हेतु खेचरी मुद्रा की कम-से-कम बीस आवृत्तियां करें। अच्छा अभ्यास हो जाने पर, प्रति माह या सप्ताह में कम-से-कम पांच बार अवश्य कर लिया करें।

अश्विनी मुद्रा

नामकरण—सारे विश्व में घोड़े को 'शक्ति' की इकाई माना गया है। इसीलिए मशीनों की शक्ति दर्शाने के लिए हम 'अश्वशक्ति' या 'हार्सपॉवर' शब्द का उपयोग करते हैं। विश्राम अथवा कामवेग के समय यदि हम घोड़े का सूक्ष्म अवलोकन करें, तो उसकी विशिष्ट चेष्टाओं का अर्थ और उपयोग जान सकते हैं। 'अश्व' को ही आधार मानकर योग में अश्विनी मुद्रा का आविष्कार हुआ था। गन्धर्वों की एक जाति भी अपनी विशिष्टता के कारण 'अश्विनीकुमार' कहलाती थी।

लाभ—मानवों में मूत्रेन्द्रिय को ही प्रजनन कार्यों में लाया जाता है। तीन इन्द्रिय तक के समस्त प्राणी भी इसे ही प्रजनन अंग के रूप में उपयोग करते हैं। सभ्य जगत् में पालतू बनाये गये अश्व को बहुधा प्रजनन क्रिया से वंचित रखा जाता है। सांड़ को यदि बधिया कर दिया जाये, तो वह बैल कहलाने लगता है। ये समस्त उपाय कामशक्ति को क्षीण न होने देने तथा अन्यत्र उपयोग में लाये जाने की

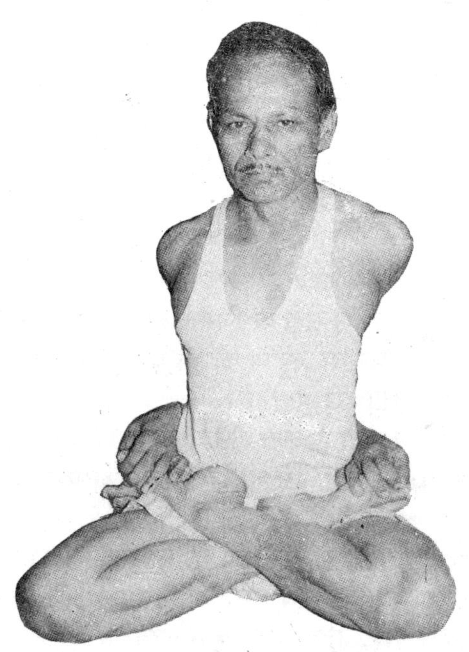

चित्र–18

ही विधियां हैं। संसार से विरक्त होने पर, मनुष्य सबसे पहले 'ब्रह्मचर्य व्रत' ही लेता है। अतः इस योगमुद्रा को योगी ही अधिक उपयोग में लाते हैं।

मूत्रेन्द्रिय के समीप ही मूलाधार है। यहीं वह 'शक्ति' कुण्डली मारे सोयी पड़ी है, जो एक नये विश्व का सृजन कर सकती है। जो शक्ति विश्व-सृजन कर सकती है, केवल वही शक्ति हमें 'ब्रह्मा' बना सकती है। यदि आपने अपना कोई प्रतिरूप सृजन कर लिया हो, तो भीड़ खड़ी कर इस ब्रह्माण्ड को उजाड़ डालने की दुष्टता मत कीजिये। बची हुई समस्त शक्ति 'ब्रह्मा' बनने में लगाइये। तब तक ब्रह्म के समान आचरण करने वाला ब्रह्मचर्य-व्रत ही ले लीजिये। बिना इस अलौकिक शक्ति के, बुद्धि और विवेक का स्वामी होते हुए भी, आपका मूल्य कीड़े-मकोड़े से अधिक न रह जायेगा।

अश्विनी मुद्रा 'प्राण शक्ति' का दुरुपयोग रोककर, उसे भगवद् शक्ति में बदलने की अपूर्व तैयारी करायेगी।

विधि—'तिल की ओट पहाड़' वाली कहावत को सार्थक करने वाली यह मूल्यवान् मुद्रा अत्यन्त सरल है। मूत्रेन्द्रिय और मलद्वार के बीच की सीवन के

पीछे कुण्डलिनी शक्ति वाले मूलाधार चक्र को ताड़ना मुद्रा से भी सरल विधि द्वारा जगाकर सहस्रार तक पहुंचाना इसका उद्देश्य है।

मूत्रेन्द्रिय को भीतर की ओर सम्पुटित कीजिये व ढीला छोड़िये। बार-बार इसी प्रकार सिकोड़ने और स्वतन्त्र छोड़ने की क्रिया इतनी तीव्र गति से कीजिये कि इसकी गति प्रति मिनट तीन सौ बार हो जाये।

अगोचरी मुद्रा

नामकरण—नेत्र जो कुछ जो देखने में समर्थ हैं, वह 'गोचर' या 'दृश्य' कहलाता है। जिसे हमारी आंखें न देख सकें या जिसके बारे में मस्तिष्क न सोच सके, वह 'अगोचर' है। इस अगोचर या अदृश्य को भी देख सक़ने की क्षमता उत्पन्न कर लेने की चेष्टाएं ही 'अगोचरी मुद्रा' है।

भविष्य में क्या हो सकता है, क्या होने वाला है, जहां की वस्तुएं हमारी दृष्टि की सभी सीमाओं से भी परे हैं, उसे भी देख लेने की क्षमता को 'दिव्य दृष्टि' कहा जाता है।

लाभ—कुण्डलिनी शक्ति के जागरण के पश्चात् जब हमारा छठवां चक्र 'आज्ञाचक्र' भी जाग जाता है तब हम 'सिद्ध' योगियों की उस श्रेणी में पहुंच जाते हैं, जिन्हें दिव्य दृष्टि प्राप्त योगी कहा जाता है।

साधनाओं को या शरीर को हानि पहुंचा सकने वाली समस्त शक्तियों या प्राणियों को वश में कर निर्बाध साधना पूरी की जा सकती है। दिव्य गन्धों का अनुभव भी होने लगता है।

साधारण लाभ तक पहुंचने वालों को भी वह एकाग्रता प्राप्त हो जाती है, जो अद्भुत स्मृति 'फ़ोटोग्राफ़िक मेमोरी' प्रदान करती है।

निचले चक्रों व शक्तियों के जागरण के पूर्व ऊपरी स्तर की ये क्षमताएं प्राप्त करना सम्भव नहीं है।

विधि—कठिनतम उपलब्धियों की साधना विधि अत्यन्त सरल होना ही उनकी रहस्यात्मकता है। इनमें विश्वास, तन्मयता और सततता बनाये रखने की आवश्यकता है। वे शक्तियां बहुत कुछ उन अदृश्य आत्माओं द्वारा प्रदान की जाती हैं, जो काफ़ी आगे जा चुकी हैं।

किसी भी ऐसे सुखमय योगासन की तलाश कर लीजिये जिसमें आप घण्टों तक, बिना किसी शारीरिक व्याकुलता या पीड़ा के स्थिर रह सकें। आसन में बैठकर अन्तर्कुम्भक कीजिये। अपने दोनों नेत्रों की दृष्टि नासिकाग्र पर जमा दीजिये। बिना विचलित हुए तब तक देखते ही रहिये, जब तक कि आंखों से आंसू न बहने लगें और सांस रोकना असम्भव लगने लगे। पहले आंखें बन्द करें,

तब रेचक करें। आंखों को विश्राम दें तथा श्वासोच्छ्वास को सन्तुलित हो जाने दें। यही अभ्यास इच्छित समय तक दोहरायें।

माण्डुकी मुद्रा

नामकरण—संस्कृत भाषा में मण्डूक मेढक को कहा जाता है। जल-थल पर समान रूप से विचरण कर सकने वाले विशेष मेढक, जितने अधिक समय तक बिना सांस लिये जल में डूबे रह सकते हैं, उसी प्रकार वे पृथ्वी पर भी बिना जल के लम्बी अवधि तक छिपे रह सकते हैं। मेढकों की इस अपूर्व क्षमता ने ही योग की इस माण्डुकी मुद्रा का आविष्कार करने की प्रेरणा प्रदान की थी।

विधि—प्राणायाम में वायु से जल तथा जल से प्राणवायु प्राप्त कर सकने की अद्‌भुत विधियां बतायी गयी हैं। उनकी सहज प्राप्ति के साथ ही अपूर्व क्षमताएं प्राप्त करने के लिए मुद्राओं और बन्धों का सहारा लिया जाता है। अतः उद्देश्य को ही अपना लक्ष्य बनाये रखना चाहिये।

वज्रासन की स्थिति में बैठकर, दोनों घुटने इतने ही फैलाइये कि आपका शरीर इनके बीच समा सके। शरीर आगे झुकाकर, चेहरा सामने से सीधा रखिये। यही मण्डूकासन है। इस आसन में बैठकर दृष्टि नासिकाग्र पर जमा लीजिये। इस स्थिति में अन्तर्कुम्भक कीजिये व अधिक अवधि तक श्वास रोध की क्षमता और ध्यान की एकाग्रता प्राप्त कीजिये। श्वास भरने की स्थिति में शीतली प्राणायाम विधि का प्रयोग करें।

महाबोध मुद्रा

नामकरण—हमारा शरीर ही हमारा परिचय बन गया है। चेहरा-मोहरा, आदतें, शरीर के चिह्न आदि हमारे स्थूल परिचय के तत्त्व हैं। पद, गरिमा, धन, बल आदि हमारे इस परिचय को महत्त्वपूर्ण बनाते हैं। अतः इस भीड़-भाड़ और रेलम-पेल में हमारी आत्मा, स्वयं हमारे लिए ही अपरिचित हो जाती है। परिचित के लिए 'बोध' और अपरिचित के लिए 'महाबोध' शब्द है। अतः यह महाबोध मुद्रा 'आत्मसाक्षात्कार' के लिए आविष्कृत की गयी है। शायद 'कोई' इस साधना की ओर भी प्रवृत्त हो, अतः यह भी प्रस्तुत है।

विधि—जिस आत्मा के कारण हमारे शरीर का अस्तित्व है, उसे नकार कर, केवल शरीर के लिए और शरीर का अभिमान करना ही हमें 'रावणी मुद्रा' की कोटि में बैठाता है। प्रतीक कथाएं ही सही, हमें रावण और उसके अहंकार के बीभत्स पतन का ज्ञान भी है, फिर भी 'अहंकार' न छोड़ पाना, यह नियति किसी की रची हुई नहीं है, इसके रचयिता हम स्वयं ही हैं, यही 'महाबोध' का मार्ग

या विधि है।

पश्चिमोत्तानासन इस मुद्रा की सफलता का सर्वोत्तम योगासन है, क्योंकि इस आसन में ही अपेक्षित बन्ध आसानी से लगाये जा सकते हैं।

दोनों पैर सामने की ओर पूरी लम्बाई में फैलाकर बैठ जाइये। बायें नथुने से धीरे-धीरे गहरा पूरक करते हुए दोनों हाथ ऊपर उठाइये। पूरा पूरक होते ही, रेचक करते हुए धीरे-धीरे दोनों हाथ, सिर और धड़ को सामने नीचे झुकाते जाइये। नीचे आने पर बाह्य कुम्भक कर सांस बाहर ही रोक दीजिये। अब सबसे पहले जालन्धर बन्ध लगाकर सिर को घुटनों पर टिकाइये। उड्डियान बन्ध लगाने के लिए पेट को पीठ की ओर सिकोड़ लीजिये। अब मूल बन्ध लगाने हेतु मूलाधार चक्र को भी भीतर की ओर खींचे रखिये।

अपना समस्त ध्यान एकाग्र कर सबसे पहले मूलाधार चक्र पर, फिर मणिपूर चक्र पर, फिर अन्त में विशुद्धि चक्र पर जमाइये। प्रारम्भ में एक-एक बाह्य कुम्भक की अवधि में, इसी क्रम से एक-एक चक्र पर ही ध्यान केन्द्रित कीजिये। मूलाधार चक्र पर ध्यान के समय अश्विनी मुद्रा की क्रिया भी कर सकते हैं। मणिपूर चक्र पर ध्यान के समय अग्निसार क्रिया भी कर सकते हैं।

बन्ध

बन्ध का अर्थ है बांधना या रोके रखना। प्राणायाम और मुद्राओं की विधियां लिखते समय अनेक स्थानों पर विभिन्न बन्धों के नाम आये हैं। कहीं-कहीं इनकी संक्षिप्त विधियां भी दे दी गयी हैं। फिर भी सन्दर्भ और सुविधा के लिए इन्हें पुनः विश्लेषित करना पड़ रहा है।

मूल बन्ध

नामकरण—मूल का शाब्दिक अर्थ होता है 'जड़', अर्थात् वह अंग, जो पूरे भागों को पोषण प्रदान करता है। वास्तव में यह अर्थ वनस्पति जगत् का भी है। अन्य जीवों की उत्पत्ति प्रजनन अंगों से विशेष क्रिया द्वारा होती है। मानव की मूल उत्पत्ति भी प्रजनन अंगों से ही होती है। अतः इन अंगों को 'मूल' कहा गया है। व्यवहार जगत् के अर्थों में मूल बन्ध का अर्थ है—गुदा और मूत्रयोनि का संकोचन।

उपयोग—वास्तव में सभी जीव प्रजनन और पोषण से सम्बन्धित कार्यों में ही अपना जीवन चक्र समाप्त कर लेते हैं। मनुष्य भी इन कार्यों की पूर्ति में इतना लिप्त रहता है कि उसे इससे आगे के कार्यों का न तो स्मरण आता है और न वह इनके लिए समय ही निकालना चाहता है। वर्तमान शिक्षा-दीक्षा भी उसे

सावधान नहीं कर पाती। कुछ लोग अवश्य ही 'नाम कमाने' की प्रतिस्पर्द्धा में लग जाते हैं, परन्तु वे भी यह तथ्य भूल जाते हैं कि उनके नामों का कोई अर्थ नहीं है। नाम, माता-पिता या समाज रखता है। नाम कोई भी चुना जा सकता है अथवा चुना जा सकता था। अतः नाम का क्या है? उसे बचाये रखने अथवा अमर करने की आवश्यकता ही क्या है? 'हम' नाम तो नहीं हैं न !

मनुष्य इतनी गहराई से सोच नहीं पाता। सोच पायेगा भी नहीं। वह अपनी जीवनी शक्ति को निरर्थक कार्यों में ही हठपूर्वक समाप्त कर देगा। उसकी इसी प्राणशक्ति का उपयोग 'आत्मसाक्षात्कार' में भी हो सकता है—यह पीड़ा है केवल सच्चे योगियों की। अतः प्रजनन केन्द्रों के पास सोयी हुई 'प्राण शक्ति' को जगाकर सार्थक कार्यों में लगाने के लिए ही मूलाधार को प्रथमतः दृष्टिपात किया गया है। मूल बन्ध के द्वारा बन्धन पहले, काम बाद में।

विधि—बैठक का कोई भी योगासन चुनिये, जो आपके शरीर के लिए सुविधाजनक हो। दोनों हाथ घुटनों पर इस प्रकार रखिये कि वे घुटनों को दबाये रखकर जांघें पूरी तरह पृथ्वी के सम्पर्क में रख सकें। श्वास को बाहर या भीतर रोकने का चुनाव अपनी रुचि और क्षमता के अनुसार आप ही कीजिये।

किसी भी योगासन में बैठकर कुम्भक कीजिये। मल और मूत्रत्याग करने वाली इन्द्रियों को इच्छाशक्ति से भीतर की ओर भरपूर खींचकर रखिये। घुटनों को दबाते हुए, कन्धे ऊपर की ओर खींचे रखिये। यही मूल बन्ध है।

जब तक कुम्भक साधे रख सकें, मूल बन्ध भी साधे रखिये। पहले मूल बन्ध छोड़िये, फिर सांस लीजिये या छोड़िये। तीन-चार गहरी सांसें लेकर पुनः यही क्रिया दोहराइये।

जब तक मूल बन्ध की स्थिति में हों, तब तक अपना सारा ध्यान मूलाधार पर ही एकाग्र रखिये। इच्छाशक्ति की प्रबलता से अपनी प्राण शक्ति को ऊपर के चक्रों की ओर गमन के आदेश दीजिये।

उड्डियान बन्ध

अर्थ—उड्डियान बन्ध का अर्थ है, पेट की आंतों को संकुचित करना।

लाभ—संकुचित अवस्था में पेट के अन्दर की गैस और मल पर भारी दबाव बनने से आंतें अच्छी तरह साफ़ होती हैं। पाचक रस उत्पन्न करने वाले अन्य अवयव भी इससे खिंचते हैं। इस प्रकार उन्हें व्यायाम का लाभ मिलने से वे भी स्वस्थ और सक्षम होते हैं।

निषेध—पेट या आंतों में भोजन या मल होने की स्थिति में अप्रिय स्थिति भी उत्पन्न हो सकती है। अतः प्रातः अच्छी तरह मल-मूत्र त्याग करने के बाद ही

इसे करना निरापद है।

उड्डियान बन्ध का सफल अभ्यास बाह्य कुम्भक की स्थिति में ही सम्भव है। अतः सप्रयास पूरी श्वास वायु बाहर निकाल दीजिये, वरना आंतें उलझ भी सकती हैं।

विधि—किसी भी सुविधाजनक योगासन में बैठ जाइये। अन्दर की श्वास को बलात् बाहर निकालकर बाह्य कुम्भक साधिये। पेट की आंतों व नाभि को इतना भीतर खींचिये कि पेट पीठ से चिपक जाये। इसी स्थिति में अधिक-से-अधिक देर तक रुकिये। सारा ध्यान नाभि पर केन्द्रित रखते हुए अपनी इच्छाशक्ति की प्रबलता से, मणिपूर चक्र की प्राण शक्ति को, ऊपर के चक्रों की ओर बहने का आदेश दीजिये।

सुझाव—यदि उड्डियान बन्ध लगाने से पहले आप अग्निसार क्रिया का अच्छा अभ्यास कर लें, तो बेहतर है।

अग्निसार क्रिया

जैसा कि नाम से ही स्पष्ट है, यह क्रिया पेट की पाचक अग्नि को इतना तीव्र कर देती है कि आप कुछ भी खायें, कितना भी खायें, यह उसे पचा देगी।

अपच, मन्दाग्नि, गैस बनना (वायुविकार), क़ब्ज़ियत होना, आंतों की कमज़ोरी आदि पेट से सम्बन्धित समस्त रोगों का उन्मूलन करने वाली सर्वोत्तम क्रिया है।

वज्रासन में बैठकर घुटनों की ओर थोड़ा झुके रहने से इस क्रिया में सहयोग मिलता है। यदि खड़े होकर, घुटने थोड़ा आगे झुकाकर, दोनों हाथ घुटनों पर जमाकर, कमर के ऊपर का भाग भी आगे झुका हुआ रखें, तो और भी सुविधाजनक स्थिति बनती है।

उड्डियान बन्ध की अन्य सभी शर्तें पूरी करते हुए पेट को पीठ से चिपकाइये। अब जालन्धर बन्ध लगाकर, पेट की बाहरी दीवार को बाहर-भीतर जल्दी-जल्दी करते जाना अग्निसार क्रिया कहलाता है। इस क्रिया में प्रति मिनट पन्द्रह से बीस बार तक पेट फुलाना-पिचकाना चाहिये। शक्ति अनुसार करने के बाद पहले जालन्धर बन्ध छोड़ें। फिर भरपूर गहरी सांस भरकर पेट पूरी तरह फुलाकर कुछ देर तक अन्तर्कुम्भक भी किये रहना चाहिये। इसी क्रिया को कम-से-कम बीस बार सभी शर्तों सहित दोहराना चाहिये।

जालन्धर बन्ध

अर्थ—जालन्धर बन्ध का अर्थ है कण्ठ पर दबाव तथा श्वासनली का संकोचन

करना।

विधि—प्रारम्भिक अभ्यासीगण बैठक के लिए मूल बन्ध की तरह का योगासन ही चुनें तथा घुटनों को हाथों से पृथ्वी की ओर दबाये रखें। नाक से खूब गहरा पूरक कर, श्वास भीतर ही रोककर अन्तर्कुम्भक करें।

ठोढ़ी के निचले भाग को छाती की ओर झुकाकर, कण्ठ पर दबाव बनायें, ताकि पेट के अन्दर की वायु बाहर न निकल पाये। इसी स्थिति में जब तक कुम्भक कर सकें, यथाशक्ति किये रहें। आपका सारा ध्यान विशुद्धि चक्र पर ही केन्द्रित रहे। इसके जागरण हेतु भरपूर इच्छाशक्ति से आदेश देते रहें, ताकि आपकी प्राण शक्ति तीव्र होकर आज्ञाचक्र की ओर यात्रा करने को उद्यत हो जाये। यही जालन्धर बन्ध है।

श्वास बाहर निकालने के पूर्व ही जालन्धर बन्ध अवश्य हटा लें। अच्छी तरह तथा सफल अभ्यास हो जाने तक प्रतिदिन यही क्रिया पांच बार अवश्य दोहरायें।

महाबन्ध

उपर्युक्त तीनों बन्ध एक साथ लगा लेने की क्रिया को 'महाबन्ध' कहा जाता है, परन्तु इनमें क्रम का बहुत ध्यान रखा जाता है। ध्यान भी क्रमशः मूलाधार, मणिपूर और विशुद्धि चक्र पर केन्द्रित कर, उन्हें जाग्रत करने का प्रयास किया जाता है। बन्ध भी क्रमानुसार लगाये और खोले जाते हैं।

महाबन्ध लगाने के पूर्व फेफड़ों के अन्दर की श्वास यथासम्भव बाहर निकालकर बाह्य कुम्भक साधिये। सबसे पहले जालन्धर बन्ध, उसके बाद उड्डियान बन्ध और अन्त में मूलबन्ध लगाइये। खोलते समय सबसे पहले मूलबन्ध और सबसे अन्त में जालन्धर बन्ध हटाकर ही श्वास भीतर लेते हैं।

बाह्य कुम्भक कभी भी, कहीं भी करें, परन्तु स्मरण रखें कि इसके बाद अन्तर्कुम्भक अवश्य ही किया जाये, क्योंकि आंतों और श्वासनली के अधिक सिकुड़ने की स्थिति में अन्दर की श्लेष्मा उन्हें चिपका हुआ भी छोड़ सकती है। भरपूर श्वास प्रविष्ट होने पर वे अपने प्राकृतिक आकार में पुनः फूल जायेंगी और आप किसी अनामन्त्रित आशंका से मुक्त हो जायेंगे।

शान्ति पाठ

पुस्तक समापन के पूर्व मेरा एक विनम्र अनुरोध अवश्य ही मान लीजियेगा। भले ही आप का विश्वास ईश्वर पर, अदृश्य शुभ आत्माओं पर और प्रकृति की शक्तियों पर न हो, फिर भी यह मान लें कि दिन-भर बोलते रहने के समान यह भी केवल बोलने से अधिक नहीं है।

योग की क्रियाएं प्रारम्भ करने से पूर्व कोई भी 'मन्त्र पाठ' अवश्य करें और समाप्ति पर शान्ति पाठ भी अवश्य कर लें। प्रस्तुत है शान्ति पाठ—

ॐ द्यौः शान्तिरन्तरिक्षॅं शान्तिः पृथ्वी शान्तिः रापः शान्ति रोषधयः शान्तिः। वनस्पतयः शान्तिर्विश्वेदेवाः शान्ति ब्रह्म शान्तिः सर्वॅं शान्तिः। शान्तिरेव शान्तिः सामा शान्ति रेधि शान्ति। ॐ शान्तिः शान्तिः शान्तिः ।। ॐ ।।

□□□